可摘局部义齿原理与技术

Kratochvil's Fundamentals of
REMOVABLE PARTIAL DENTURES

（美）张挺琳（Ting-Ling Chang）

（美）丹妮拉·奥雷利亚纳（Daniela Orellana） 主编

（美）约翰·比莫三世（John Beumer Ⅲ）

赵铱民 主 审

白石柱 主 译

冯志宏 董 岩 副主译

北方联合出版传媒（集团）股份有限公司

辽宁科学技术出版社

沈 阳

献礼 Dedication

献给我的母亲王德智、父亲张天铎、丈夫菲利克斯·彭，以及我的女儿莉莲，感谢他们坚定不移的爱和支持。

——张挺琳（Ting-Ling Chang）

献给我的导师也是我的父亲爱德华多·奥雷利亚纳博士和母亲玛丽亚·伊莎贝尔·瓦斯克斯博士，感谢他们在我学术生涯中给予的爱和支持。

——丹妮拉·奥雷利亚纳（Daniela Orellana）

献给简，感谢她一直以来给予的爱和支持。

——约翰·比莫三世（John Beumer Ⅲ）

中文版序Forword

《可摘局部义齿原理与技术》即将与中国同行见面，把这本书介绍给中国的修复医生是我的一个心愿，今天由我的学生们实现了，我很高兴。

喜欢这本书是有一个历史的渊源。这本书的前身是F.J.Kratochvil教授所著的《可摘局部义齿学》，它是我读到的第一本具有创新思想的可摘义齿修复方面的原版专著，在可摘局部义齿知识方面为我打开了一扇新的窗户，带给了我可摘局部义齿修复观念的变化。一直以来，人们习惯于把可摘部分义齿认作一种过渡的修复形式，一种在无法进行固定义齿修复后的无奈选择，且由于可摘义齿经常取戴和功能活动对基牙造成的损害，通常认为由可摘局部义齿过渡到全口义齿是这种修复方式的宿命。然而，当我读到Kratochvil教授的《可摘局部义齿学》的时候，心中豁然开朗。Kratochvil教授在这本书中，首次将生物力学的原理引入到可摘局部义齿的设计中，创造性地提出了由支托、邻面板和I杆固位体共同组成RPI卡环组的设计，并在上述基础上提出了全部的可摘局部义齿设计理念，使得可摘义齿的修复设计大大前进了一步。让这种人们认为容易损伤基牙、损伤口腔组织的修复形式，更加符合生物力学原理，在正常行使咀嚼功能的同时，能够更好地保护基牙，使得可摘局部义齿的作用和适应证得到人们的重新认识。

这本书是一个重要的转折点，它标志着可摘局部义齿学由单纯的机械式缺损修复模式转向生物力学为基础的修复模式。它还是可摘局部义齿发展史上的里程碑，标志着可摘局部义齿的重大进步。

在加利福尼亚大学洛杉矶分校（UCLA）先端修复科工作期间，我亲眼看到了美国同仁对这种设计理念的认可和喜爱，它在美国和欧洲得到快速而广泛的应用，可被看作是这一设计理念成功的证据。我也加入了这个行列，接受了生物力学原则指导下的可摘局部义齿设计理念，开始应用这种理念进行可摘局部义齿设计。大量的临床实践告诉我，这种新的设计理念为使用可摘局部义齿的患者们带来不一样的结果：更少的基牙和组织损伤，更高的咀嚼效能和舒适性。

随着在美国学习的结束，我把这本书带回了中国，在随后的可摘局部义齿教学中努力把这些理念与设计思想介绍给我的同事和学生们。后来，约翰·比莫三世教授在退休后来到我院执教的4年中，又以这本书为教材亲自为学生们教授了可摘局部义齿学。这样，在空军军医大学口腔医学院的修复学教学中，Kratochvil教授的可摘义齿设计理念影响了许多的学子和青年医生，那些从这里走出去的师生，又将这些理念传播到全国。今天，以生物力学原则为指导的可摘局部义齿设计理念已为越来越多的修复医生所接受，以RPI卡环组为标志的可摘局部义齿设计模式也为越来越多的修复医生所采用，UCLA先端修复科的老师们对可摘局部义齿的贡献会长久地存在于世界。

即将面世的这本《可摘局部义齿原理与技术》是张挺琳（Ting-Ling Chang）、丹妮拉·奥雷利亚纳（Daniela Orellana）和约翰·比莫三世（John Beumer Ⅲ）3位教授在Kratochvil教授《可摘局部义齿学》的基础上，忠实继承了原著中生物力学原则指导下的可摘局部义齿设计理念和以RPI卡环组为标志的可摘局部义齿设计特色，结合自己丰富的临床和教学实践经验及口腔修复学的最新进展，增加了可摘局部义齿的数字化设计与制作、可摘局部义齿美学、覆盖局部义齿、颌骨缺损的可摘局部义齿修复等内容，使本书更加丰富和完美，也更具有时代感。

喜欢这本书还有一个笔者的渊源。Kratochvil教授是UCLA可摘义齿修复科的开创者，他创建了在美国乃至全世界著名的可摘局部义齿修复学科，并且成为这个领域的领军人物，是他将约翰·比莫三世教授招进了他的科室，并把他培养成一位世界口腔颌面修复的大师。我没有见过Kratochvil教授，但在UCLA却常常听大家以崇敬的口吻谈起他。约翰·比莫三世教授是UCLA先端修复科的继任主任，是我的恩师。1994年和2002年，我曾两度前往这个世界口腔修复学的顶尖科室，在约翰·比莫三世教授的直接指导下学习和工作，得到他耳提面命式的教诲，让我逐渐地由一个稚嫩的青年医生成为一个有较高理论修养和能够面对多种临床挑战的口腔颌面修复医生。

在我第一次见到约翰·比莫三世教授时，他就把Kratochvil教授的《可摘局部义齿学》送给了我，要求我精读。随着理解的深入，我认识到了这本书的价值，便希望把它介绍给我的中国同行，但是由于当时版权问题的阻碍，这个心愿一直未能实现。2019年，约翰·比莫三世教授亲自参与了《可摘局部义齿原理与技术》一书的编著，并将此书赠送给我，这才使我们有了实现这一心愿的机会。

本书的另外一位作者是张挺琳教授，她是我在UCLA先端修复科学习时的同事和友人，毕业于中国台湾大学牙科系，长期从事可摘局部义齿的教学与

研究工作，因勤奋和优秀，很年轻时便成为了临床教授。在我的学习、工作中，她给了我许多热忱的帮助，我从内心里非常感激她。今天张挺琳教授已经成为科室的主任，拥有很多著述和成就。

以上就是我与这本书的缘分和将它介绍给中国同行的缘由。我想借这个机会对我的老师约翰·比莫三世教授、对我老师的老师Kratochvil教授，对我的友人张挺琳教授和丹妮拉·奥雷利亚纳教授表达深深的敬意与感谢，感谢他们用辛勤的劳动为世界的口腔修复医生奉献了这道精美的学术大餐。

我要感谢白石柱副教授、冯志宏副教授和我的学生们，他们用了大量的时间精读了这本书，成为本书的受益者，又是数字化可摘局部义齿的探索者和推动者。在自己得到收获和成长的同时，他们还希望把这些收获传递给更多同仁，努力用准确的语言把它介绍给大家。在精萃出版集团中国分公司和辽宁科学技术出版社的帮助下，他们克服了疫情等因素带来的诸多困难，今天终于将这本书奉献给中国同仁。相信这本书能帮助我们更好地去掌握可摘局部义齿的设计和制作，将为中国修复医生提升可摘局部义齿修复水平起到重要的作用。

希望更多的中国同仁来精读这本书，领会精髓，获得启发，指导实践，让传统的可摘局部义齿得到更好的应用，更好地为我们的患者服务。

赵铱民

2021年8月17日

序Forword

F. J. Kratochvil教授以无可比拟的方式改变了口腔修复学的实践。在美国海军出色的职业生涯结束后，Kratochvil教授于1966年来到加利福尼亚大学洛杉矶分校（UCLA）牙科学院，担任可摘义齿修复学系主任。该学院成立于1964年，Kratochvil教授负责建立可摘义齿的博士预科课程。这一课程很快就被认为是全美最卓越的课程之一，并被美国、欧洲和亚洲的众多学校群起效仿。事实上，这所学校的临床特点与这一培训课程的卓越程度密不可分。20世纪70年代初，Kratochvil教授还发起了该校高级口腔修复学专科医生培训项目，并多年担任项目主任。他指导的许多住院医生成为口腔修复学领域的重要贡献者。

在众多成就中，Kratochvil教授对口腔修复学最显著的贡献是提出了可摘局部义齿设计的"RPI系统"：由支托、邻面板和I杆固位体组成的卡环组。他是最早认识到生物力学在可摘局部义齿设计中具有重要意义的人物之一，并基于这些原则，提出了全新的可摘局部义齿设计理念。1963年，他在《口腔修复学杂志》上发表的第一篇文章（以及后来他编写的教科书）永远地改变了牙医设计局部义齿的方式。在他提出这个概念之前，可摘局部义齿被看作是一种过渡性的牙科治疗，可摘局部义齿患者将无法避免地发展为无牙颌，不得不佩戴全口义齿，咀嚼功能永久性受损。Kratochvil教授的研究改变了这种观念，目前RPI系统在全世界范围内得到广泛使用。

《可摘局部义齿原理与技术》一书介绍了由Kratochvil教授创造的RPI系统的基本原理，并未涵盖其他理念。在整本书中，我们试图保留Kratochvil教授所著教科书的原汁原味。我们的主要目的是向读者传达Kratochvil教授所设计的RPI系统的基本理念。

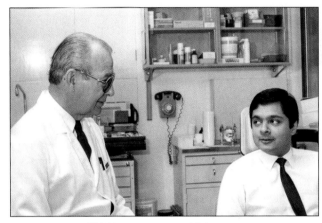

F. J. Kratochvil教授和Arun Sharma博士。

第1章概述之后，通过几个简短章节介绍了可摘局部义齿组件及其功能。从第6章开始介绍Kratochvil教授RPI系统的真正独特之处，详细描述了他的设计理念，以及支撑其设计理念的生物力学基本原理。这一章几乎完全复制了Kratochvil教授原始教科书中的同一章，从我们的角度来看，这是本书中最重要的一章。读者在理解了第6章所阐述的基本原则后，将能够为他们遇到的任何患者设计出符合生物力学原则的可摘局部义齿支架。

在本书中，我们多次提到了可摘局部义齿支架数字化设计制作这一快速发展的领域。我们试图向读者阐明这项振奋人心的新技术目前存在的局限性，在第11章介绍了可摘局部义齿的数字化设计与制作。我们增加了几个Kratochvil教授的原始教科书中没有的章节，包括美学、附着体在游离端可摘局部义齿中的正确使用、覆盖义齿和导线冠的设计与制作，以及Kratochvil的RPI设计理念在颌面缺损患者治疗中的应用。修复学术语容易混淆且在不断更新，可能会让学生和新手难以理解，因此本书最后附上了图文并茂的词汇表。

致谢Acknowledgments

我们感谢Ted Berg教授对本书和对加利福尼亚大学洛杉矶分校（UCLA）的可摘局部义齿教学做出的特别贡献。Berg博士是位独一无二的临床医生、导师和教育者。他热爱教学，开发了众多创新工具，极大激发了学生对可摘局部义齿设计和制作的兴趣。他的奉献精神和专业知识得到了学生们的高度认可，在职业生涯中获得了超过25个教学奖项。他为本书提供了许多教学幻灯片和临床案例。

我们特别感谢Robert Duell博士的支持、建议和指导。Duell博士是最早参加F.J.Kratochvil教授高级口腔修复学培训项目的住院医生之一。在海军服役结束后，他在加利福尼亚州拉古纳伍兹成立了一家修复诊所，投身于可摘义齿的研究中。他成为加利福尼亚大学洛杉矶分校高级口腔修复学的一名优秀兼职教师20载，为大二学生教授全口义齿课程，并为高级口腔修复学项目的住院医生举办了一系列可摘义齿修复研讨会。他慷慨地提供了他临床病例的幻灯片供本书使用，审阅了本书初稿并提出了许多宝贵建议。

我（约翰·比莫三世）要借此机会感谢Kratochvil博士。作为修复学领域的巨人之一，Kratochvil博士招募我进入加利福尼亚大学洛杉矶分校，使我有幸成为他的第一位高级修复学专科医生培训项目的住院医生。和他一起学习和工作的机会妙不可言，为我此后的职业生涯奠定了坚实基础。他对卓越的不懈追求和对工作的饱满热情激励了我及无数同仁。

我（丹妮拉·奥雷利亚纳）要感谢我的项目主任和导师，密歇根大学口腔修复学教授Michael Razzoog博士，感谢他的专业、奉献和爱心。我的家乡远在8000多公里之外，而Razzoog博士热情欢迎我加入他的家庭。在校园散步时，他的温文尔雅、幽默风趣和中肯建议体现了他对我学术成就以外的关怀。我还要感谢约翰·比莫三世博士对我的大力支持。能在他身边工作我倍感荣幸。约翰·比莫三世博士是一位杰出的导师，我对他的感激之情无以言表。我们的相遇永远是我职业生涯和学术道路中的意外之喜。

我（张挺琳）要感谢我伟大的导师Ted Berg博士和约翰·比莫三世博士。Berg博士是一位杰出的榜样，他在我的学术道路中给予我极大启发。另一位对我的职业生涯产生重大影响的导师是约翰·比莫三世博士，他在传播和分享知识方面的热爱和慷慨最能鼓舞人心，与他共事我倍感荣幸。正是他的远见卓识、充沛精力和强大魄力使这本书得以问世。

最后，感谢加利福尼亚大学洛杉矶分校牙科学院的资深艺术家Brian Lozano为本书绘制了精美插图。

主编简介 Author

张挺琳
（Ting-Ling Chang）, DDS

Clinical Professor
Chair, Section of Prosthodontics
Division of Advanced Prosthodontics
School of Dentistry
University of California, Los Angeles
Los Angeles, California

丹妮拉·奥雷利亚纳
（Daniela Orellana）, DDS

Assistant Clinical Professor
Section of Prosthodontics
Division of Advanced Prosthodontics
School of Dentistry
University of California, Los Angeles
Los Angeles, California

约翰·比莫三世
（John Beumer III）, DDS, MS

Distinguished Professor Emeritus
Division of Advanced Prosthodontics
School of Dentistry
University of California, Los Angeles
Los Angeles, California

编者简介 Contributors

弗雷德里克斯·芬森
（Frederick C. Finzen）, DDS

Professor Emeritus
Division of Prosthodontics
School of Dentistry
University of California, San Francisco
San Francisco, California

杰伊·杰恩苇
（Jay Jayanetti）, DDS

Assistant Clinical Professor
Director, Maxillofacial Prosthetics
Division of Advanced Prosthodontics
School of Dentistry
University of California, Los Angeles
Los Angeles, California

瑞恩·华莱士
（Ryan Wallace）, DDS

Lecturer
Section of Prosthodontics
Division of Advanced Prosthodontics
School of Dentistry
University of California, Los Angeles
Los Angeles, California

主审简介 Reviewer

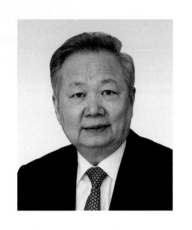

赵铱民

教授、主任医师、博士生导师，中国工程院院士。现任军事口腔医学国家重点实验室主任、国际口腔医学博物馆馆长。兼任世界军事齿科学会荣誉主席，国际颌面修复学会荣誉主席，中华口腔医学会名誉会长，《中华口腔医学杂志》总编，日本大阪齿科大学名誉教授，美国UCLA客座教授，陕西省口腔医学会会长，国务院学位委员会口腔医学学科评议组专家，第十一届、十二届、十三届全国政协委员等职务。

主译简介 Translator

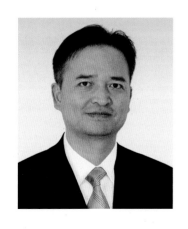

白石柱

空军军医大学口腔医学专业博士，西安交通大学先进制造技术研究所博士后。现任空军军医大学口腔医院数字化口腔医学中心主任，副主任医师，硕士研究生导师。兼任中华口腔医学会口腔颌面修复专业委员会副主任委员，中华口腔医学会口腔医学计算机专业委员会常务委员。长期开展口腔数字化技术及颌面缺损修复的研究与临床工作。主持国家自然科学基金项目3项，获专利授权4项，软件著作权2项。以主要完成人获国家科技进步一、二等奖各1项，军队科技进步一等奖1项，陕西省科技进步一、二等奖各1项。

目录 Contents

扫一扫即可浏览
参考文献

第1章

可摘局部义齿概述

Introduction to Removable Partial Dentures

John Beumer III | Ting-Ling Chang | Daniela Orellana

本书主要介绍F.J.Kratochvil教授的可摘局部义齿（Removable Partial Dentures，RPD）设计理念。F.J.Kratochvil教授是最早认识到生物力学在可摘局部义齿设计中的重要性的学者之一，并基于生物力学的原理提出了全新的可摘局部义齿设计理念，革新了RPD设计的方式。I型卡环是其设计理念的关键，但I型卡环自身的固位力与其他类型的固位体相比较低。其良好固位作用的发挥依赖于义齿其他组件的辅助及协同作用，例如邻面板、小连接体的水平稳定作用。因此，Kratochvil教授在关注I型卡环设计的同时，强调了义齿其他部件的设计，提出了一种RPD整体设计理念。可摘局部义齿不能仅仅是一个简单的I型卡环设计，就像没有一种方法能够解决所有临床难题一样。

近年来，数字化技术的发展给可摘局部义齿的设计与制作方法带来了变革，但是Kratochvil教授以生物力学原则为基础所创立的可摘局部义齿设计理念仍具有重要的指导意义。

合理设计与良好制作的可摘局部义齿将有助于保护现有口腔软硬组织，设计与制作不良的修复体可能会导致牙槽嵴吸收，以及加速余留牙的丧失。遗憾的是，目前许多牙科院校用于可摘局部义齿的教学时间大大减少，相关课程的质量也得不到良好的保证。许多牙科学校毕业学生甚至没有完成过一副可摘局部义齿修复病例。最近有调查研究报道，美国的技工室收到的可摘局部义齿订单超过90%缺少合理的支托等设计。许多研究也报道，大量可摘局部义齿达不到设计标准一半的要求。这样的结果是令人震惊的。

可能有人会认为，与其他治疗形式相比，可摘局部义齿会损伤余留牙的健康，但是这种猜想缺少依据。有研究对比了可摘局部义齿与固定义齿修复的效果，结果表明，二者对于基牙牙周健康的影响没有差异，可摘局部义齿仅在维护方面具有更高的要求。

随着社会老龄化，牙齿缺失且需要修复的患者会越来越多。对有些患者来讲，固定义齿或种植义齿或许并不适宜。例如患者缺牙区跨度过大或游离端缺牙无法行固定义齿修复、患者因费用问题或其他因素无法接受种植义齿修复，仅能采用可摘义齿修复缺失的牙齿，恢复牙弓的完整性。

因此，在未来一段时间内，可摘局部义齿仍将是牙列缺损的一种主要修复方式。所以，掌握其设计与制作的基本原理，对于修复医生来讲仍然非常重要。

1

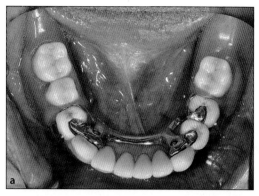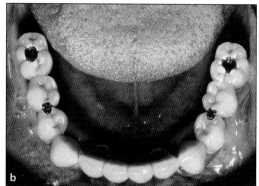

图1-1 （a）双侧游离端缺失的RPD（由俄亥俄州辛辛那提的R. Faulkner博士供图）。（b）单个种植体与天然牙联合修复游离端缺失。常规设计的RPD与种植体支持的固定修复体咀嚼效率相当。

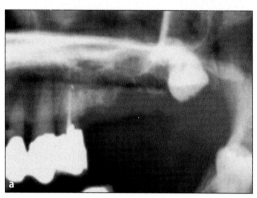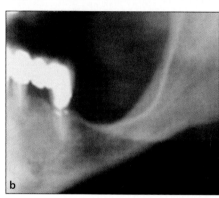

图1-2 （a）气化的上颌窦。（b）下颌神经管上方的牙槽骨严重吸收。在不进行骨增量的前提下，上述情况都无法行种植体植入。

可摘局部义齿 vs 种植义齿

种植义齿修复无法满足所有的牙齿缺失患者的修复需求。在美国，预计采用种植义齿修复的牙齿缺失患者仅占牙齿缺失需要修复全部患者的3%~5%。除成本与价格因素外，还有其他一些因素影响患者选择种植修复。Bassi等研究报道，都灵大学的牙科门诊对40名口内连续缺失牙、要求种植义齿修复的患者进行跟踪调查，最终仅有1名进行了种植修复，其余39名患者未接受种植义齿修复的原因有多种。其中一部分表示对可摘局部义齿修复效果感到满意，无需行种植义齿修复；也有许多患者因种植区骨量不足而不适于种植义齿修复；另有部分患者无法接受种植体植入或骨增量的外科手术。

可摘局部义齿的临床效果与种植体支持的固定义齿临床效果相当，是很多患者采用可摘局部义齿修复的一个重要因素。20世纪80年代末和90年代初，Kapur等进行了一项临床研究，对比了游离端缺

牙患者分别采用种植体支持的固定义齿修复与可摘局部义齿修复的咀嚼效率（图1-1），结果表明，尽管种植体支持的固定义齿修复组的患者满意度较高，但两种修复方法均可有效地改善患者的咀嚼功能，大部分患者表示对修复效果满意。基于上述结果，Kapur等得出结论，尽管种植义齿修复的患者满意度较高，但是综合考虑其他因素，种植体支持的固定义齿修复的临床效果并不优于可摘局部义齿修复。Nogawa等最近报道了类似的结果。

此外，由于上颌窦的气化或下颌神经管上方骨量不足，许多后牙缺失的患者无法采用种植义齿修复（图1-2）。尽管目前上颌窦提升技术已经比较成熟，该区域的种植成功率也很高，但是本来就不低的种植费用再加上很高的上颌窦提升手术费用，很多患者无法接受。对于下颌，很多患者下颌神经管上方的骨量不足以行种植体植入，在这些部位行垂直骨增量的远期成功率尚值得进一步探讨。

在上述骨量不足的部位植入短而粗的种植体

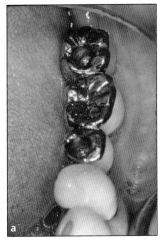 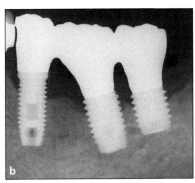 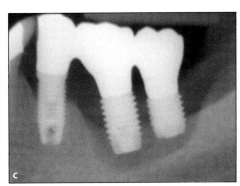

图1-3　（a）种植体支持的固定义齿。（b）修复后2年的骨水平。（c）修复后5年的骨水平。

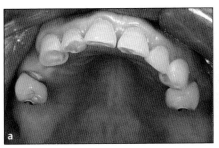 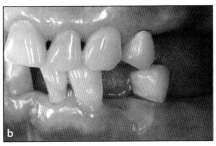 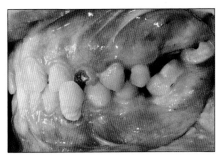

图1-4　（a和b）典型的部分牙齿缺失患者，多颗后牙缺失，咬合垂直距离以及牙弓完整性丧失（由加利福尼亚州比弗利山庄的A. Davodi博士供图）。

图1-5　如果牙齿缺失持续发展并导致咬合错乱，将很难进行修复（由意大利罗马的A.Pozzi医生供图）。

是一种解决方案，但是很多患者除骨高度不足外，也缺少足够的骨宽度来包绕大直径的种植体（图1-3）。采用下颌神经游离手术可以为植入一定长度的种植体提供条件，但是该方法发生神经损伤的风险很高。

图1-4所示为典型的牙列缺损患者，其上颌和下颌均有后牙缺失，牙弓的完整性丧失，余留牙出现磨损或磨耗，原有的颌间距离降低，并造成了面部垂直距离的降低。如经过合理的治疗，能够修复缺失牙，重建牙弓的完整性，保护余留牙，恢复正常的咬合功能，并能够恢复原有的垂直距离，改善面部外观。本书的目的即阐述可摘局部义齿的设计原则与修复方案，以用于指导此类牙列缺损者的修复治疗，并维持长期的治疗效果。

治疗对象：牙列缺损患者

牙齿间相互的邻接关系能够使牙弓作为一个整体来发挥功能。当部分牙齿缺失后，牙弓的完整性丧失，其邻牙或对颌牙可能会移位或倾斜（图1-5），从而导致咬合力不能沿牙齿长轴传导，所造成的杠杆力会对牙周膜、牙槽骨等牙周组织产生不利影响；此外，牙齿的移位也会改变殆平面以及牙齿的咬合关系，可能导致殆干扰的出现，并影响颞下颌关节和咀嚼肌的功能协调。如果部分牙齿缺失不进行干预控制，任其继续发展的话，最终可能导致全部牙齿缺失。

因此，缺失牙的修复要实现以下两个目标：

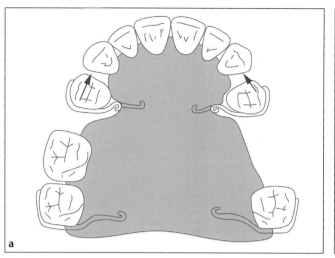 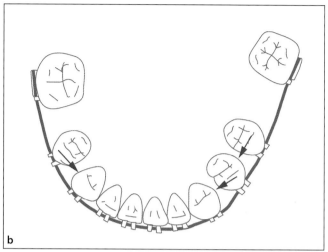

图1-6 （a）一种可摘式正畸矫治器，用于义齿修复前恢复前磨牙的正常位置及与邻牙的邻接关系。（b）利用正畸方法使牙齿整体移动，以恢复其正常位置。

1. 稳定牙弓，保护余留的软硬组织。
2. 恢复正常的咬合状态（理想的垂直距离与正中关系、𬌗平面）和美观。

设计良好的可摘局部义齿不仅能够联合余留牙恢复牙弓的完整性以及正常的咬合功能，还应该符合生物力学原则，控制其作用于余留牙及剩余牙槽嵴的力的方向。

修复和稳定牙列缺损牙弓的方法

复位牙齿

对于某些病例，需要使用正畸方式来使移位的牙齿恢复到邻牙缺失前的位置（图1-6），之后再应用固定义齿、种植义齿、可摘局部义齿或多种义齿联合修复的方法修复缺失牙。

个别牙齿修复

当单颗牙齿缺失时，邻缺隙的牙齿会失去正常邻接关系，可能发生移位，同时丧失与对颌牙原有的咬合关系。如果缺牙间隙不大，可以使用单颗

牙齿的修复体恢复与邻牙的邻接关系，重新恢复牙弓的完整性，使牙弓作为一个整体发挥功能（图1-7）。

固定义齿修复

固定义齿修复可用于恢复整个牙弓的完整性，使牙弓作为整体发挥功能；也可用于修复局部缺失牙，由可摘局部义齿修复游离端缺失牙，采用固定可摘联合修复的方法来恢复整个牙弓的完整性（图1-7和图1-8）。是单独采用固定义齿修复还是采用与可摘局部义齿联合修复，取决于缺失牙的数量和范围，以及余留牙可以提供的牙周支持等因素。牙弓局部采用固定义齿修复可以恢复理想的𬌗曲线，为可摘局部义齿的修复创造有利的条件，特别是在对颌为无牙颌行半口义齿修复的情况下，对于理想的𬌗曲线有更高的需求。

图1-7和图1-8所示为固定可摘联合修复的典型病例。图1-7所示患者上颌为无牙颌，下颌多颗牙齿缺失，包括左侧磨牙和前牙，右侧余留牙排列不齐，𬌗曲线不理想。针对该情况，首先使用固定义齿恢复了右侧下颌后牙区的完整性，并形成了正常的𬌗曲线，为下颌其余缺失牙的修复以及上颌无牙

图1-7 （a）牙齿移动导致咬合紊乱。（b）用全冠恢复邻接、咬合和稳定。（c）患者左侧部分后牙缺失，前牙缺失，余留牙发生移位和倾斜，其中磨牙向近中倾斜，尖牙和前磨牙的正常邻接关系丧失。（d）可摘局部义齿修复前，先采用固定义齿修复局部牙齿缺失，并恢复正常的𬌗曲线，有利于提高可摘局部义齿修复的远期效果（图c和图d由内布拉斯加州奥马哈的J. Kelly医生提供）。

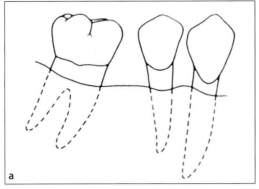
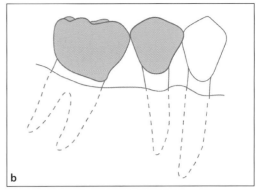
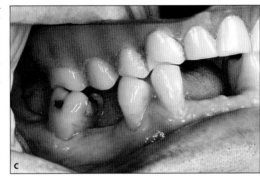
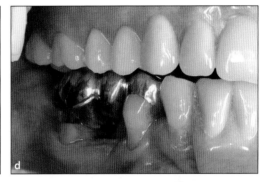

图1-8 （a）图1-4所示患者利用冠修复体恢复了前部牙弓的完整性。（b）后牙区采用可摘局部义齿修复（由加利福尼亚州比弗利山庄的A. Davodi博士供图）。

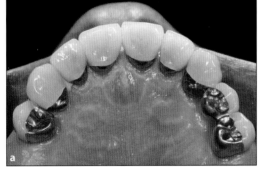
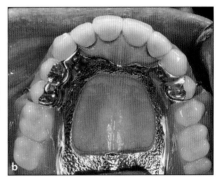

颌的修复创造了良好的条件。

　　图1-8所示患者后牙缺失，余留前牙发生移位，出现了散在间隙（图1-4），对此，首先行前牙的单冠修复，恢复正常的外形与邻接关系，再联合可摘局部义齿修复后牙缺失。这样的修复方式将牙弓作为一个整体来发挥功能，承受的咬合力可以得到更好的分散。

种植义齿

　　如缺牙区骨量充足，能够植入足够数量、足够尺寸的种植体，可以采用种植固定义齿修复个别缺

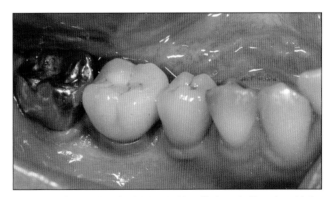

图1-9 种植义齿修复右侧下颌第二前磨牙和第一磨牙缺失，恢复牙弓完整性，稳定余留牙，使牙弓作为一个整体发挥作用（图片转自Beumer编著的书籍）。

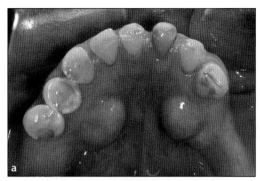

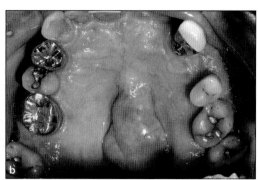

图1-10 （a和b）上颌隆突，在可摘局部义齿修复前建议去除。

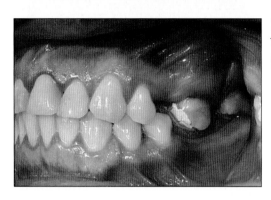

图1-11 上颌磨牙伸长，破坏了正常的𬌗平面，可摘局部义齿修复前需要调整（由加利福尼亚州洛杉矶的T. Berg博士供图）。

失牙或者局部缺失牙（图1-9）。种植义齿也可以与可摘局部义齿联合应用，以提升可摘局部义齿的固位以及美学效果。例如，对于大范围游离端缺失患者，可以将种植体及上部结构作为覆盖基牙，为义齿提供辅助支持作用（见第16章）。

可摘局部义齿

对于后牙游离端缺失以及缺牙范围较大的患者，可摘局部义齿仍是目前性价比最高的修复方案。可摘局部义齿可以进行跨牙弓的缺失牙修复，维持余留牙的位置，恢复牙弓的完整性，使牙弓作为一个整体发挥功能。设计合理且制作良好的可摘局部义齿能够恢复协调的咬合关系，并能在行使其功能的同时，很好地控制施加于余留牙的力量的大小和方向。对一些病例，行可摘局部义齿修复前，需要通过固定义齿对余留牙的邻接和/或咬合进行调整。

支持组织及其他注意事项

可摘局部义齿的远期修复效果与余留牙及剩余牙槽嵴等支持组织的条件密切相关。在可摘局部义齿修复前，需要对不利于修复的情况进行修整，包括拔除条件较差的牙齿、牙髓治疗、牙周治疗以及局部的固定义齿修复等。此外，可能还需要进行修复前外科处理，例如下颌或上颌隆突修整术、上颌结节成形术，甚至正颌手术等（图1-10）（见第9章）。

恢复理想的𬌗平面

理想的𬌗平面是可摘局部义齿长期有效行使功能的基础，特别是对颌为半口义齿的情况下。对于一些病例，可以将伸长的牙齿行去髓术后冠修复，有些病例甚至需要拔除过度伸长的牙齿并修整其突出的牙槽骨，以调整形成理想的𬌗平面，为可摘局部义齿修复创造条件（图1-11）。

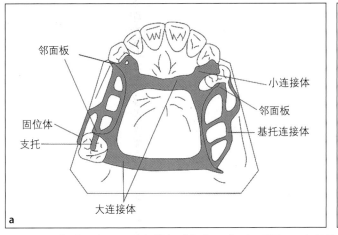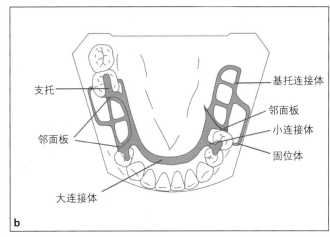

图1-12 （a）上颌RPD支架的组成部分。（b）下颌RPD支架的组成部分。

医生的职责

完善的治疗计划以及良好的修复设计是治疗成功的基础。对于可摘局部义齿修复，治疗方案的制订与义齿的设计是口腔医生的职责，必须由医生完成，不能由其他人员例如牙科技师、牙科护士等进行。

RPD支架的组成部分及其作用

了解可摘局部义齿的组成部分及其作用是进行义齿设计的基础（图1-12）。义齿的设计要针对各个组成部分按照一定的顺序分步骤进行，其中第一步设计的是为义齿提供支持作用的部分。

支托

支托是义齿支架上的刚性延伸部分，支架就位后位于基牙上预备的支托窝中，发挥垂直向或水平向传递咬合力的作用。

功能

支托通过与支持组织的接触为修复体提供支持作用，在承受咬合力时，支托应稳定地位于基牙的支托窝中。合理的支托形态和位置可以引导咬合力沿基牙的长轴方向传递。条件允许的情况下，支托应尽量延伸至基牙中央，不能将其设置在基牙倾斜的牙面上，否则会对基牙施加侧向力。有些情况下，可以用支托来恢复基牙的咬合面，也可以作为固位体的对抗臂（见第2章）。

大连接体

大连接体将牙弓两侧的义齿部件连成一个整体。

功能

大连接体必须是刚性的，提供跨牙弓的稳定性（对抗侧向力）。在某些情况下，还可增强支持力（对抗咬合力）。下颌修复体最典型的大连接体是舌杆，将牙弓两侧的组件连接在一起，其刚性增强了义齿的稳定性。上颌修复体最常用的大连接体是前-后腭带式连接体（通常形成四边形支架或环形支架）（见第4章）。

小连接体

小连接体是大连接体与其他组件（例如卡环组、间接固位体、殆支托、舌隆突支托）之间的连接部件。

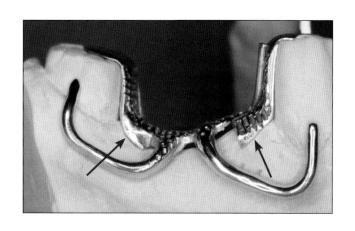

图1-13 邻面板是与基牙邻面接触的金属板。邻面板应向缺牙区牙槽嵴黏膜上延伸2mm（箭头所示）。

功能

小连接体是可摘局部义齿的刚性组件，可以对抗侧向力，为义齿提供稳定作用（见第4章）。当与小连接体接触的基牙邻面平行于导面时，小连接体还可用于发挥摩擦固位作用。

邻面板

邻面板是与基牙邻面相接触的小连接体的末端（图1-13）。

功能

邻面板通过近远中向的支持作用来保持牙弓的完整性。如果邻面板与对应的基牙导面相对平行，且紧密贴合，则可以通过摩擦作用增强固位力。设计合理的邻面板也可以为固位体提供对抗作用。根据Kratochvil的设计理念，邻面板应覆盖基牙牙龈边缘，并向缺牙区牙槽嵴延伸约2mm（见第3章）。

基托连接体

基托连接体是可摘局部义齿支架上与树脂基托连接的部分。

功能

基托连接体是牢固的刚性支撑结构，用于连接义齿的丙烯酸树脂部分以及人工牙。

固位体

固位体是用于防止义齿脱位的组件，通常包括卡环组或精密附着体。

功能

固位体可以发挥固位和稳定作用。设计合理的固位体还有助于维持义齿与余留牙和支持组织的相对位置关系（见第5章）。

基托

基托是义齿覆盖于缺牙区黏膜表面的部分，并连接人工牙。

功能

基托紧贴缺牙区能承托压力的黏膜表面。适当延伸义齿基托，例如下颌游离端义齿的基托充分覆盖下颌磨牙后垫和颊棚区，将有效发挥支持作用，抵抗咬合力，减缓牙槽骨的吸收。

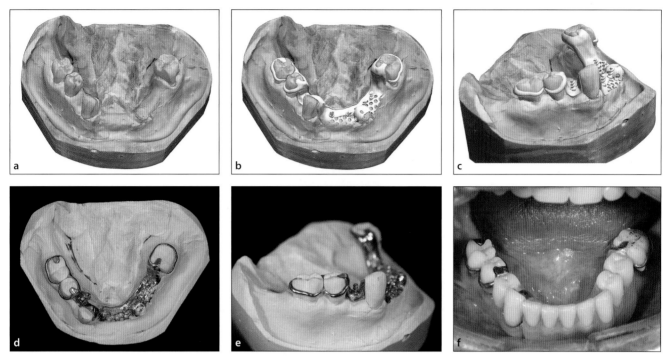

图1-14　（a）数字化工作模型。（b和c）虚拟设计义齿支架。（d和e）铸造出的支架就位于石膏工作模型。（f）修复体口内就位的情况（由加利福尼亚州洛杉矶的J. Jayanetti博士供图）。

数字化技术应用于可摘局部义齿支架设计及制作的现状与前景

CAD/CAM技术的发展对可摘局部义齿支架的设计和制造产生了重大影响（图1-14）。目前已经可以实现3D扫描工作模型，虚拟设计义齿支架，使用光固化树脂3D打印出树脂支架熔模，之后采用传统铸造的方式加工出金属支架。

尽管如此，目前3D打印技术制作的义齿支架在准确性与可靠性方面还不能满足临床需求。以往制作修复体所采用的计算机辅助技术一般是减材制造，例如数字化切削。但是由于体积的限制，以及制作的支架薄弱部分容易发生形变等问题，在可摘局部义齿支架加工方面无法广泛应用。目前增材制作技术的进步，特别是选择性激光熔融技术（SLM）的发展，让3D打印出精度与性能理想的支架成为可能。

传统的口内制取印模的方法，在不远的将来可能会被口内扫描取代，但其目前仍是获得全牙列模型最经济、最准确的方法。目前，基于模型的3D扫描数据，3Shape（Dental System）等软件已经可以实现确定就位道、识别、量化、填充倒凹，并根据设计原则设计可摘局部义齿支架（见第11章）。设计完成的STL数据可以导入SLM快速成型机中，3D打印出钴铬合金材料的支架，之后通过传统方法完成后续义齿制作过程。SLM方法加工出的义齿支架在就位的适合性以及表面光滑性等方面与传统方法制造的义齿支架无明显差别。CAD/CAM技术用于可摘局部义齿设计与制作的效果与传统制作方法无差异，而且性价比越来越高，随着技术的发展，具有广阔的应用前景。

第2章

可摘局部义齿支托

Removable Partial Denture Rests

Ting-Ling Chang | Daniela Orellana

支托的主要功能是维持可摘局部义齿与余留牙的关系，并为义齿提供支持。设计合理的支托有助于保护余留牙及缺牙区的黏膜和牙槽骨。位置不佳、设计不当的支托可能会加速余留牙的脱落，还可能加速缺牙区牙槽骨的吸收，特别是对于游离端牙列缺损的患者（图2-1）。过大的侧向力会损害基牙的牙周支持组织，甚至导致牙齿脱落。设计合理的支托可以和余留牙及牙列处于无应力的密切贴合状态，并沿牙齿的长轴方向传递咬合力。设置合理的支托可以使咬合力垂直向施加于游离端缺牙区牙槽嵴，并有助于更广泛地分散咬合力（图6-10）。光弹研究与临床观察均证实了支托的位置及运动对应力的分布起主要作用。

支托的位置与设计是传递咬合力的最重要因素。支托的形态及位置可以控制传递到基牙和缺牙区的力的方向。支托设计的位置应尽可能靠近基牙的中心以提供最理想的支持（图2-2）。当咬合力垂直于缺牙区的承托组织并沿基牙的长轴方向传递时，对牙齿和缺牙区牙槽嵴的保护作用最为理想。在行使咬合功能时，支托要保证义齿不滑动脱离牙齿或使牙齿发生移动。咬合力越大，支托应越稳定地处于基牙支托窝中。

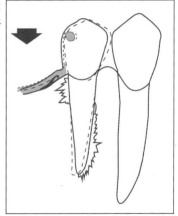

图2-1　支托设置在邻近游离端。当咬合力作用于游离端时，基牙向远中倾斜。

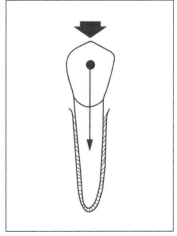

图2-2　牙齿支持咬合力的理想位置位于牙体长轴方向、基牙的中心。

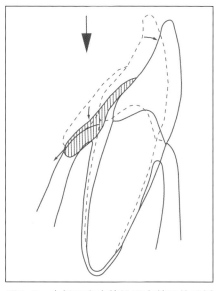

图2-3　支托不应直接设置在前牙的舌侧斜面，这样会使基牙受到侧向力，可能导致牙齿移位、牙周支持组织损坏及咬合紊乱等。

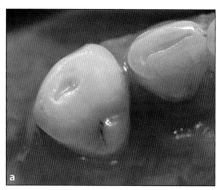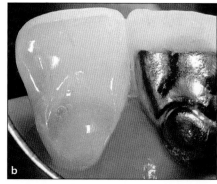

图2-4　（a和b）如果上颌尖牙或切牙的舌隆突明显，可以在其上预备新月形的舌隆突支托窝（图a由加利福尼亚州洛杉矶的R. Duell博士提供，图b由加利福尼亚州洛杉矶的T. Berg博士提供）。

正性支托的概念

支托设计的关键是：当承受𬌗力时，支托要维持义齿位置、不能发生滑动而脱离基牙，也不能使基牙与其余余留牙的位置关系发生改变。正性支托的概念即指支托必须使义齿与基牙保持紧密接触，当咀嚼压力增加时，也要确保修复体和基牙不发生分离。

支托设计要注意以下要点，以使正性支托发挥保护口腔余留软硬组织的作用：

- 维持义齿和余留牙的位置关系。
- 维持义齿和缺牙区牙槽嵴的位置关系。
- 控制基牙的移动范围和方向。

支托是义齿-基牙-牙周组织三联体的控制因素。如果支托位置和设计不合理，或者支托未与基牙紧密贴合，义齿行使咀嚼功能时则可能使基牙承受不利的侧向力或扭力，导致基牙发生移位，甚至过早脱落。

前牙支托

由于前牙和后牙解剖形态的差异，前牙和后牙的支托设计也有不同要求。前牙舌侧是斜面，没有中央窝或边缘嵴，因此设计前牙的正性支托是难点。

最具破坏性的设计是将支托直接设置在前牙舌侧的斜面上（图2-3），支托无法对基牙发挥主动性的限制作用。在义齿承受咬合压力时，支托会对基牙施加侧向力，从而导致：①基牙移位以及牙周支持组织丧失；②义齿移位并压迫支持组织；③咬合关系紊乱。

除上颌尖牙外，由于前牙解剖形态限制，在天然牙上设计正性支托比较困难。大部分天然前牙舌侧靠近牙龈部分的牙釉质非常薄，如果要预备出足够深度的支托窝，会导致牙本质暴露。尽管部分上颌尖牙和切牙舌隆突有一定厚度的牙釉质，可以满足支托窝预备的要求（图2-4），但很多情况下，需要将基牙进行部分冠或全冠修复，才能在其上设计正性支托。

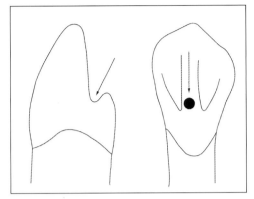

图2-5　从各个角度观察，支托均应尽量靠近牙齿中心，且支托窝的中心最深。

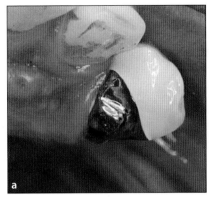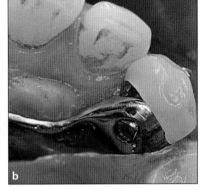

图2-6　（a）舌隆突支托窝的各个角度均圆钝。（b）义齿承担咬合力时，支托应更牢固地与基牙嵌合。

图2-7　（a和b）对于修复游离端缺失的义齿，在可能的情况下，支托窝应尽量与缺牙区牙槽嵴顶对齐，当义齿承受咬合力时，减少支托对义齿绕旋转轴旋转的阻碍。

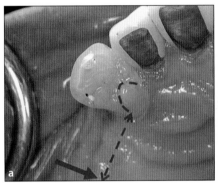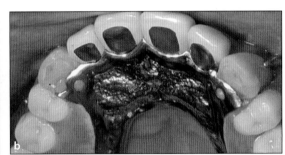

新月形的舌隆突支托

新月形的舌隆突支托可以嵌入牙体组织内，发挥主动性作用，并沿牙齿长轴方向传导咬合力。理想的舌隆突支托窝及支托设计要点如下：

- 支托窝中心比四周深（图2-5）。
- 支托窝各个面圆钝、无锐角。
- 易于获取印模，便于口腔清洁维护。
- 对于游离端义齿，当支托位于旋转轴（支点线）时，支托窝应被预备成半圆形。
- 支托窝不能存在倒凹。
- 支托窝应尽可能位于基牙靠近牙龈的位置，以减少对基牙的杠杆作用。支托不应与对颌牙发生咬合干扰。
- 合理的支托轮廓设计可以使义齿在承受的咬合力增加时，支托对基牙的限制作用更稳固，避免发

生支托与基牙分离（图2-6）。
- 对于游离端义齿，如果可能，应尽量将支托窝与缺牙区牙槽嵴顶设置在同一条直线上（图2-7），以便于义齿游离端受到咬合力时，支托能顺畅地旋转，减少对基牙的扭力或侧向力。

对于上颌中切牙或尖牙，多数情况下可以直接预备舌隆突支托窝（图2-4），但是对于下颌前牙，如要设置舌隆突支托，一般需要先进行全冠或部分冠修复（图2-13和图2-14）。

切支托

当基牙完整或由于费用等原因无法进行部分冠或全冠修复时，可使用切支托。切支托应该覆盖并修复切端缺损的主要部分，能够与对颌牙发生接触，并在下颌侧方运动和前伸运动时提供引导。这

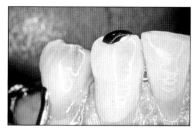
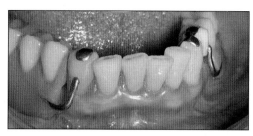
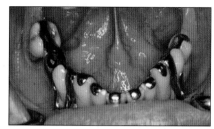

图2-8 切支托应延伸至基牙唇侧，以防止在咀嚼过程中基牙发生水平向移动。

图2-9 必要时，切支托可用于恢复切端外形，在下颌运动时提供前牙引导。唇侧观类似于3/4冠。

图2-10 切支托为牙周状况不良的松动前牙提供稳定作用，使其可以作为一个整体发挥功能（由得克萨斯州休斯敦的G. King博士供图）。

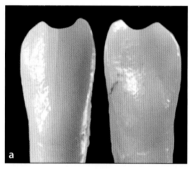
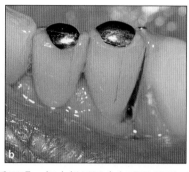
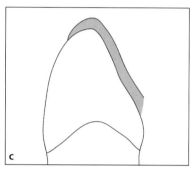

图2-11 （a和b）切支托的唇面及舌面观。切支托近远中向观呈凹形，而唇舌向观呈凸形，并且覆盖至唇侧（图b由加利福尼亚州洛杉矶的R. Duell博士提供）。（c）切支托要覆盖唇侧。

种覆盖大部分切端的支托属于正性支托。

理想的切支托应满足以下条件：

- 从切牙切缘延伸至唇面，以有效地发挥限制作用（图2-8）。
- 恢复牙齿的解剖外形，必要时恢复前牙引导（图2-9）。
- 当基牙牙周状况不良时，可以发挥稳定作用（图2-10）。

切支托主要用于下颌尖牙，也可用于稳定牙周状况不良的下颌中切牙。从生物力学的角度来看，因为对基牙的杠杆作用较大，切支托不如舌隆突支托理想。出于美学考量以及可能存在对下颌前牙的咬合干扰，上颌前牙很少设计切支托。

切支托的适应证主要包括：

- 当前牙需要有效地稳定作用，而尖牙的舌侧解剖结构无法设计舌隆突支托且不需要进行冠修复时。
- 需要恢复前牙引导。
- 切牙牙周状况不良，需要稳定作用。
- 经济因素——患者无法行部分冠或全冠修复。
- 基于年龄的考虑——对于老年患者，使用切支托将使患者节省部分冠或全冠修复所花费的时间、精力和费用。

在许多情况下，天然牙的切缘被磨耗，降低了前牙的引导作用，导致后牙在下颌运动时发生𬌗干扰。此时，设计切支托除了可以提供有效的支持作用承担咬合力外，还可以恢复前牙引导作用（图2-9）。

为了保证效果，支托必须从切缘上方延伸至基牙唇面，以防止受到咬合力时义齿支架和牙齿互相分离。支托窝至少达到切缘宽度的一半，且必须具有足够的深度（1mm），以容纳相应厚度的金属支托，保证支托强度。切支托近远中向观呈凹形，唇

图2-12 （a）在右侧上颌尖牙导线冠上预留的，以及在左侧上颌尖牙上预备的圆凹形支托窝。注意左侧上颌尖牙舌侧的银汞充填物，在预备这种类型的支托时，可能会导致磨穿牙釉质。（b）义齿就位后的情况，注意前牙没有设计固位体，通过调整就位道的方向，前牙区的倒凹可以发挥固位作用（由加利福尼亚州洛杉矶的 T. Berg博士供图）。

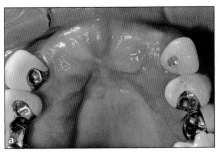
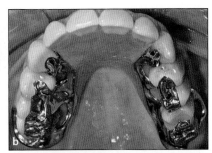

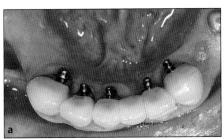
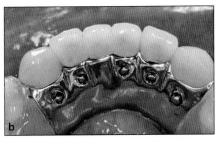
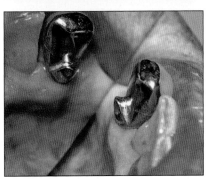

图2-13 （a和b）左侧下颌尖牙至右侧下颌尖牙的导线冠，注意舌隆突支托窝的形态。这些支托是主动性的，并位于牙齿颈部（由加利福尼亚州比弗利山庄的A. Davodi博士供图）。

图2-14 预留舌隆突支托窝的下颌尖牙部分冠（由加利福尼亚州洛杉矶的R. Duell博士供图）。

舌向观呈凸形（图2-11）。

切支托有两个缺点：①金属外露可能影响美观；②相对于舌隆突支托，切支托离牙周组织距离更远，因此对基牙的杠杆作用更大。

圆凹形支托

在某些特定情况下，可以考虑使用圆凹形支托（图2-12），多数是因为对颌牙的咬合导致没有足够的空间设置舌隆突支托。当预期在现有的冠修复体上设置支托时，也可以使用圆凹形支托，以避免发生磨穿冠修复体的情况。

相对于新月形舌隆突支托，圆凹形支托使舌尖感觉更舒服。但是如果圆凹形支托不是正性的，与舌隆突支托相比，它将对基牙产生更大的杠杆作用。预备圆凹形支托窝通常会导致牙釉质穿通而暴露牙本质，如果发生这种情况，需要使用银汞合金或复合树脂进行修复（图2-12）。

制作正性舌隆突支托的方法

部分冠或者全冠

如前所述，上颌尖牙有足够厚度的牙釉质以满足预备舌隆突支托窝的需求，而不会发生牙釉质磨穿。但是，上颌切牙和大多数下颌前牙需要部分冠或全冠修复，在部分冠或全冠制作时预留舌隆突支托窝（图2-13和图2-14）。在进行部分冠或全冠基牙预备时，要注意舌侧轴壁形态，并且肩台应足够宽，为在修复体上预留理想的支托窝形态创造空间，并且确保支托就位后不会造成𬌗干扰。除将支托设置在最佳位置以发挥支持作用外，要注意基牙预备体的各个表面形态，例如邻面板、倒凹区等，均应满足可摘局部义齿的设计需要（图2-15）。

钉洞固位嵌体

在有些情况下，当牙齿的其他部分不需要修复时，可以在利用钉洞固位嵌体上设置正性支托（图2-16）。但是，此类嵌体预备的难度大，预备钉洞

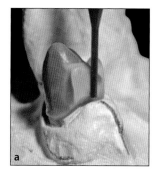
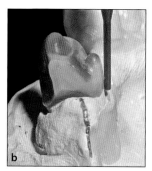
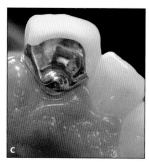

图2-15 （a和b）全冠或部分冠修复，可以使基牙具备理想的外形和理想的支托窝设计。（c）烤瓷冠上预留的舌隆突支托窝，位置合理，形态理想。

时要注意避免穿髓。

粘接固位支托窝

随着牙体粘接技术的发展，可以将金属支托窝粘接到牙齿的舌侧，从而为可摘局部义齿提供支持作用（图2-17）。当存在足够的牙釉质时，粘接的舌隆突支托窝可能产生与部分冠或者全冠相同的临床效果。这种方法有很多优点。一项回顾性研究报道了用于支持RPD的粘接固位舌隆突支托窝的成功率，在接受检查的26名患者中，所有42个树脂粘接的舌隆突支托窝都没有发生移位、脱落、严重磨损或者需要重新粘接的情况，患者最短的随访期为11年。

有医生建议，当基牙舌侧颈部表面覆盖有牙釉质时，可以使用复合树脂重建基牙舌侧颈部形态来形成支托窝。此类支托应就位于牙体表面，而其舌侧和邻面则与复合树脂接触。这种方法建议应用于牙支持式义齿，不建议用于游离端义齿中作为旋转轴的支托。复合树脂支托窝的长期存留率尚未得到研究证实。

后牙支托

后牙支托主要为修复体提供支持和稳定，与前牙支托具有同样的要求。后牙支托必须是正性

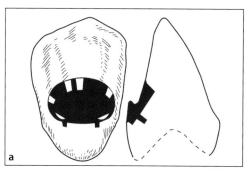
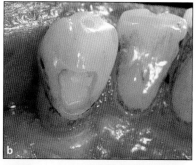
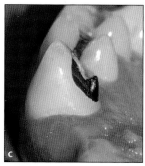
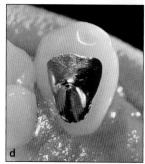
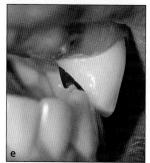
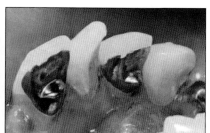

图2-16 （a）钉洞固位嵌体作为舌隆突支托窝的示意图。（b）嵌体预备。（c和d）钉洞固位嵌体就位。（e）正中咬合时的尖牙，未与对颌牙发生接触，为RPD支架提供了空间（由加利福尼亚州洛杉矶的R. Duell博士供图）。

图2-17 粘接固位的舌隆突支托窝。

图2-18　（a和b）后牙𬌗支托必须是刚性的，要有足够的体积以防止变形。如有可能，支托应延伸至基牙的中心。支托窝的中心部分（箭头所示）最深，轮廓为半球形（图b由加利福尼亚州洛杉矶的R.Duell博士提供）。

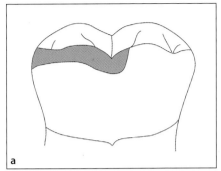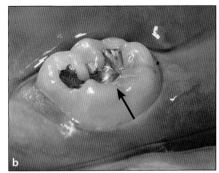

图2-19　（a和b）支托延伸至基牙咬合面，恢复咬合同时防止牙齿移动。（b）后牙远中的平衡斜面，该斜面提供了下颌前伸运动中的平衡关系（由加利福尼亚州洛杉矶的T. Berg博士供图）。

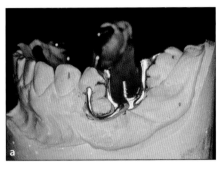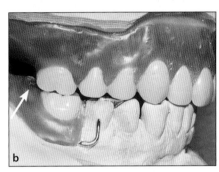

的，并且能够沿牙齿的长轴方向传递咬合力（图2-18）。在行使咬合功能时，支托不能发生移位，否则支托可能会成为支点，并对基牙施加不良的作用力。除了在垂直方向上抵抗咬合力，特殊设计的支托也可以用来协助抵抗水平力。

后牙支托的功能

后牙支托的功能如下：

- 为修复体提供刚性支持。
- 恢复咬合接触。
- 沿基牙长轴传递咬合力。
- 为义齿提供对抗和稳定作用。
- 夹板作用以固定牙周受损牙齿。

为修复体提供刚性支持

后牙𬌗支托必须是刚性的，并且要具有足够的体积以抵抗咬合负荷下的形变。如果支托长期形变，最终会发生断裂。基牙上预备的后牙支托窝必须具备足够的深度和宽度（图2-18），以保证支托具有足够的尺寸和强度，维持牙齿、修复体和黏膜之间的稳定关系。

恢复咬合接触

后牙支托的一个重要优点是可在下列情况下恢复咬合和/或𬌗平面：①单颗牙齿倾斜，脱离正常的𬌗曲线；②牙齿未萌出至正确的咬合接触（图2-19和图2-20）；③因牙齿磨损或缺失导致垂直咬合高度降低。为修复上述情况，通常需要将支托延伸至两颗或更多颗牙齿上（称为"延伸支托"）。

修复前需要对诊断模型进行仔细的检查和咬合分析来确定需要恢复的量。许多情况下，需要将支托延伸至多颗牙齿𬌗面的整个近远中范围，以恢复𬌗曲线或𬌗平面。支托的宽度通常是牙齿颊舌向宽度的1/3～1/2（图2-22）。

沿基牙长轴传递咬合力

当后牙所受咬合力沿其长轴传递时，能够最好地承受咬合力（图2-21）。如果以磨牙作为基牙，支托应至少延伸至牙齿的中心（图2-18）。如果支托位于基牙的一侧，则大部分咬合力都会作用在该

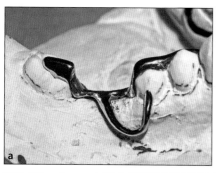 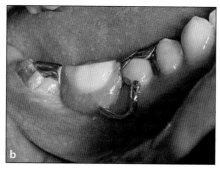 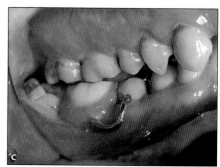

图2-20 （a~c）将支托延伸以覆盖两个或更多的后牙殆面来恢复殆平面及咬合接触。当牙齿倾斜、萌出不足或需要恢复垂直高度时，多使用这种支托（由加利福尼亚州洛杉矶的R.Duell博士供图）。

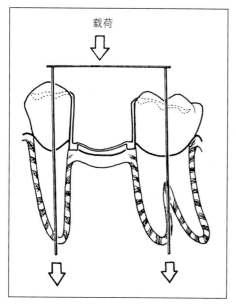

图2-21 支托控制着牙齿作用力的方向。牙支持式义齿，支托最好延伸至殆面中央。

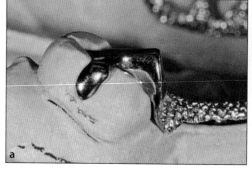 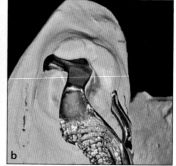

图2-22 （a和b）右侧下颌第二磨牙的支托向颊面延伸，作为舌侧I型卡环的对抗臂。支托还能重新恢复殆平面，这部分的宽度约为磨牙殆面宽度的1/3。

侧，有导致基牙倾斜的趋势。将支托延伸至牙齿的中心，咬合力会被均匀地传递到牙根、牙周膜以及牙槽骨。

为义齿提供对抗和稳定作用

除提供支持力和恢复咬合之外，支托还有许多其他功能。其中，很重要的作用之一是稳定基牙，抵抗其受到的侧向扭力作用。后牙殆面观显示（图2-22），孤立牙因邻牙缺失而失去了邻牙的支持，在行使功能时可能发生各个方向的移动，支托可以利用牙弓中其他余留牙为该孤立基牙提供稳定作用。口内余留牙上的支托可以恢复牙弓完整性，并发挥维持牙齿位置稳定的作用。

有些病例中，可将殆支托延伸至基牙的颊面或舌面，以对抗侧向力，防止牙齿移动。注意支托的设计要尽量减少对基牙颊舌形态的改变，以降低对颊舌黏膜的影响（图2-22）。

夹板作用以固定牙周受损牙齿

当口内余留牙存在牙周损伤、倾斜或移位时，后牙连续支托可以作为有效的固定装置。支托可以设计成连续跨过两颗牙或者多颗牙齿殆面，甚至可以跨过整个牙弓。这种类型的支托可以恢复稳定的咬合，并防止牙齿进一步移位（图2-23；另见图2-10和图2-19）。当在任何部位施加咬合力时，所有余留牙将通过后牙连续支托的协同作用，联合成为一个整体来提供支持力。

当个别牙齿的殆面中央窝过深，并且对颌相对的牙尖较高耸时，可以设置连续支托，利用支托重塑殆面形态并降低对颌牙尖高度，可获得更为理想的咬合关系，并将咬合过程中产生的侧向力降至最低（图2-24）。当基牙牙周条件不良时更推荐采用该设计。

如上所述，也可使用组合式支托以获得更为理想的殆平面及殆曲线（图2-19，图2-20和图2-22），支托的宽度应约为殆面宽度的1/3。与覆盖整个殆面的支托相比，这种组合式支托具有以下优点：

- 基牙和金属之间的接触最少，便于清洁基牙和修复体。
- 支托在正中咬合接触时提供良好的咬合接触，与全覆盖的支托相比，更容易设计成在侧方咬合时不接触，无侧方干扰。
- 支托占据的殆面面积更小，咀嚼研磨食物所需的力也更小。
- 与全覆盖支托相比，调殆更简单。
- 与全覆盖支托相比，铸造支托更容易在支托窝内就位。
- 能够维持无对颌牙的牙齿的位置。

维持无对颌牙的牙齿的位置

个别牙齿缺失后并不需要通过修复体来恢复咬合功能，但是其对颌牙却失去了对抗作用，有过度伸长或移位的趋势。无对颌牙的牙齿伸长或倾斜可能会引起咀嚼过程中的创伤性殆干扰，从而导致牙周创伤或颞下颌关节症状（图2-25）。在这种情况下，将支托扩展到无对颌牙的牙齿，不但可以提供额外的支持作用，而且可以维持其原来位置，不需要修复对颌牙即可防止其过度伸长。

后牙支托的设计要求

后牙的解剖外形允许更多的空间来放置正性支

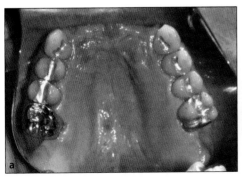
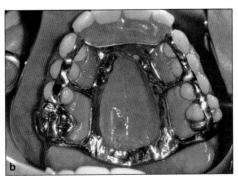

图2-23 （a和b）连续支托与邻面板结合使用，将牙弓联合为整体以固定牙周条件欠佳的牙齿（由得克萨斯州休斯敦的E.King博士供图）。

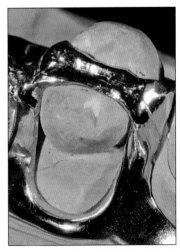

图2-24 连续支托能够有效恢复过深的殆面中央窝。

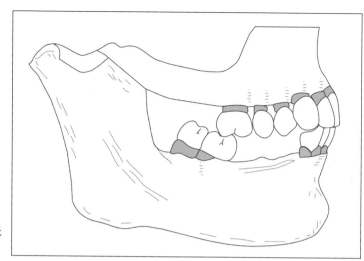

图2-25 个别牙齿缺失,对颌牙失去咬合接触。将支托延伸至第二磨牙可以防止其过度伸长。

托,以使咬合力可以沿着牙齿长轴的方向传递。后牙支托设计的具体要求如下:

- 足够的厚度和宽度来提供支持力:宽度为基牙殆面颊舌向宽度的1/3,厚度为1.0~1.5mm(图2-26)。
- 牙支持式义齿的支托应延伸至基牙的中心(图2-27;另见图2-18)。
- 为了易于清洁、取模和防止基牙折裂,支托在各个方向均应圆钝、无锐角。

- 支托的中心处应稍厚且圆钝,形状像汤匙(图2-18)。
- 就位方向上没有倒凹。
- 外形与基牙外形协调(图2-28)。
- 必要时,支托可用于恢复殆平面,并建立理想的咬合。当可摘局部义齿的对颌是全口义齿时这种设计更为重要(图2-19b)。
- 需要时支托也可以用来提供卡抱作用(图2-22)。

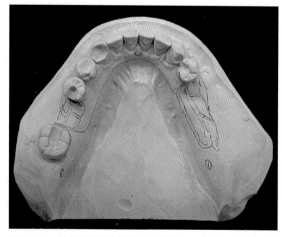

图2-26 注意最终的后牙支托预备。支托必须有足够的厚度,以避免在负荷下弯曲。

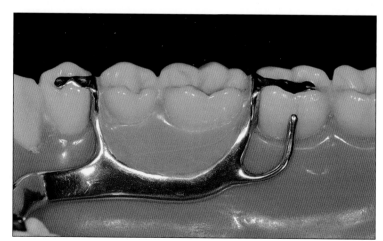

图2-27 牙支持式义齿的支托应延伸或超过基牙的中心。

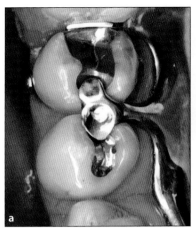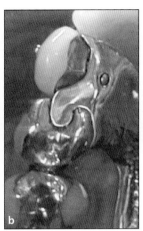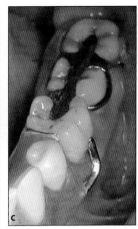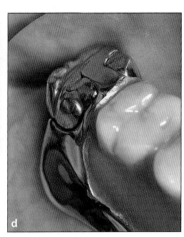

图2-28　（a～d）支托外形与基牙外形协调（图d由加利福尼亚州洛杉矶的R.Duell博士提供）。

制作后牙正性支托的方法

在天然牙上预备支托窝

对于外形和位置正常的牙齿，支托窝的宽度通常与6号或8号球钻的直径一致。铬钴合金支托的最小厚度不小于1mm。在支托跨过边缘嵴的位置，特别是支托与邻面板或小连接体连接的位置，这些区域容易因金属厚度不足而断裂，因此应增加厚度。

支托窝最基本的要求应满足各处光滑和圆钝。支托设置的位置必须能够使其沿牙齿长轴方向传递咬合力。当然，支托应根据患者的情况进行个性化设计，要综合考虑对颌牙咬合、恢复𬌗平面、提供支持作用等因素。

部分冠和全冠

很多情况下，基牙需要用冠进行修复。此时应注意冠表面相关的可摘局部义齿的设计，如导面、支托窝等。在冠修复之前先规划可摘局部义齿设计，以确保基牙合理的预备量，形成适当的导面，并形成理想的支托窝，为可摘局部义齿支架的各组成部分预留足够的空间和厚度（见第15章）。

第3章

牙齿–软组织交界以及邻面板设计

The Tooth-Tissue Junction and Proximal Plate Design

Ting-Ling Chang | Daniela Orellana

由于I型卡环的固位力相对较低，其固位效果很大程度上取决于可摘局部义齿支架的稳定性。小连接体和邻面板作用于导面，用来对抗侧向力并保持义齿的稳定，这是Kratochvil教授的RPI设计理念成功的基础。Kratochvil教授鼓励使用相对较长的导面设计（起于边缘嵴，止于牙龈边缘），并强调在颈部区域进行加强。这种邻面板设计增加了固位力，并有助于在牙弓上分散应力，降低孤立基牙受力过大的风险。因此，在诊断和治疗计划中需重点考虑的问题包括：邻缺隙基牙的邻面外形、修复体与牙齿–软组织交界的关系。

保持基牙原有位置、维护牙龈健康、消除或纠正病理状况是治疗的首要目标。大多数可摘局部义齿的基牙存在牙槽骨吸收、牙龈退缩及临床牙冠外形改变等问题（图3-1）。如果基牙邻面形态未进行调整，在义齿与基牙接触的这些位置，较易发生食物嵌塞，从而导致牙周组织的进一步受损。

基本问题

当一颗或多颗牙齿拔除后，在拔牙部位和邻牙附近常会出现明显的骨和软组织缺损，牙周病也会导致同样的结果，这可能导致基牙的邻缺隙面出现倒凹或凹陷。如果这些邻缺隙基牙保持原有形态，在基牙和义齿之间的牙龈区域会存在较大的间隙（图3-2）。如果义齿设计制作时没有消除这些间隙，可能会导致如下问题：

- 此间隙出现食物嵌塞。
- 牙龈增生进入该间隙（图3-3）。
- 对余留牙的稳定作用减弱。
- 基牙牙周状况进一步恶化。

RPI设计的一个重要原则是通过调整基牙邻面外形（预备形成导面）来消除间隙，并将可摘局部义齿的支架延伸至龈缘及缺牙区牙槽嵴（图3-4）。避免基牙导面和可摘局部义齿邻面板之间出现间隙。

邻面板

可摘局部义齿的金属支架与导面、牙齿–软组织交界处接触的部分称为邻面板，可以将其看作具有特定功能的小连接体。邻面板应与基牙的导面紧密接触，并向缺牙区牙槽嵴延伸2mm左右（图3-4）。

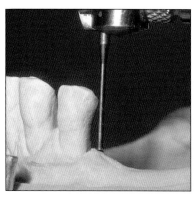

图3-1 拔牙后在邻牙的近缺隙侧常会出现倒凹或凹面，如不去除倒凹，将会在RPD和基牙之间出现明显间隙（由加利福尼亚州洛杉矶的T. Berg博士供图）。

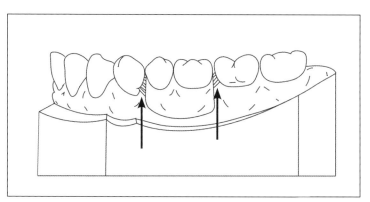

图3-2 基牙的邻面存在倒凹或间隙，如果不进行处理，基牙邻面和义齿之间的间隙将出现食物嵌塞（箭头所示）。

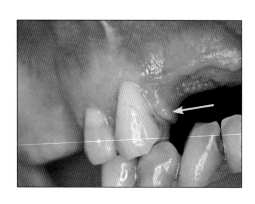

图3-3 义齿和基牙的间隙出现牙龈组织增生，加深了基牙邻面牙周袋的深度。

在义齿行使功能时，依靠支托来维持邻面板的位置。设计合理的邻面板具有以下优点：

- 预防义齿和基牙之间的食物嵌塞。
- 防止义齿和基牙之间出现牙龈增生。
- 通过与基牙的接触摩擦力提高修复体固位。
- 通过近远中向的相互支撑作用来维持牙弓完整性（图3-5）。

- 增强其他连接体相对于固位体的对抗作用（图3-6）。

调整基牙近缺隙侧的邻面外形，形成导面，可以引导义齿就位并消除义齿与基牙之间的间隙。导面应从咬合面垂直延伸至龈缘（图3-4和图3-5）。此时，邻面板可以有效地作用于导面，为余留牙提供良好的稳定作用，并保持剩余牙弓的完整性。

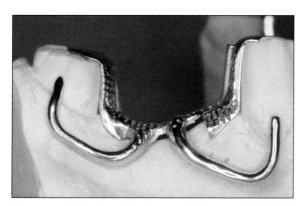

图3-4　外形适宜的导面及与之紧密贴合的邻面板增强了稳定性和固位性。当修复体为牙支持式时，能够恢复牙弓的完整性。经过导面的预备，能够让邻面板与牙齿–软组织交界处直接接触。

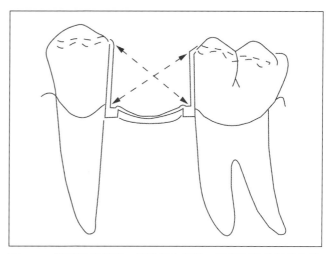

图3-5　调整基牙外形，消除所有间隙，让邻面板接触基牙和黏膜，在修复体和组织之间没有间隙。导面和邻面板可以分散应力，降低孤立基牙过度负荷的风险，还可以增加固位作用。

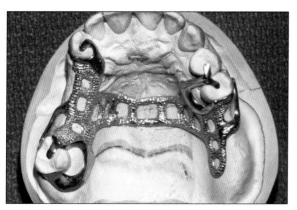

图3-6　显示邻面板如何提供对固位体的对抗作用，特别是图中与磨牙接触的邻面板（由加利福尼亚州洛杉矶的T. Berg博士供图）。

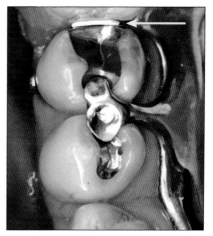

图3-7　邻面板（箭头所示）与基牙邻面轮廓相适应，与小连接体共同提供对抗作用。

预备导面应遵循基牙颊舌向的曲线外形轮廓（图3-7）。义齿行使功能时，相互平行的邻面板通过与基牙接触产生的摩擦力还能增加义齿的固位（图3-4和图3-5）。此外，导面还决定了义齿的就位方向。

　　与树脂相比，更倾向于使用金属制作邻面板。树脂具有可渗透性，容易发生微生物聚积。如果长时间与牙齿或牙齿–软组织交界处接触，可能导致牙齿龋坏或发生牙周问题。此外，树脂易磨损，从而

减弱了邻面板的相互支撑及摩擦固位作用。金属铸造的邻面板可以精确地与牙齿导面接触，且不易磨损。金属表面致密易清洁，降低了基牙龋坏和牙周损伤的风险。

　　如前所述，金属邻面板要在缺牙区向牙槽嵴延伸约2mm（图3-8）。此外，金属支架和缺牙区树脂基托对接处的组织面完成线，与下方黏膜应设计成直角关系，使金属支架和树脂间形成一个较宽的

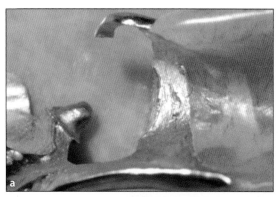 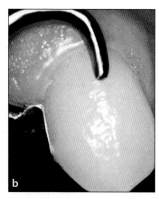

图3-8 （a）金属邻面板应在缺牙区向牙槽嵴延伸约2mm。（b）缺牙区的基托连接体与延伸至黏膜的2mm金属板之间设计成直角，保证树脂和金属支架间嵌合牢固。

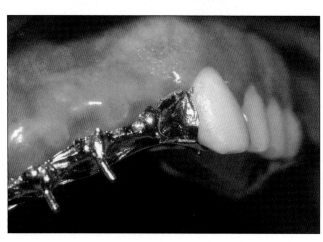

图3-9 在美学区，要适当减少邻面板向唇侧的延伸（由加利福尼亚州洛杉矶的R. Duell博士供图）。

对接区。金属支架和树脂间形成相对较宽的对接方式，确保树脂基托在完成线处较厚，而不易发生裂纹和断裂（见第4章）。邻面板的颊舌侧应延伸至自洁区。后牙区，邻面板通常从颊侧轴面角延伸至舌侧轴面角，还可以延伸至基牙的舌侧，以加强支撑和对抗作用。上颌前牙美学区，基于美观考虑，需要将邻面板局限在基牙邻面的舌侧区域，减少其唇侧扩展（图3-9）。

在预备基牙的导面时，应遵循基牙原有外形轮廓，尽量减少磨切。咬合面观，导面和邻面板应遵循基牙的颊舌向外形轮廓曲线（图3-7）。有些情况下，基牙有较多的牙龈和牙槽骨缺失，如果不进行大量基牙预备，很难形成适宜的导面，但邻面板对余留牙的支撑，对于这些牙齿的长期存留又非常重要，这时可以考虑给基牙制作一个导线冠，以形成一个延伸至龈缘的导面（见第15章）。

第4章

大连接体，小连接体，基托连接体

Major Connectors, Minor Connectors, and Denture Base Connectors

Ting-Ling Chang | Daniela Orellana | John Beumer III

大连接体

大连接体的主要作用是为义齿各部件间提供刚性连接，其主要类型包括：杆、带、板。杆窄而厚，通常用于下颌。带更宽、更薄，常用于上颌。板最薄，覆盖面积最大，可覆盖整个腭顶。大连接体必须是刚性的，以满足以下需要：

- 维持余留牙相互间的关系。
- 协同所有余留支持组织，提供与咬合力方向相反的支持力。
- 利用和联合余留牙列实现最佳的跨弓稳定性，尽可能广泛地分散功能性作用力。

施加到修复体的咬合力先通过其咬合面传递到支托，然后通过大连接体分布到余留天然牙，并在基托充分伸展情况下分布至缺牙区牙槽嵴。如果这些部件间缺少刚性连接，可能导致力的传导不可控，从而损伤基牙、黏膜、牙槽骨。因此，对于制作大连接体来说，金属材料要优于弹性材料。

上颌大连接体

上颌可摘局部义齿的大连接体通常有4种类型：前–后腭带、单腭带、U形腭部连接体和全腭板。设计大连接体主要考虑以下问题：

- 缺牙区的位置。
- 义齿所需的支持力大小。
- 刚性强度的需求。
- 患者个人需求。
- 预期可能发生的天然牙脱落。
- 旋转轴的位置。

前–后腭带

前–后腭带设计方式（即通常所说的四边形支架、环形支架）（图4–1）的刚性最佳。大多数上颌可摘局部义齿可采用这种设计方式。当义齿承担咬合力时，这种设计能够提供最佳的抗弯曲和抗形变能力。如仅使用前腭带而不设计后腭带，则需大量增加其体积和覆盖面积，以确保有足够的刚性。

后腭带不能超出前颤动线，一般情况下止于前颤动线之前。两侧的完成线应尽量接近翼上颌切迹（图4–2）。前腭带的位置取决于以下因素：

- 如果前牙缺失需要修复，则前腭带要延伸至缺牙区（图4–3）。

- 必要时，前腭带可向前延伸覆盖前牙，用于提供支持和侧向稳定（图4-4a）。
- 腭带可与支托连接，支托根据设计可发挥间接固

位作用（图4-4b；另见图4-1）。

- 连接体可用于固定松动的天然牙。

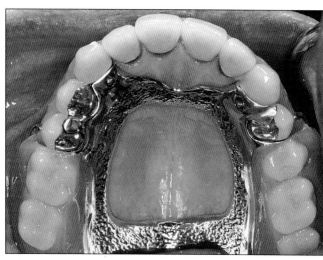

图4-1　由于最小的体积就能提供最大的刚性和强度，所以大多数上颌RPD采用这种环形的前-后腭带设计。尖牙上的支托发挥间接固位作用（由加利福尼亚州比弗利山庄的A. Davodi博士供图）。

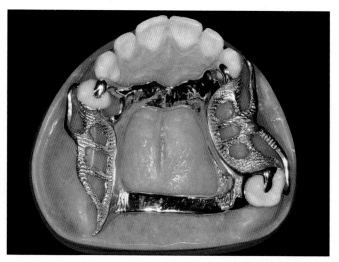

图4-2　后腭带止于颤动线之前，侧面的完成线尽量接近翼上颌切迹，以便于树脂基托刚好能覆盖上颌结节，并与金属支架平滑衔接。

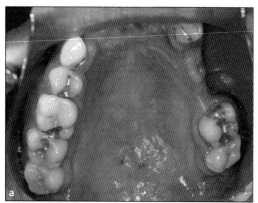
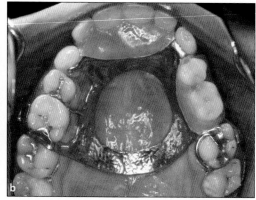

图4-3　（a和b）当前牙需要修复时，大连接体前面的部分应延伸至需要修复的区域（由得克萨斯州休斯敦的G. King博士供图）。

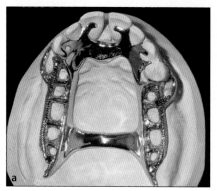
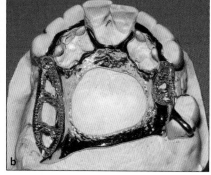

图4-4　（a）前腭带可用于维持侧向稳定（由加利福尼亚州洛杉矶的T.Berg博士供图）。（b）前腭带与前牙支托相连，发挥间接固位作用并维持义齿稳定（由加利福尼亚州洛杉矶的R.Duell博士供图）。

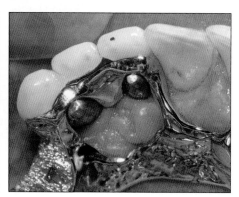

图4-5　上颌大连接体要离龈缘至少5～6mm（由加利福尼亚州洛杉矶的R.Duell博士供图）。

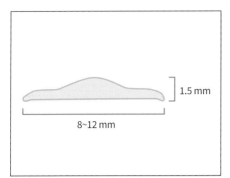

图4-6　后腭带的横截面图。中间部分加厚以提供刚性。

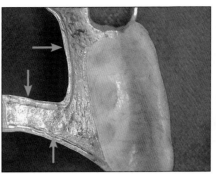

图4-7　箭头所示的突起可以防止支架下方食物残渣堆积。

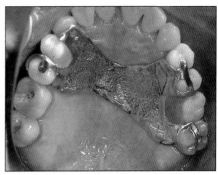

图4-8　单腭带。这类大连接体至少10mm宽，中间部分至少1.5mm厚，以提供足够的刚性。

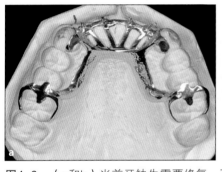

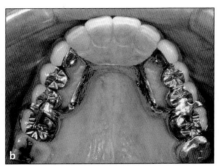

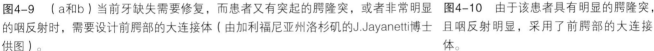

图4-9　（a和b）当前牙缺失需要修复，而患者又有突起的腭隆突，或者非常明显的咽反射时，需要设计前腭部的大连接体（由加利福尼亚州洛杉矶的J.Jayanetti博士供图）。

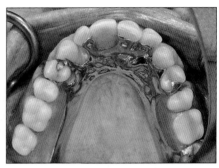

图4-10　由于该患者具有明显的腭隆突，且咽反射明显，采用了前腭部的大连接体。

如果不需要覆盖前牙区，大连接体一般要求距基牙龈缘5～6mm（图4-5）。大连接体的边界置于腭皱襞凹陷区内，以便金属支架和腭黏膜之间平滑过渡。后腭带在中部最厚，前后向逐渐变薄，以便边缘与黏膜过渡平滑（图4-6）。建议后腭带宽度8～12mm。修复体所有部件的外形轮廓应该是平滑的，与口内余留组织融为一体，同时恢复缺失组织的外形。

腭带必须与组织紧密贴合，否则腭带与黏膜之间的空隙可能堆积食物残渣，给患者带来不适。腭部大连接体四周边缘需设计成"棱状"突起，以发挥封闭作用，防止食物残渣在支架下堆积（图4-7）。

单腭带

修复一颗或两颗缺牙的修复体可以设计成单腭带。要基于刚性、跨弓稳定性及修复体可控性，增加腭带宽度（图4-8）。腭带宽度建议至少为10mm。

U形腭部连接体

在以下临床情况中使用U形腭部连接体：

- 前牙缺失的牙支持式RPD（图4-9）。
- 存在腭隆突，不能设计前-后腭带时。
- 患者咽反射明显，不能忍受后腭带时（图4-10）。

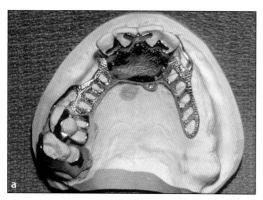

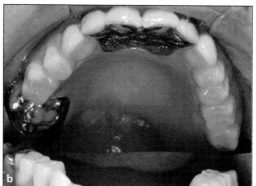

图4-11 （a和b）当需要最大的腭部支持时采用全腭板设计。由于左侧缺少足够的基牙支持，所以采用了全腭板设计（由加利福尼亚州洛杉矶的T. Berg博士供图）。

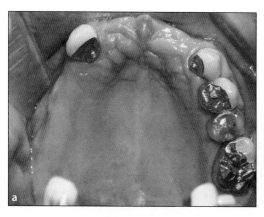

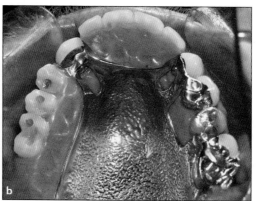

图4-12 （a和b）全腭板设计（由加利福尼亚州洛杉矶的R.Duell博士供图）。

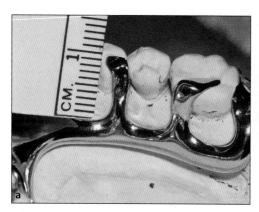

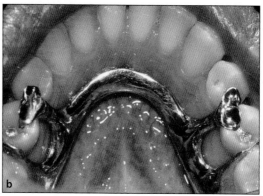

图4-13 （a和b）舌杆。需离开龈缘至少3mm。

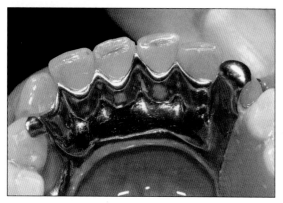

图4-14 舌板。注意扇贝形的轮廓模仿了其下方的牙列形态。

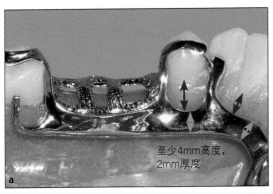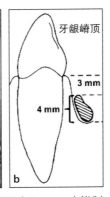

图4-15　（a和b）从龈缘至口底活动组织间的距离至少7mm，才能制作足够强度的舌杆（图b仿自Kroll等文献[1]）。

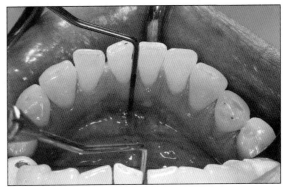

图4-16　使用牙周探针可以方便快速地测量口底深度。

如采用此类大连接体，需要增加其宽度和覆盖面积，以提供足够的刚性，中央部厚度至少为1.5mm。

全腭板

如基牙位置不良或者牙周状况不佳，需要腭部提供最大支持力时，建议采用覆盖整个腭部的全腭板（图4-11和图4-12）。全腭板用金属或树脂制作均可。使用树脂制作全腭板的优点是可以进行重衬。此外，树脂腭板与腭黏膜的贴合度和适应性更好，从而增加了支持作用。注意观察图4-11中全腭板后缘的密合性。

下颌大连接体

由于解剖结构限制，在下颌较难制作一个刚性足够的义齿支架。义齿的刚性受到口底活动黏膜与剩余牙列之间距离的影响。所以，必须增加义齿支架的厚度，以达到足够的刚性。常用的下颌大连接体有两种形式：

1. 舌杆（图4-13）。由于舌杆设计简单且覆盖面积小，当龈缘和口底活动黏膜之间有足够的空间时是首选设计。这种设计可以最大限度地减少菌斑和食物残渣堆积，而且制作简单，对口腔功能干扰小。

2. 舌板（图4-14）。舌板是在没有足够的空间为舌杆提供必需的体积和强度时使用。当存在下颌舌隆突时也采用舌板设计。如果预期前牙会脱落，又不想再重新设计制作义齿时也可采用舌板；便于某个天然牙脱落后，能直接在原义齿上添加人工牙。

选择的标准

可用空间

如前所述，舌杆因其简单且覆盖组织少是设计的首选。但是，在口底和龈缘之间必须有足够的空间，以便放置足够强度的舌杆连接体。在功能运动时，舌杆不能妨碍口底抬高，也不能影响舌系带活动。杆的上缘要离开龈缘3～4mm（图4-15；另见图4-13）。如果太接近龈缘，杆上方的游离龈组织长期受压力刺激，会有增生的趋势，食物残渣可能会堆积在杆和黏膜间，进一步刺激牙龈组织。如果没有足够的空间设计舌杆，建议选择舌板。杆的组织面与黏膜不能贴合过紧，以确保当义齿绕支点线发生旋转时不会压迫下方黏膜。

舌侧龈缘和口底上缘的空间可以在临床上测量。嘱患者使用舌尖舔上唇的唇红缘，此时会抬高口底，用牙周探针测量舌侧龈缘与口底之间的距离

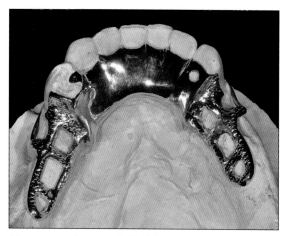

图4-17　下前牙牙周条件较差，选择舌板以稳定下前牙。如果将来发生一颗或多颗下前牙缺失，该设计可以直接添加人工牙修理，而不需要重新制作义齿。

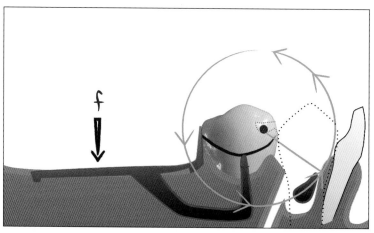

图4-18　横截面观，舌杆建议采用梨形设计，杆的上缘在龈缘下至少3mm。f：咬合力。

即可（图4-16）。如果印模采用了边缘整塑的方法准确记录了口底的外形，也可以在模型上测量这个距离。

以下情况应选择舌板。

预期天然牙缺失

当预期前牙可能缺失时，最好选择舌板式连接体。如果将来需要，该设计允许在新缺牙区添加人工牙。

牙周状况不良与前牙松动

当前牙牙周状况不良并存在松动时，首选舌板式连接体。其可以把松动牙进行夹板固定。下颌前伸和侧方运动时，上前牙舌侧会对下前牙施加侧向力和向远中的力，舌侧覆盖部分可以稳定并支持下前牙抵抗这些不良作用力（图4-17）。

牙龈退缩

当患者出现明显的牙龈退缩时，前牙舌侧的形态会导致食物嵌塞，进一步损害牙周组织健康。在这种情况下，应选择舌板。舌板能够覆盖这些区域，防止食物残渣在下前牙舌侧堆积。

设计要素

舌杆

横截面观，舌杆呈梨形，高度至少为4mm，厚度至少为2mm（图4-18）。如前所述，杆的上缘应与龈缘至少相距3mm（图4-13）。为了避免在行使功能过程中刺激支架下软组织或使软组织移位，需要对杆的组织面进行缓冲。如果是远中游离端可摘局部义齿，咬合过程中修复体会绕支点线旋转，则需要更多缓冲（图4-18）。这些缓冲（大约0.5mm）是在技工室支架制作过程中完成的。

如下前牙舌倾，则需予以重视。因在大连接体和组织间易存在间隙，导致食物嵌塞和组织增生。这类问题可尝试两种解决方法：①通过牙齿外形调整或制作修复体去除倒凹（图4-19）；②通过正畸治疗调整牙齿位置。

舌板

舌板的组织面应与附着龈紧密接触，并尽可能多地覆盖牙龈乳头，但与牙龈乳头间应进行缓冲，

图4-19 （a和b）该患者左侧下颌第二前磨牙舌倾，需使用涡轮机调整其舌侧形态以消除倒凹。

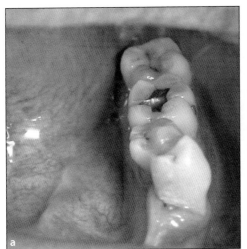
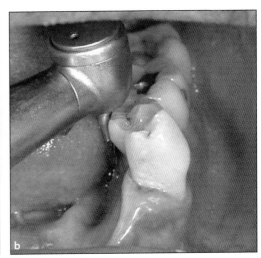

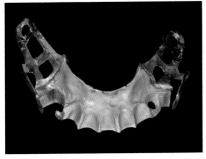

图4-20 支架的组织面应设计为与附着龈黏膜紧密接触。

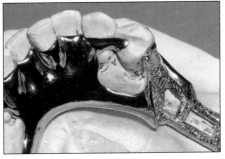

图4-21 舌板的外形模仿牙列舌侧外形设计为扇贝形。

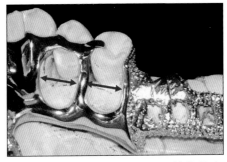

图4-22 用于连接支托与大连接体的小连接体，在越过牙齿-软组织交接处成直角。小连接体之间应相距4~5mm（箭头所示）。注意小连接体跨过尖牙的部分在尖牙中部。这些设计最大限度地减少了食物嵌塞。

不能压迫牙龈乳头，否则易引起牙龈乳头疼痛、增生等（图4-20）。舌板应延伸至前牙舌面的导线以上，以避免食物嵌塞。下半部分的形状和舌杆一致，为支架提供足够的强度。如果牙齿过于唇倾，则支架上缘位于牙齿舌侧颈1/3和中1/3交界处。覆盖前牙的部分应呈扇贝形，以模拟所覆盖的天然牙舌面的形态（图4-21；另见图4-14）。

小连接体

小连接体将大连接体与义齿支架其他部分连接，包括卡环组、间接固位体、邻面板和支托。小连接体成直角越过牙齿-软组织交界处（图4-22）。在前牙区，建议在相邻的牙齿中间越过牙齿-软组织交界处（图4-21和图4-22）。小连接体之间应相距4~5mm，便于自洁，减少食物嵌塞。

此外，小连接体应具有足够的体积，以获得足

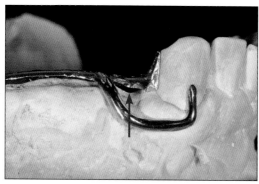

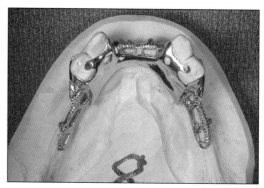

图4-23 在义齿基托连接体与组织面间应该有1mm的间隙，后期由基托树脂充填（箭头所示）。

图4-24 在下颌，基托连接体应该位于牙槽嵴的顶部和舌侧。不覆盖颊侧，留出空间，以便于排列人工牙（由加利福尼亚州比弗利山庄的A. Davodi博士供图）。

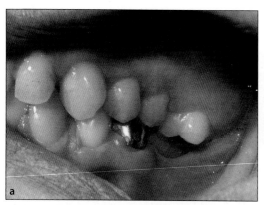

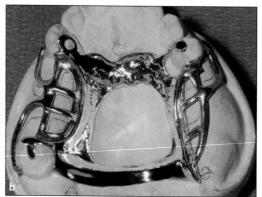

图4-25 （a）在上颌，上颌结节与对颌牙或磨牙后垫之间的间隙较小。（b）因此，基托连接体设计在牙槽嵴顶的腭侧。

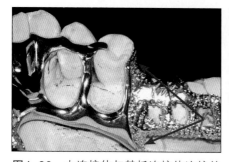

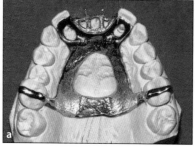

图4-26 大连接体与基托连接体连接的部分应该呈扇形（箭头所示），并具有足够的体积和强度来抵抗变形或折裂。

图4-27 （a和b）在前牙区，基托连接体上添加有指状突起的小金属固位柱，以加强和人工牙之间的结合（由加利福尼亚州洛杉矶的R.Duell博士供图）。

够的刚性，在所连接各部件间有效地传递作用力。因此，与支托连接的小连接体至少达到1.5mm厚度。

基托连接体

基托连接体设计要求如下：

- 为基托树脂附着在金属支架上提供支架。
- 具有足够的强度，在义齿行使咬合功能时维持义齿的刚性。
- 树脂和金属支架间的连接处有一条突起的完成线。

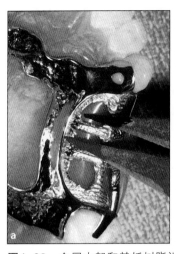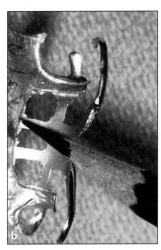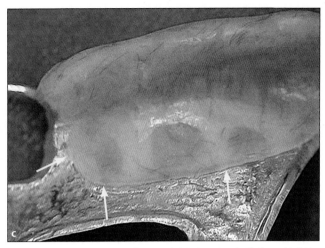

图4-28　金属支架和基托树脂间连接处有一条完成线。此处形成一个直角连接以避免树脂裂纹或折裂。（a）外表面完成线。（b和c）组织面完成线（箭头所示）。

基托连接体有3种类型：开放式格栅、网状和金属基托。由于开放式格栅能够在树脂和支架间获得最佳的结合，而成为首选。金属基托的设计是金属部分直接与下方黏膜接触，常在修复单颗牙齿时使用。

基托连接体要求在组织面与连接体间至少有1mm的树脂间隙（图4-23）。连接体的位置受两种因素的影响：①与对颌牙之间的可用修复空间；②人工牙的排列。

在下颌，基托连接体位于牙槽嵴的顶部和舌侧（图4-24），为唇颊侧留出空间，以便于在排列人工牙时尽量减少打磨。如果过度打磨人工牙，不仅影响修复体的美观，而且影响人工牙在树脂基托中的固位。

在上颌，上颌结节和对颌牙列和/或磨牙后垫之间的间隙通常较小。因此，基托连接体的位置要避开该区域（图4-25）。否则，覆盖基托连接体上的基托树脂过薄，容易发生折裂、剥脱。基托连接体不要设置在颊侧，以免影响人工牙的排列。

强度和刚性

基托连接体与大连接体间的连接要具有足够的强度和刚性，以抵抗变形和/或断裂。二者结合部应为扇形，并应增加该区域的厚度（图4-26）。基托连接体为粗糙表面，以增强与树脂的机械结合力。

向前牙区延伸的基托连接体，建议在人工牙排列的位置添加突起的小金属固位柱，以辅助人工牙在基托树脂中的固定（图4-27）。

完成线

金属支架和基托树脂间的完成线应成90°角（图4-28a和b）。如果金属支架和树脂基托结合部位的树脂过薄或呈斜坡状逐渐变薄，会容易出现裂纹或折裂，导致食物残渣在此堆积。如前所述，组织面完成线应距牙齿-软组织交界处至少2mm（图3-8）。组织面和外表面完成线应交错设计，特别是在上颌，以避免降低支架的强度，且应将其设计在对应牙槽嵴易于发生吸收的位置，以便于后期使用树脂重衬基托。

第5章

固位体，卡环组，间接固位体

Retainers, Clasp Assemblies, and Indirect Retainers

Ting-Ling Chang | Daniela Orellana | Ryan Wallace

固位体设计与位置

可摘局部义齿的固位体曾被定义为"用于修复体稳定或固位的各类部件"。固位体有两种类型：直接固位体和间接固位体。直接固位体是金属支架的弹性部分，专门为提供固位力而设计，进入基牙的倒凹区，抵抗义齿脱位并防止义齿在行使咬合功能时移位。间接固位体是用于辅助直接固位体，防止义齿远中游离端基托移位的部件。当义齿基托有绕支点线旋转并离开软组织的趋势时，间接固位体在支点线另一侧通过杠杆作用来抵抗旋转。

直接固位体

直接固位体有两种基本类型（图5–1）：龈方固位体和𬌗方固位体。

倒凹区固位体

龈方固位体（图5–1）的尖端紧贴牙冠，当义齿就位后，不跨过基牙导线。I型卡环是目前最常见的龈方固位体（图5–2）。与其他固位体相比，I型卡环包绕基牙的范围最小，所以其固位力较低。采用这种特殊设计，是因为义齿的支托、小连接体和邻面板发挥了支持、稳定以及维持牙齿位置的作用。

I型卡环的固位效果取决于义齿的稳定性（功能运动时抵抗侧向移位的作用），这又取决于小连接体、导面和邻面板的设计是否合理。理想的导面轮廓和设计合理的邻面板是I型卡环成功发挥作用的关键。

I型卡环固位体的优点（适应证）

I型卡环的优点如下：

- 接触基牙面积最少。
- 发挥固位作用的接触点位置准确。
- 对天然牙外形的影响小。
- 自洁作用好。
- 如支托设计合理（RPI理念），游离端义齿在功能运动时不主动与基牙发生接触。
- 减少金属暴露，美学效果好（图5–3）。
- 易于调整。

I型卡环的设计原则

I型卡环大致与基牙长轴位于同一平面，以直角

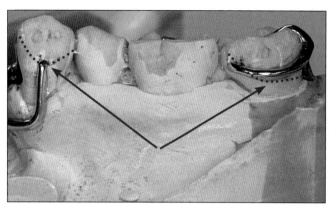

图5-1　在左侧下颌第一前磨牙上，龈方固位体位于基牙外形高点线（红色虚线所示）以下。左侧下颌第二磨牙上，殆方固位体跨过基牙外形高点线。

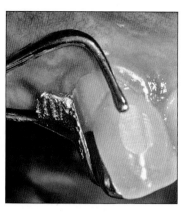

图5-2　龈方固位体通常称为I型卡环。固位体尖端接触牙齿。I型卡环以直角跨过牙齿-软组织交界处，直达游离龈，并在此处转向水平方向。固位体的垂直部分基本平行于基牙长轴。

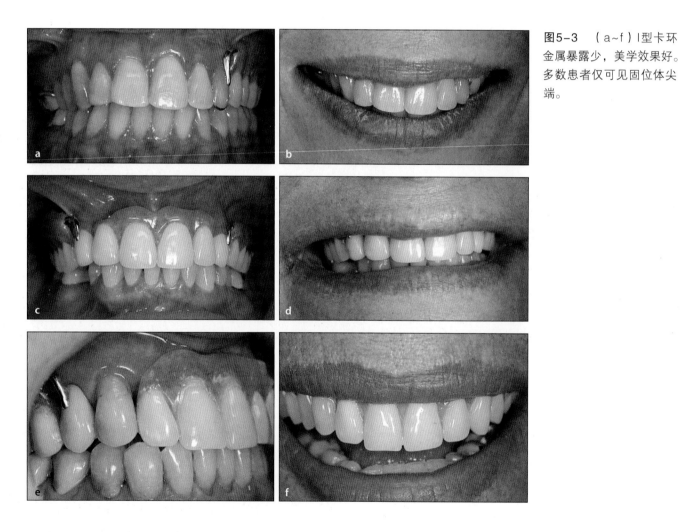

图5-3　（a~f）I型卡环金属暴露少，美学效果好。多数患者仅可见固位体尖端。

图5-4　进入基牙倒凹的深度决定了固位体的固位力。可以用倒凹测量尺来测量倒凹。

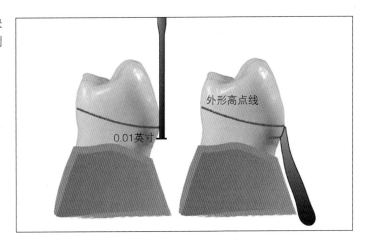

外形高点线

0.01英寸

图5-5　（a和b）建议固位体与金属支架连接部位设置在人工牙的邻接处（箭头所示），以免干扰人工牙排列（由加利福尼亚州洛杉矶的J.Jayanetti博士供图）。

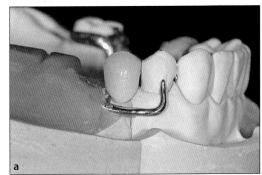

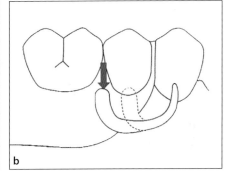

图5-6　（a和b）尽可能将I型卡环的水平部分放置于附着龈区域。固位体穿过牙齿-软组织结合处，进入基托树脂之前的组织面与软组织间需要预留约0.25mm间隙，以防止刺激软组织导致增生。理想的I型卡环设计是进入基牙倒凹0.25mm，殆方或切方的尖端位于外形高点处（虚线所示），且最好在基牙的颈1/3内。

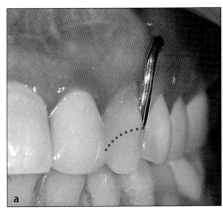

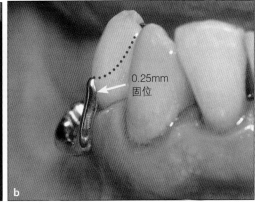

0.25mm
固位

跨过牙齿-软组织结合处（图5-4；另见图5-1和图5-2）。这种设计有利于食物的排溢，减少固位体和基牙间食物残渣堆积。从与基牙的接触点开始，固位体呈直线延伸至游离龈（膜龈联合处），这种设计最大限度地减少了食物残渣在基牙颊面的残留。固位体与基牙接触的部分（接触面）呈圆形或椭圆形，进入倒凹0.25mm。由于进入倒凹的深度决定了固位效果，因此这部分的精确定位非常关键（图5-5）。

固位体水平部分尽量置于附着龈区域（图5-6）。固位体与支架的连接部位尽量置于排列人工牙的邻接处，以便于在修复空间不足的情况下排列人工牙，避免过度打磨人工牙或影响人工牙外观（图5-6）。固位体水平部之前，跨过龈缘的部分不要直接与角化龈接触，此处应该缓冲0.25mm，以避免刺激牙龈导致增生（图5-6）。

理想情况下，I型卡环止于基牙颈1/3内。理想的

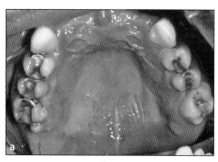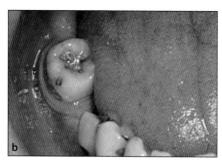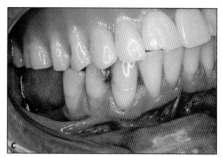

图5-7　以下情况影响I型卡环的使用：（a）上颌磨牙颊侧倾斜；（b）下颌磨牙附着龈不足；（c）系带附着位置高。这些情况推荐使用A卡环。

I型卡环与基牙的接触是从基牙外形高点处开始，止于0.25mm深度的倒凹处（图5-5和图5-6）。

I型卡环固位体的禁忌证

以下情况不建议使用I型卡环（图5-7）：

- 基牙临床牙冠短：在这种情况下，导面和邻面板也短，I型卡环提供的固位力不足。
- 系带附着点高：妨碍固位体水平部分的设置。
- 基牙倾斜严重：I型卡环会突向颊侧，摩擦刺激颊黏膜，此类现象在上颌第二磨牙最常见。
- 缺少附着龈，前庭沟浅：例如下颌第二磨牙颊侧通常缺少附着龈。此外，该区域前庭沟浅会影响I型卡环的放置。

𬌗方固位体

𬌗方固位体是另一类直接固位体，起于基牙中1/3延伸至颈1/3，跨过导线进入倒凹区。这类固位体为义齿提供卡抱和固位作用。环形固位体是一个典型的𬌗方固位体（图5-8和图5-9；另见图5-1）。使用这类环形固位体时需要注意的问题包括：较大的基牙接触面积，影响牙齿-软组织的外形轮廓（图5-10），以及与其接触的基牙脱矿问题（图5-11）。此外，如果支托设置不当，还有可能对近

缺牙区的基牙产生扭转作用（图6-11和图6-12）。

环形固位体的弹性固位臂起于小连接体或邻面板，跨过基牙的外形高点线，末端1/3进入倒凹区（图5-9a）。其刚性对抗臂设计在基牙的另一侧，且位于外形高点线或其上方（图5-9b）。环形固位体适用于以下情况：

- 缺牙区后方有基牙。
- 需要较大的固位作用，例如：缺牙区范围大而基牙临床牙冠短。
- 倾斜基牙：例如上颌磨牙（图5-7a）。
- 系带附着位置高（图5-7c）。
- 附着龈不足（下颌第二磨牙）（图5-7b）。

另一种常见的𬌗方固位体是间隙卡。当基牙条件良好、可用固位面积充足的情况下，间隙卡可以发挥良好的固位作用（图5-12）。如果要在未行冠修复的基牙上应用间隙卡，需要注意龋坏情况、口腔卫生、牙冠外形和对颌牙情况。在未行冠修复的基牙应用间隙卡时，常出现间隙卡预备不足的情况（3mm宽和1.5mm深），从而导致固位体厚度不足，易发生折断。如果能和铸造冠联合应用，则可以避免这类问题。此外，使用此类卡环时，也很难避免金属在铸造过程中存在缺陷，从而发生折断（图5-13）。

图5-8　殆方固位体。

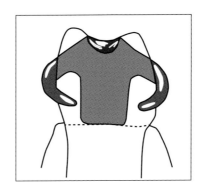

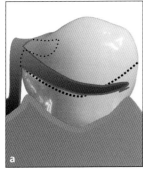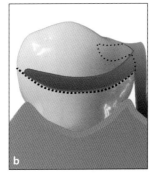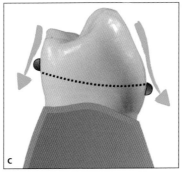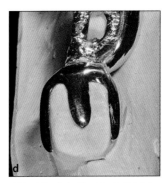

图5-9　（a和b）环形固位体起于基牙外形高点线以上，末端1/3跨过外形高点线进入倒凹区。对侧的对抗臂在外形高点线以上，提供对抗和卡抱作用。（c和d）环形固位体不仅影响自洁作用，而且在义齿移位时可能对基牙产生扭力。

图5-10　（a和b）义齿行使功能发生移动时，固位体作用于基牙颊侧引起磨损和腐蚀。

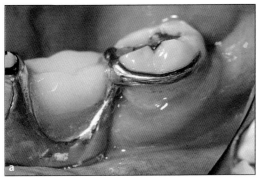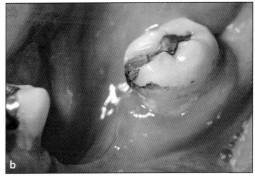

图5-11　（a和b）基牙与固位体接触的部位发生磨损脱矿（由加利福尼亚州洛杉矶的R.Duell博士供图）。

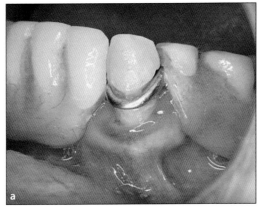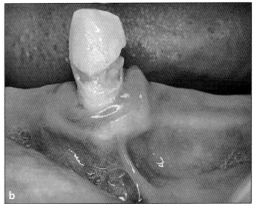

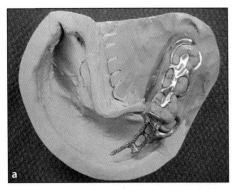 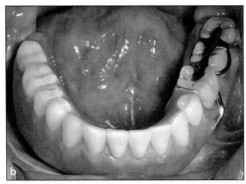

图5-12 （a和b）该下颌单侧游离端缺失的修复体有效地应用了间隙卡。但需注意，如果在外展隙没有预备足够的空间，这类卡环易于断裂。此外，余留磨牙舌侧的基板提供了额外的摩擦固位和稳定作用。

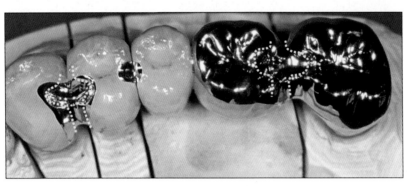

图5-13 在导线冠上余留间隙卡沟和支托窝。

𬌗方环形固位体的缺点

𬌗方环形固位体的缺点包括：

- 难以调整。
- 影响正常的自洁作用，固位体和牙齿间的空隙容易发生食物堆积。
- 如果支托设置不当，可能会对基牙产生扭力。

间接固位体：虚拟还是现实

Cummer首次提出了间接固位体的概念，指游离端义齿组成部件中，设置在支点线（旋转轴）余留牙侧的支托，防止义齿的游离端基托绕旋转轴翘动（图5-14）。

支点线是义齿最靠近游离端的支托的连线，决定了旋转轴（图5-14）。当义齿的游离端人工牙发生咬合接触时，义齿可能绕支点线发生旋转，游离端基托向牙槽嵴下沉，义齿前部从其就位的位置轻微抬起。如果支点线余留牙侧的固位体进入倒凹，

在功能运动时这个固位体可能会将基牙上抬，对基牙施加拔出力。因此，在支点线前方设置进入倒凹的直接固位体是不合理的。

与直接固位体不同，间接固位体设置在远中游离端义齿旋转轴的前方，当远中基托受脱位力要绕支点线旋转脱离牙槽嵴时，义齿前部部件会压向其支撑的部位。在义齿前部对应硬组织的位置，设计一个支托，可以抵抗义齿游离端基托的旋转脱位，该支托间接地发挥了固位作用。典型的例子是当义齿游离端咀嚼黏性食物时，黏性食团可能会绕支点线将游离端粘离牙槽嵴，而此时设置在前部的支托会将游离端保持在原来位置，间接地为义齿提供固位。

支托发挥间接固位作用最理想的设计是在支点线中点的垂线上，支托离旋转轴最远，并且位于旋转弧线的中心（图5-15）。理论上讲，间接固位体离支点线越远，根据机械杠杆原理，其效果越好。当义齿有旋转趋势时，直接固位体必须有效地将义齿限制在原位，间接固位体才能发挥作用，否则义齿会发生脱位。

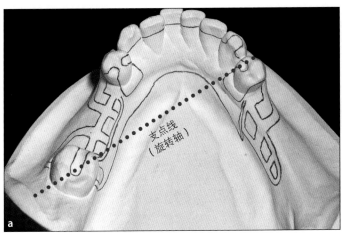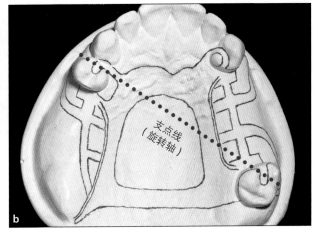

图5-14　（a和b）间接固位体辅助直接固位体，当游离端义齿要绕支点线（红色虚线所示）旋转而基托离开牙槽嵴时，位于支点线对侧的间接固位体抵抗这种旋转趋势。在下颌义齿的设计中，舌板和左侧下颌第一前磨牙上的支托作为间接固位体。在上颌义齿设计中，左侧上颌尖牙上的环形支托发挥间接固位作用。

图5-15　左侧上颌部分颌骨切除术后患者。右侧上颌前磨牙（箭头所示）的近中𬌗支托作为间接固位体。重力作用导致修复体阻塞器有离开缺损腔向下脱位的趋势，间接固位体抵抗了这种脱位力。磨牙区的邻面板和舌侧基板发挥了对直接固位体的对抗作用，左侧前磨牙区的邻面板和小连接体发挥了对直接固位体的对抗作用。

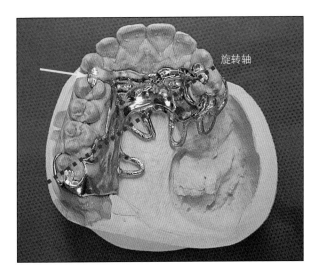

卡环组

　　卡环组是RPD多个部件的组合，作用于基牙牙冠，共同发挥支持、稳定和固位作用。卡环组的部件包括直接固位体、对抗臂、支托、小连接体和邻面板（图5-16）。

　　设计合理的卡环组具有以下作用：

- 通过支托发挥支持作用。
- 通过直接固位体发挥固位作用。
- 对抗和环抱作用。
- 通过邻面板和小连接体发挥相互支持/稳定作用。

- 修复体完全就位后对基牙无侧向力和扭力。

对抗和环抱

　　对抗是固位部件施加在基牙水平方向上（主要是颊舌向）的抵抗力。对抗作用可以由固位臂对侧的刚性对抗臂、小连接体、邻面板、舌侧基板提供（图5-17）。对抗作用可以防止因固位臂过度压迫（例如I型卡环或固位臂固位力过大）导致的基牙移位。

　　环抱是可摘局部义齿的一个设计理念，要求卡环组的部件必须环绕基牙180°以上。环抱是通过固

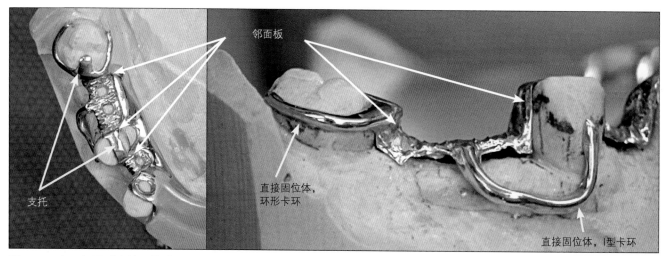

图5-16 卡环组通过直接固位体、对抗臂、支托、邻面板等部件环绕基牙，为RPD提供支持、稳定和固位作用。

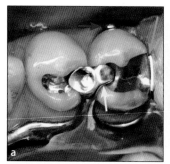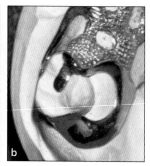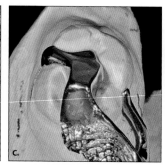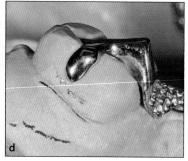

图5-17 （a）典型的RPI卡环组中，I型卡环（红色箭头所示）的对抗作用由远中邻面板（绿色箭头所示）、近中支托和小连接体提供（黄色箭头所示）。RPI卡环组对基牙的接触包绕超过180°，符合环抱的理念。当固位体/卡环越过基牙的外形高点线时会产生侧向力，近中和远中邻面板发挥了对抗作用（b）。（c和d）在c部分，与磨牙颊面接触的延伸支托发挥了I型卡环的对抗作用（d）。

位体、邻面板、小连接体和延伸支托等组合发挥作用的。如缺少环抱作用，行使功能时基牙可能会离开卡环组件。发挥环抱作用的示例如图5-18所示。

稳定

稳定指在咀嚼或下颌侧方运动过程中抵抗义齿水平、侧向或旋转运动的作用。主要由卡环组的刚性部件提供，例如刚性对抗臂、小连接体、邻面板、舌侧基板、延伸支托等。当牙弓仅有一侧余留

天然牙时，必须利用舌侧高基板增加稳定作用（图17-8，图17-15和图17-16）。

被动性

当义齿支架完全就位、固位体与基牙贴合时，基牙不应该受到来自可摘义齿任何部件的作用力。在就位位置，只有当义齿受脱位力时固位体才行使功能。咀嚼过程中，咬合力向牙槽嵴方向施加，固位体应该保持被动性，不发挥作用。在功能运动中，仅在义齿离开基牙或有脱位力时，直接固位体才发挥抵抗作用。

图5-18　与邻面板接触的导面在部分区域提供抵抗咬合力作用，包括支持作用。

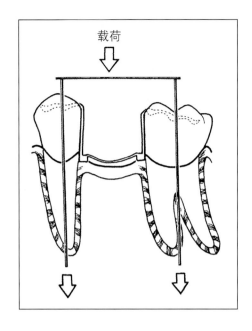

第6章

可摘局部义齿的类型、生物力学原理和设计原则

Types of RPDs, Biomechanics, and Design Principles

Ting-Ling Chang | Daniela Orellana | John Beumer III

Kratochvil教授基于生物力学原理而非传统固位原理提出了全新的可摘局部义齿设计理念，其设计理念主要由以下3个因素决定：

1. 咬合力是考虑的重点。
2. 传递到基牙的力应通过支托控制。
3. 当力沿着牙长轴传递时，对基牙的损伤最小。

Kratochvil教授的研究主要集中在游离端可摘局部义齿生物力学设计方面，他认为用于牙列缺损的分类方式应该是简单的，主张可摘局部义齿只有两种基本类型：牙支持式可摘局部义齿和游离端可摘局部义齿。

牙支持式可摘局部义齿

对于牙支持式可摘局部义齿，行使功能时的咬合力主要由余留的天然牙承担，天然牙将咬合力传递到牙周膜和牙槽骨（图6-1和图6-2）。如果按照传统的可摘局部义齿的设计理念来看，该类型的可摘局部义齿实际上等同于固定义齿。对于牙支持式

义齿，要确保支托沿牙长轴传递咬合力，这需要将支托放置在牙齿的中部，或在牙齿两侧同时放置支托。另外，局部义齿在设计时还需考虑必要的各组成部件之间、各部件与牙齿之间的相互支持，以合理分散侧向力。

游离端可摘局部义齿

游离端可摘局部义齿的独特性在于它依赖于两种完全不同的支持方式。如图6-3所示，义齿的一部分支持是通过天然牙从牙周膜和牙槽骨中获得；另一部分支持来源于覆盖游离端牙槽骨的黏膜（图6-3）。然而，口腔黏膜的主要功能并不是作为直接的支持组织提供支持或者承受咬合力，而是覆盖牙槽骨以及牙齿颈部，同时提供必要的营养，并作为保护机制为牙齿和牙周组织提供保护。

口腔黏膜不能承受过大的压力。当义齿基托置于黏膜上并施加咬合力时，黏膜被压在义齿基托组织面与牙槽骨骨面之间，血液流动受到限制（图6-4a）。如果骨和骨膜的营养供应受到影响，则会引起牙槽骨的吸收-重建反应。

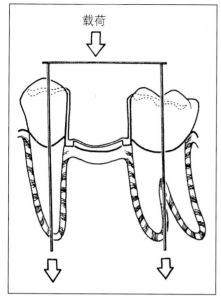

图6-1　在牙支持式可摘局部义齿中，咬合力由基牙承担。支托的位置应使咬合力与牙长轴方向一致。

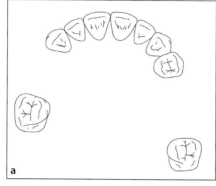

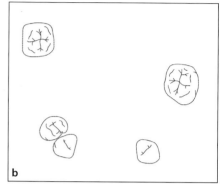

图6-2　（a）上颌余留牙的支持情况：由天然牙提供支持。（b）下颌余留牙的支持情况：修复体须在余留牙承受的范围内恢复咀嚼功能。

　　口腔医生和患者必须接受的一个事实是，游离端义齿由牙齿和黏膜共同提供支持，在行使功能时容易发生移位或旋转。发生这种情况的原因是，在行使功能过程中，义齿的黏膜支持部分比牙齿支持部分运动范围更大。在义齿设计时，必须充分理解和分析这一情况。义齿的移动量取决于以下几个因素：

* 支持黏膜的表面积。
* 游离端黏膜的类型和厚度。
* 是否有效地利用缺牙区组织（如印模的准确性和义齿基托对游离端软组织的适合性）。
* 试戴义齿过程中咬合因素的调整。
* 患者个体的生理学反应（同样取决于许多生物因素）。

　　如果义齿基托延展不足，且适合性较差，可能会带来严重后果。在咀嚼过程中或功能紊乱（磨牙症和紧咬牙症）的情况下，黏骨膜受压，可能引起吸收性重建反应（图6-4b），导致下颌牙槽骨的吸收。对颌有天然牙存在的情况下将会加快这一现象的发生。因此，通过扩大印模来使缺牙区的覆盖范围最大化。利用修正印模（见第12章）、使用常规托盘制取大范围印模或义齿试戴时进行重衬，这些方法都能避免上述问题。

　　在设计游离端可摘局部义齿时，首先要考虑的是由支托决定的旋转轴的位置（支点线）。特别是紧靠缺牙区的支托（图6-5和图6-9）。另外要特别注意义齿在行使功能时发生的移位，而不是在摘戴过程中发生的移动。

　　前牙缺失的患者也可以佩戴牙支持式可摘局部义齿和游离端可摘局部义齿。当尖牙存在，修复中切牙和侧切牙时，可以考虑设计牙支持式可摘局部义齿（图6-6a）。如果牙齿缺失累及到尖牙，则考虑设计为前牙的游离端可摘局部义齿（图6-6b），其生物力学设计原则与远中游离端可摘局部义齿相同。

　　Kratochvil教授革新了游离端可摘局部义齿的设计方式，这是对修复学领域的巨大贡献。他仔细考量了在咬合过程中修复体的运动方式，并创造了一

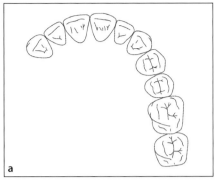 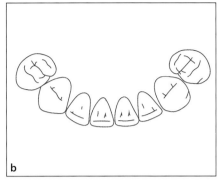 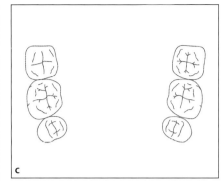

图6-3　（a）单侧后牙游离端：牙齿和黏膜混合支持。（b）下颌双侧后牙游离端：义齿利用天然牙和缺牙区组织来共同提供支持。（c）前牙区义齿：天然牙和前牙区组织共同提供支持。

图6-4　（a）下颌后牙游离端义齿：由义齿基托与牙槽骨之间的黏膜提供支持，这种不理想的情况往往会影响黏膜的血液循环。（b）如果义齿基托没有覆盖颊棚区和磨牙后垫，在咀嚼或副功能运动中，基托的过度移动会对其覆盖的牙槽骨和软组织造成损伤。

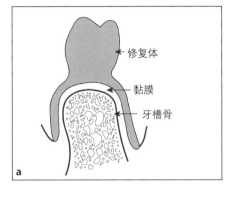 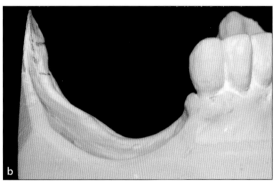

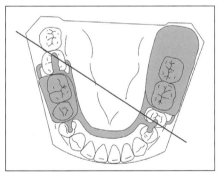 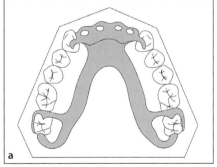

图6-5　支托设置在邻缺牙区基牙的下颌单侧游离端义齿。黑色线为旋转轴。

图6-6　（a）只有切牙缺失的情况下，义齿可设计为牙支持式义齿。（b）如果缺牙的范围扩大，累及尖牙或更多的牙齿，义齿可设计为前牙缺失的游离端义齿。

个系统的方法使义齿适应这种运动，同时引导咬合力沿着基牙的长轴方向传递。他认为在患者遵照医嘱的情况下，只要义齿设计制作合理，基牙的寿命将不受影响，并且游离端的牙槽骨将会少量吸收甚至不会吸收。

　　Kratochvil教授认为在咬合运动中，可摘局部义齿的游离端所受的力量主要集中在缺牙区的基托。

这一运动围绕着旋转轴发生，如果义齿的设计破坏或限制了这一运动，就会使基牙因承担非轴向力而受到损伤。且义齿的游离杠杆臂越长，基牙受力就会越大。Kratochvil教授的设计，尤其是与游离端相关的支托位置、固位体的类型、固位体位于基牙表面的具体位置等，能够使义齿在行使功能过程中围绕支点线（旋转轴）自由旋转，并使咬合力沿着

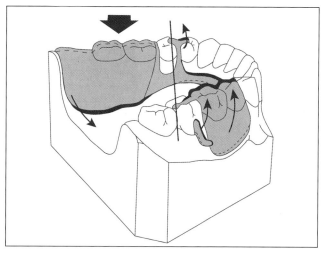

图6-7 施加咬合力。缺牙侧的义齿各个部分沿旋转轴向黏膜方向呈弧形运动。非缺牙侧义齿的各部分均向殆面方向呈弧形运动。

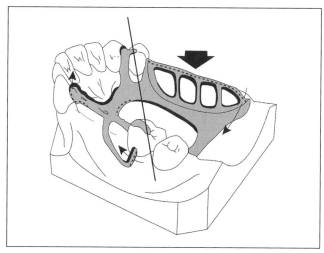

图6-8 沿旋转轴方向观察，能够假想义齿各部分在咬合功能中的运动轨迹。

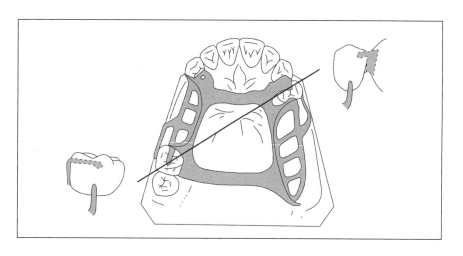

图6-9 上颌后牙游离端可摘局部义齿。支托窝应是半球凹面以使支托进行顺畅的旋转。不应倾斜，以免造成义齿在行使功能时出现滑动。

基牙长轴传递，减少基牙上承受的侧向力（非轴向载荷）。

　　Kratochvil教授关于可摘局部义齿的设计原则总结如下：

- 殆支托必须是正性的，使咬合力沿着基牙长轴方向传递。
- 在不施加病理性应力给基牙的情况下，游离端可摘局部义齿的设计必须能够预测并适合义齿的功能运动，才能不对基牙造成损伤。
- 大连接体必须是刚性的。
- 使用邻面板来增强稳定和相互支持作用。

- 固位力的大小必须在基牙牙周膜的生理耐受范围内。
- 最大的支持力来自义齿基托覆盖的软组织。
- 义齿要易于清洁。

　　这些目标可以通过以下两点来实现：①设计RPI卡环组并对义齿支架进行生理性调整；②通过修正印模最大限度地增加缺牙区组织的支持力。

　　在设计可摘局部义齿时，首先要考虑的是旋转轴的位置。旋转轴由支托的位置决定，特别是紧邻缺牙区的支托（图6-7）。当咬合力作用于义齿的游离端时，义齿缺牙侧的各个部分均向黏膜方向呈弧

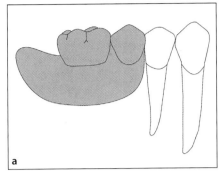
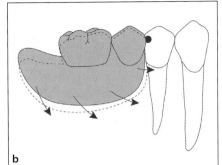
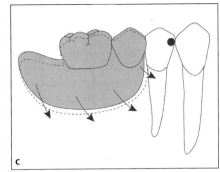
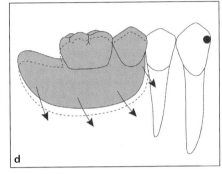
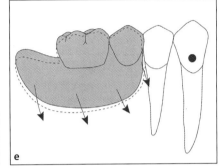

图6-10 （a）当咬合力与黏膜和牙槽骨成直角，并平行于牙齿长轴时，缺牙区会提供最佳的支持。（b）支托和旋转轴置于基牙的远中，会使基托的水平运动增加，尤其是邻近基牙的区域。（c）支托和旋转轴向近中设置，使缺牙区组织受力方向更加垂直。（d）支托和旋转轴越远离缺牙区，缺牙区组织提供的支持力越大。（e）支托和旋转轴降低，义齿基托获得更佳的支持。

形或圆形运动，非缺牙侧的各部分均向殆面方向运动。一旦确定了旋转轴，就可以确定在咬合力作用下义齿各部分的运动方向。沿旋转轴方向观察时，可以假想一组以旋转轴为圆心向外扩展的圆，在功能运动中义齿各部分沿着这组圆旋转（图6-8）。

在导面和固位体的设计中，预测义齿的运动方向至关重要；才能保证义齿行使功能时，这些组件不会对基牙或其他牙齿产生扭力、侧向力或拔出力。在某些情况下，当义齿设计不当或义齿支架没有进行合适的生理性调整时，这些接触点可能成为不利的旋转支点。

因为邻缺牙区的支托连线即为旋转轴，所以基牙上支托窝的预备应该是一个标准的半球凹面，以便支架围绕支点线进行顺畅的旋转（图6-9）。这个半球凹面应约为6号或8号球钻的大小，并且要进行高度抛光。

确定旋转轴位置，使缺牙区组织提供最佳支持

修复牙列缺损时，需最大限度地利用口腔内的余留组织。当咬合力与黏膜和牙槽骨的表面成直角时，缺牙区组织会提供最佳支持（图6-10a）。在游离端义齿的设计中，紧邻缺牙区的支托决定了旋转轴的位置，而旋转轴又进一步决定了义齿相对于黏膜和牙槽骨的运动方向。

如将支托设置在基牙殆面的远中，义齿在基牙牙龈处形成水平移动（图6-10b），而基牙附近的软组织几乎起不到支持作用。这种运动与支持组织成一定角度，会过度压迫牙槽骨与义齿基托之间的黏膜（图3-3）。

当旋转轴向近中设置或远离缺牙区时，旋转半径变大，游离端义齿承受的咬合力沿更垂直于支持组织的方向传递（图6-10c和d）。理论上讲，将旋转轴向基牙颈部设置也可以改善力的传导方向。因此，应尽可能降低旋转点（图6-10e）。

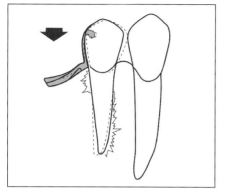

图6-11 将支托设置在基牙紧邻缺牙侧，在行使功能时可能会对基牙产生偏向缺牙区的侧向力，从而使基牙和邻牙之间产生间隙。

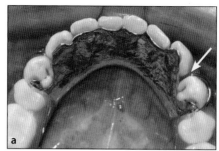

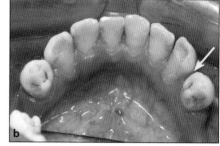

图6-12 （a和b）远中殆支托联合A型卡环使前磨牙向远中移位，在尖牙和前磨牙之间形成了一个间隙（箭头所示）（由加利福尼亚州洛杉矶的R. Duell医生供图）。

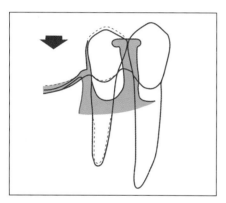

图6-13 支托远离缺牙区时，产生的力会使基牙与邻近的牙齿保持接触，可以形成多颗牙齿的相互支持，且能更有效地承受咬合力。

支托位置对基牙的直接影响

将游离端义齿的殆支托设置在基牙远中，当义齿游离端受力向黏膜方向下沉时，就会对基牙产生向远中的拉力或使其向缺牙区倾斜（图6-11）。其作用像是在基牙上放一个扳手，产生一个侧向力。临床表现为基牙与邻牙之间产生间隙（图6-12）。

如果将游离端义齿的殆支托放置在基牙近中，就会产生向近中的侧向力（图6-13）。同样的咬合力作用于基牙支托区，基牙受力方向是指向邻牙的，使两颗牙的邻接更紧，这种设计可以利用邻牙来维持基牙和义齿的位置。在这种情况下，扳手效应是相反的，力的作用方向是有利的。

如果基牙的邻接丧失，基牙移动到其他位置，义齿就会随着牙齿移动。这种整体移动破坏了稳定的咬合，并产生殆干扰，从而导致余留牙和缺牙区承受过多的咬合力。

固位体的设计和位置选择

游离端义齿行使功能时，固位体的运动由旋转轴决定（图6-14）。必须控制固位体的运动方向，在义齿从就位的位置移动到功能位置（承受咬合力时的位置）时，使固位体减少甚至消除与基牙的接触。理想情况下，固位体应该只在义齿摘戴时起作用。例如下颌后牙游离端缺失情况下（图6-15），旋转轴位于基牙近中殆面，I型卡环的固位尖端位于前磨牙颊面中线最凸点（图6-16）。在咬合力作用

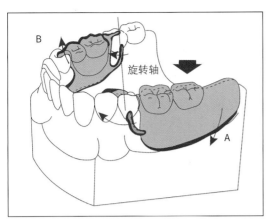

图6-14 固位体的运动方向由旋转轴的位置决定。位于旋转轴两侧的A、B点的运动方向刚好相反。

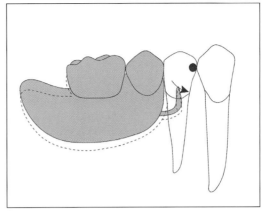

图6-15 在咬合力作用下，近中殆支托可以使固位体向前和向下移动，以防止对基牙产生扭力。

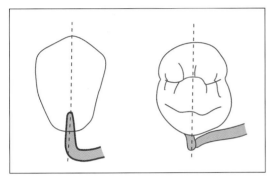

图6-16 殆面观和颊面观。固位接触点位于基牙颊侧中心轴最凸点。在咬合力的作用下，固位体对基牙不会产生作用力。

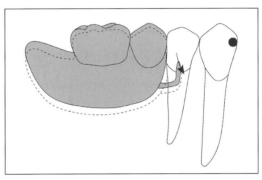

图6-17 旋转轴向前移动，固位体脱离基牙速度更快，从而减少了由固位体形成扭力的可能性。

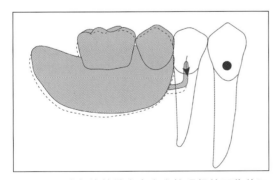

图6-18 降低旋转轴也会产生较理想的固位体运动方式。

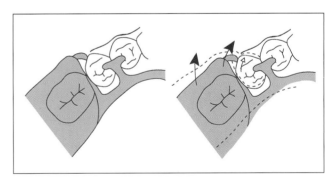

图6-19 殆面观。固位体不能放在牙齿最凸点的后面，否则，在咬合状态下，固位体向前移动时，会对牙齿产生扭力。另外，固位体过度形变也会导致其固位力减弱。

下，固位体的尖端向下、向前移动，脱离基牙（图6-15）。理论上讲，当支托和旋转轴远离游离端时，咬合过程中固位体会更快地脱离基牙（图6-17和图6-18）。如将固位体的尖端置于基牙中轴的远

中或者外形凸点的远中，固位体向前移动时就会对基牙产生扭力，从而损伤支持结构，并且固位力也会减小。所以这种设计是不可取的（图6-19）。

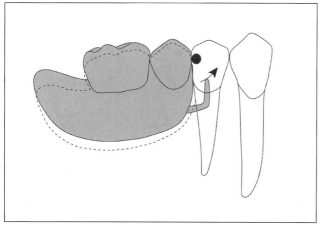

图6-20　若旋转轴或支托位于固位体和游离端义齿基托之间，当患者咬合时，固位体将向前、向上移动并对基牙产生扭力。

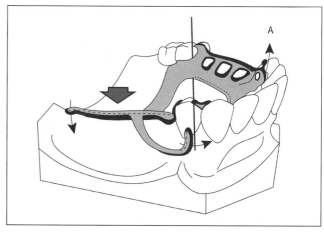

图6-21　当咬合力施加在游离端时，旋转轴前面的所有部分都向𬌗面移动（A）。如果一个固位体设置在尖牙上，则不应该进入倒凹，否则在功能运动中其会对尖牙施加拔出的力量，而损害其牙周组织。

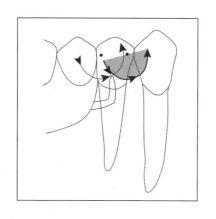

图6-22　基牙近中或远中的支托，决定了旋转轴，进一步决定了固位体尖端的运动方向。

放置在旋转轴前面的固位体

对于游离端义齿，该类固位体的固位部分不应进入倒凹，因为该类固位体在咬合运动中是向𬌗面或切端移动（图6-20），并对基牙产生扭力。正常情况下，牙周膜起着悬吊的作用，在咬合状态下对牙槽骨施加拉力。作用于牙齿的拔出力是不正常的，可能会引起牙周损伤（图6-21）。

如果固位体需要设置在旋转轴的前面，应将其放置在基牙导线以上而不进入倒凹。在咬合过程中固位体与基牙分离。图6-21所示的例子中，固位体放置在尖牙上有两个目的：①固位体增强义齿稳定性；②与基牙紧密接触产生一定的摩擦固位力。因为舌支托和固位体之间存在平行度与摩擦力（就像

通过轴面的平行预备保证全冠的固位力）。此外，如果余留基牙有脱落的可能性，可以即刻在义齿上添加一颗人工牙。可以通过磨除、修整固位体外形或更换固位体，使其进入倒凹提供必要的固位力。

在游离端对侧设置固位体时其位置要予以重视。设置在所有基牙上的该类固位体，都是根据基本的物理规律移动的，除了对抗脱位外，必须以防止其对基牙造成损伤为原则。在图6-14中，磨牙的舌侧固位体进入倒凹，但在咬合运动中，其向下和向前（向倒凹方向移动）移动，与基牙分离。但在取戴过程中，能提供所需的固位作用。

支托位置直接影响固位体固位部分的运动方向。将某个基牙上的支托从远中移到近中，可以使固位体的移动方向改变180°（图6-22）。固位体的

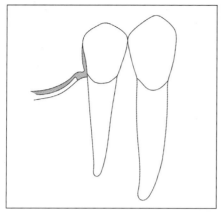

图6-23　支架的邻面板接触基牙邻面并覆盖牙齿-软组织交界处。

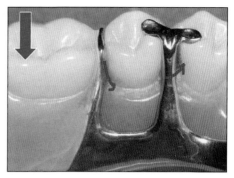

图6-24　下颌后牙游离端义齿舌侧观。邻面板和小连接体在义齿运动时对基牙产生侧向力和扭力。

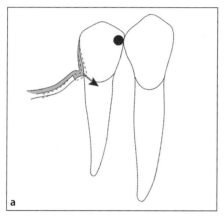

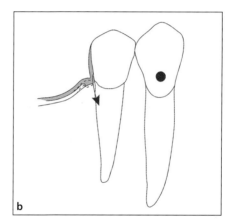

图6-25　（a）功能运动时，邻面板可能过度挤压导面，对基牙产生扭力。（b）降低旋转轴大大降低了远中邻面板对基牙的挤压。

位置必须始终与支托位置相协调，以便在义齿承受咬合力而移动时，固位体与基牙分离。

义齿功能运动时邻面板的运动

　　游离端义齿的其他部分也会因义齿围绕旋转轴的运动而运动。特别值得关注的是与邻近缺牙区的基牙邻面接触的邻面板（图6-23），以及从大连接体延伸至支托的小连接体（图6-24）。

　　铸造金属覆盖牙齿-软组织交界处的原理已经在前面介绍过（见第3章）。但必须注意的是，当义齿功能运动时，邻面板可能会对基牙产生侧向力（图6-25）。为了避免这类侧向力，有必要在口内对支架进行生理动度调整（见第12章）。根据牙根的形态，每颗牙齿在功能运动时移动略有不同。而义齿支架的设计制作是在坚硬的石膏模型上完成的，模型的牙齿并不能模拟其在口内的生理动度。因此，在口内试戴支架过程中，需要模拟义齿潜在的动度，并对支架进行生理动度调整。游离端义齿设计必须在对基牙不产生损伤力的情况下预测和允许义齿的功能运动。采用生理动度调整以保证义齿支架在功能运动过程中围绕旋转轴顺畅地旋转，并与设计时预测的义齿运动保持一致。这个过程将在第12章中详细介绍。

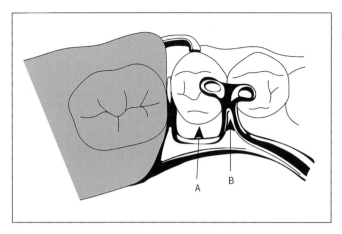

图6-26 支架与基牙舌侧的A点不接触。小连接体（B）与牙长轴平行设置，直至越过游离龈，然后连接舌杆向前或向后继续延伸。

旋转轴的斜线放置

设计义齿支架时，需分析固位体、邻面板和小连接体的运动方式。而大多数分析是在两个平面上进行的。但是，功能运动应该考虑3个平面。当一个支托靠近牙龈（如尖牙的环形支托），另一个支托位于基牙的殆面，这就形成一个高-低旋转轴。此时，义齿支架上每个结构的运动方向会难以确定。同时，当旋转轴在牙弓一侧的前牙区和另一侧的后牙区时，金属支架各部分的运动方向更加难以分析。所以，应在口内进行义齿支架生物力学调整的最终评估（见第12章）。

应特别注意防止金属支架的任何部分接触倾斜的牙齿表面而变成旋转点，否则会影响义齿的旋转轴，从而影响义齿各部分的运动方向。在这种情况下，牙齿会移位，引起殆干扰，可能危及牙周组织。

游离端义齿舌侧面设计的注意事项

前面已经讨论了义齿运动时接触基牙颊面、近中面和远中面对牙齿的影响。关于义齿舌侧面的设计对功能运动的影响也需要考虑。

应注意避免义齿支架在功能运动时对余留牙齿的舌面产生不恰当的接触。在理想的解剖结构下，除小连接体以外，支架不接触后牙的舌面。小连接体应与殆平面成直角穿过牙齿-软组织交界处，并尽可能平行于牙长轴，尽量减少义齿与软组织之间的食物嵌塞，使舌头能够发挥最佳的清洁作用。小连接体也应延伸至膜龈联合处，然后转向并沿着附着龈的表面，继续向前或向后与大连接体连接（图6-26）。这样的设计可以使牙齿舌侧面受到侧向力的可能性大大减少，并且龈缘处是暴露的。在下颌，龈缘与大连接体的距离至少为3mm。小连接体之间的近远中空间应该最大化，以防止出现食物嵌塞和菌斑堆积。

其他固位体的生物力学设计

作为义齿支架的一部分，曾经最常用的固位体是末端进入倒凹、体部和肩部不进入倒凹的卡环（图6-27），位于基牙的中1/3（见第5章）。如果支托的位置远离游离端，这种设计就可以使用。重要的一点是要认识到在功能运动中固位体作为义齿的一部分也在移动。决定固位体运动方向的基本因素是固位体与旋转轴的关系，而旋转轴是由支托的位置决定的。

殆方的环形固位体（RPA概念）

环形卡环是一类常见的固位体。固位体的末端进入基牙的倒凹，起到固位作用。如果这个固位体与支托组合使用设置在紧邻后牙缺失区基牙的远中

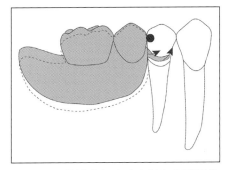

图6-27　设计有远中𬌗支托和环形固位体的下颌游离端RPD。如果固位体的尖端进入倒凹，咬合力作用于游离端，固位体可能对基牙产生扭力。

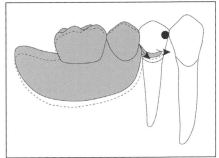

图6-28　RPA卡环组。支托设置在基牙的近中（远离缺牙区），固位体倒凹以上的部分需要缓冲。

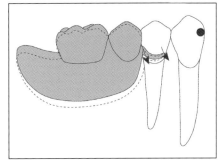

图6-29　仅前移支托和旋转轴，而不缓冲倒凹以上的固位体部分，游离端下沉后向前移动的固位体的远中部分仍能对基牙产生扭力。

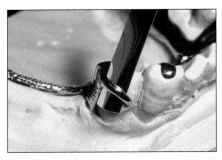

图6-30　RPA设计。倒凹以上的固位体部分已经缓冲。缓冲适当时，聚酯薄膜条可从外形高点以上的基牙与固位体之间拉出（由加利福尼亚州洛杉矶的T.Berg博士供图）。

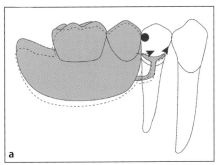
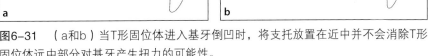

图6-31　（a和b）当T形固位体进入基牙倒凹时，将支托放置在近中并不会消除T形固位体远中部分对基牙产生扭力的可能性。

或放置在邻前牙缺失区基牙的近中，在咬合功能运动时基牙将受到明显的扭力（图6-27）。笔者认为在游离端义齿中采用这种设计是不可取的。

如将旋转轴移动到基牙的近中，改变了固位体尖端的运动方向，使其顺利地向倒凹深处移动而脱离基牙（图6-28）。进一步向前移动旋转轴可以再次改变固位体移动的方向（图6-29）。然而从𬌗面观察时，因为固位体的远中部分包绕牙冠并位于导线以上，所以潜在的扭力是存在的。支架与牙齿表面的任何接触都可能使牙齿发生扭转。因此，如果采用这种类型的固位体，则必须缓冲固位体位于倒凹以上的部分。可以在生理动度调整期间完成，也可以由修复技师进行设计制作完成（即"RPA概念"）（图6-30）。

龈方的环形固位体

设计和放置进入倒凹区的环形固位体，并使其在咬合力作用于游离端时能够很难脱离基牙，因此不推荐使用。如前所述，固位体的运动方向由旋转轴的位置决定。如果固位体紧密包绕在牙齿的外形曲面上，在咬合力作用于游离端时，可能会对基牙产生损伤性的扭力。对于该类型的固位体，即使将支托移动到远离游离端的一侧，这种现象仍很明显（图6-31）。

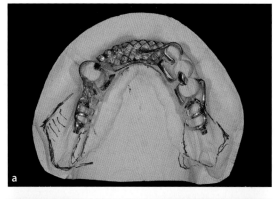

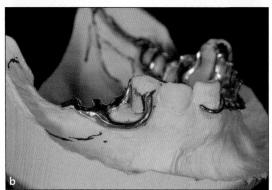

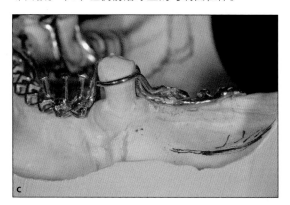

图6-32　弯制固位体被用于左侧前磨牙和右侧尖牙。（a）义齿殆面观。（b）前磨牙上的I型卡环和邻面板。（c）左侧前磨牙上的弯制固位体。

弯制固位体

Brudvik是赞成在游离端缺失情况下使用弯制固位体的主要学者。该类固位体弹性非常好，因此需要进入倒凹较深（0.5mm）。当咬合力作用到游离端时，基牙受到的扭力非常小。与Kratochvil教授相似，他建议将支托放置在基牙远离缺牙区的一侧——当后牙游离端缺失时放在基牙近中，当前牙游离端缺失时放在基牙远中。另外，他与Kratochvil教授一样建议通过修正印模增大游离端区域对义齿提供的支持力（见第12章），以及建议可摘局部义齿支架通过生理动度调整来实现义齿围绕转动轴自由旋转，且对基牙没有损伤。对于后牙游离端缺失的患者，需要将固位体放置于支点线前面时，弯制固位体有其特殊的价值（图6-32）。对于游离端可摘局部义齿，当软组织倒凹过大和/或系带附着靠近牙槽嵴顶，而不能使用I型卡环作为固位体时，也建议使用弯制固位体。然而，弯制固位体很难紧密贴合在基牙的表面，而且在技工室制作也难以一直保证良好的效果。

推荐的固位体设计和支托位置

考虑到游离端义齿运动的影响因素，笔者建议用以下方法来设计固位体和支托位置：

- 旋转轴应远离缺牙区，并尽可能靠近牙槽骨。
- 应首选I型卡环作为固位体。当咬合力作用于游离端时，I型卡环脱离基牙，仅在摘戴时产生固位力。
- 如果使用RPA卡环组，则应将倒凹以上的固位体部分进行适当缓冲。
- 如果使用弯制卡环，也应将支托放置在远离游离端的地方，并对支架进行生理动度调整。
- 邻面板与基牙保持稳定接触，但在功能运动时不应对基牙产生作用力。

可摘局部义齿设计原则总结

众所周知，为患者设计可摘局部义齿的方法不止一种。一副精心设计的可摘局部义齿必须具有良好的生物力学性能，以保护和保存现有的口腔硬组织和软组织。为获得长期可靠的修复效果，建议遵循以下7个设计原则：

1. 游离端义齿的设计必须预测功能状态下义齿的运动并能与该运动相适合，不给基牙施加损伤应力。

2. 大连接体必须是刚性的。

3. 𬌗支托必须引导咬合力沿基牙长轴方向传递。

4. 邻面板能够增强义齿的稳定和相互支持作用。

5. 固位力的大小必须在基牙牙周膜的生理耐受范围内。

6. 最大的支持力来自义齿基托范围内的软组织。

7. 义齿要易于清洁。

第7章

可摘局部义齿的设计原则和顺序

Partial Denture Design Principles and Design Sequence

Ting-Ling Chang | Daniela Orellana

可摘局部治疗的基本理念是为患者制订最佳的义齿设计，并为制作一副理想的可摘局部义齿做口腔准备。对于口腔组织缺失的患者，还可能需要某些特殊准备和治疗。牙周病、软组织结构异常和牙齿位置异常可能对义齿修复的远期成功率有影响。所以，要尽可能地进行适当的口腔准备，且不违背基本设计原则。

设计可摘局部义齿支架时，必须按照有组织、有条理、明确的设计顺序进行。因为支托控制着义齿的运动，且其设计和位置决定了义齿其他结构的设计，所以应首先设计支托等提供支持的结构。设计顺序如下：

1. 殆支托。
2. 大连接体。
3. 小连接体。
4. 义齿基托连接体。
5. 固位体。

在前面的章节中，已经介绍并讨论了支架的这5个部分的基本原理、使用和设计原则。设计的大概轮廓已经呈现在研究模型（患者口腔状况的3D复制品）上。设计应精确而详细，将作为口腔预备方案

的参照，以及作为参与治疗的其他相关专业的医生（包括牙科技师）的交流资料，也将作为患者的治疗记录，供日后查阅。

上颌可摘局部义齿的设计流程

殆支托

应该把每个支托的长度、位置和宽度精确而清晰地勾画在每颗基牙上（图7-1）。在牙支持侧的磨牙支托长度至少延伸至基牙的中央，以确保咬合力沿着牙齿的长轴方向传递。对于需要恢复殆平面和咬合接触的情况，支托需要进一步扩大。研究模型必须已行颌位关系记录与转移，以确定支托的设计和位置。

基于第6章中描述和讨论过的义齿旋转因素，所以在游离端缺失侧的前磨牙上，支托被放置在基牙的近中。预备出圆形的、球窝式的支托窝，以允许功能运动期间义齿游离端呈单一的旋转运动。

尖牙支托设置在预备好的正性支托窝内，不干扰咬合。该支托的位置根据上好殆架的研究模型进行确定。支托的中央部分为圆孔（图7-1b），这使临床医生可以很容易地确定支托窝的预备是否合

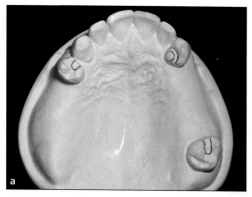

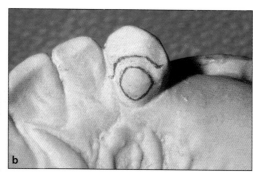

图7-1 上颌可摘局部义齿设计的第一步。（a）将𬌗支托设置在准确的位置。右侧为牙支持，支托设置在基牙的中央；左侧是游离端，支托设置于近中。（b）前牙支托中间开孔，以便观察支托是否完全就位，且便于清洁。

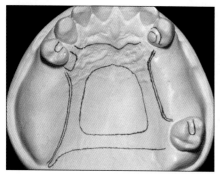

图7-2 上颌可摘局部义齿设计的第二步。设计大连接体。在图示病例中，上颌大连接体设计为前后腭杆（板、带）形式。该设计确保义齿金属支架具有足够的刚性强度，且能获得较佳的跨弓稳定性。

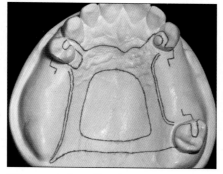

图7-3 上颌可摘局部义齿设计的第三步。设计小连接体。邻面板覆盖基牙侧面，且自牙齿-软组织交界处向缺牙区牙槽嵴延伸至少2mm。

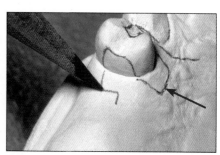

图7-4 义齿接触牙齿、牙齿-软组织交界的所有部位均为金属。在腭侧，义齿支架设计为离开龈缘5~6mm（箭头所示）。

适。因为义齿清洁刷的刷毛可以通过中央开口，确保支托窝区域没有食物残渣；所以这种设计还有助于这部分可摘局部义齿的清洁。

大连接体

大连接体是指所有支托和无牙区结构之间的刚性连接体，以确保控制和维持基牙的位置。大连接体的前部边缘止于腭皱襞的低谷处，减少体积，覆盖部分腭皱襞并模拟其形态。大连接体的后部不应超出上腭颤动线，其金属部分不能延伸过翼上颌切迹。位于牙支持侧的完成线设计需便于人工牙排列，并可以容纳足量的丙烯酸树脂，以有效地将人工牙固定在支架上（图7-2）。

在游离端侧，腭杆更靠近上腭中部，以增加缺牙区牙槽嵴的覆盖面积。这实际上是增加了对义齿

的支持作用，而且更方便进行重衬。前后腭杆增大了支架的刚性，保证了最佳的跨弓稳定性和功能运动时侧向力的分散。

小连接体和邻面板

与邻面板连接的小连接体延伸并覆盖至牙齿-软组织交界处，再转向缺牙区牙槽嵴并至少扩展2mm（图7-3）。颊舌方向上，该2mm宽的金属部分向颊侧延伸，但不压迫所覆盖的软组织，且延伸超过牙槽嵴顶。在某些情况下，例如在磨牙区，小连接体起到支托与大连接体之间的连接作用。在牙齿-软组织交界最接近牙周支持组织的部位，小连接体的邻面板部分与牙齿紧密接触，可以很好地为义齿提供支持及稳定作用来对抗侧向力。设计在基牙腭侧的支架则需远离牙齿-软组织交界处（图7-4）。

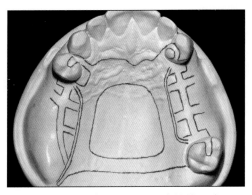 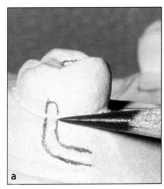 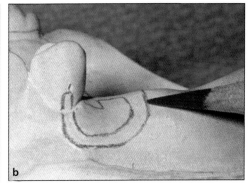

图7-5 上颌可摘局部义齿设计的第四步，义齿基托连接体的设计。设置在牙槽嵴顶部或稍靠近舌侧的位置，特别是在上颌结节处，不要覆盖上颌结节顶部，以避免影响人工牙的排列。

图7-6 上颌可摘局部义齿设计的第五步。（a）固位体的固位部分适当进入倒凹。（b）固位体连接于义齿基托连接体，连接处不影响人工牙的排列。

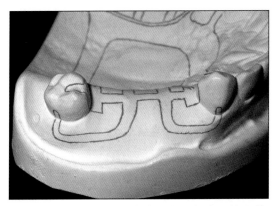 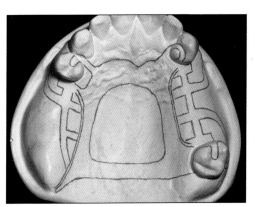

图7-7 侧视图显示固位体在水平部分开始之前，垂直向以直角越过牙齿–软组织交界处并延伸至膜龈联合处。

图7-8 固位体与义齿基托连接体的连接处在人工牙排列位置的邻接区域，即龈外展隙内。

义齿基托连接体

义齿基托连接体的设计需便于将人工牙排在合适的位置。影响人工牙排列的基托连接体可能会导致前磨牙的近远中向变窄，影响美观。另外，由于基托连接体设计缺陷，导致排列人工牙时，不得不将其打磨得很小，此时，也将影响人工牙在丙烯酸树脂基托内的牢固性。为避免这些问题，基托连接体需设计在牙槽嵴的舌侧，止于其顶部，空开其颊侧（图7-5）。

在游离端上颌结节处的颌间距离较为有限，该区域的基托连接体最好设置于上颌结节舌侧，而不是顶部。模型上的双完成线（内、外完成线）有一条完成线在支架组织面，一条完成线在支架抛光面，此设计将使丙烯酸树脂和金属形成牢固的嵌合。

固位体

固位体固位部分的位置是由基牙外形和义齿行使功能时的运动方式决定的。首先需确定固位部分的位置，设计成直角越过牙齿–软组织交界处，并沿牙长轴方向延伸至膜龈联合处（图7-6），然后转为水平方向（图7-7）。固位体连接于义齿基托连接体，连接处位置不能影响人工牙的排列（图7-6b）。

从颊侧面观察，可以直视看到固位体的尖端设计，其体积较大的部分位于义齿基托连接体处，且设计在人工牙的龈外展隙内（图7-8）。连接处的位置不应干扰人工牙的排列，并选择适当高度和外形的人工牙来达到最佳的美学效果（图7-6b）。

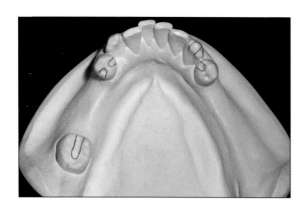

图7-9 下颌可摘局部义齿设计的第一步。在基牙上准确设置𬌗支托。游离端缺失时，支托的位置控制旋转轴（支点线）。

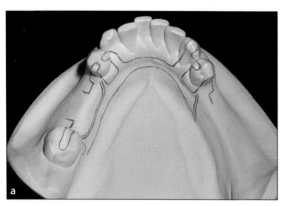

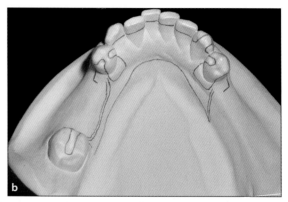

图7-10 下颌可摘局部义齿设计的第二步，大连接体。（a）舌杆设计，需要增加体积来维持牙弓两侧的刚性连接。（b）舌板设计，当口底深度不足，无法使用舌杆时则使用舌板设计。其覆盖了牙齿-软组织交界处及牙颈部1/3，所以能提供最有利的杠杆作用来对抗义齿行使功能中受到的侧向移动。

下颌可摘局部义齿的设计流程

𬌗支托

由于支托通过基牙为义齿提供支持，且控制着支点线的位置，所以首先应该确定支托的位置（图7-9），右侧尖牙需要设置切支托，其设计目的是覆盖和重建整个功能区域，以恢复咬合接触和侧𬌗引导。因为左侧前磨牙无对颌牙，此处颌间距离充足，故可将其远中支托和近中支托连接在一起以增加支托的强度。在邻近游离端区域，支托应放置在右侧前磨牙的近中。磨牙上的支托需要延伸至牙齿的中央，以使咬合力沿着基牙的长轴方向传递。

大连接体

在下颌，由于龈缘至口底距离的限制，大连接体的刚性较难获得保证，因此在支托和游离端缺牙区之间需要更大的支架体积来保证所需的刚性强度。当选择舌杆时，尽可能将其设置在非游离龈上，并远离牙齿-软组织交界处。只要功能解剖结构允许，舌杆应在舌侧尽量扩展，以获得所需要的刚性。舌杆距龈缘3～4mm，宽度不小于4mm（图7-10a）。如果口底的深度不足，则不能设计舌杆，建议采用舌板（图7-10b）。

当支架越过牙齿-软组织交界处时，应与交界处成直角，以减少义齿支架与软组织之间的食物嵌塞，并应在水平部分开始继续向非游离龈延伸。龈缘与舌杆之间的距离应尽可能远一些（图7-11）。

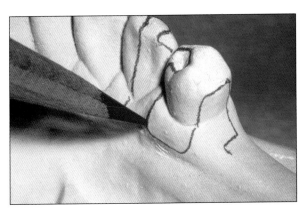

图7-11　下颌可摘局部义齿设计的第三步,小连接体。舌杆延伸至游离牙龈,距牙龈边缘至少3~4mm。小连接体以直角越过牙齿-软组织交界。

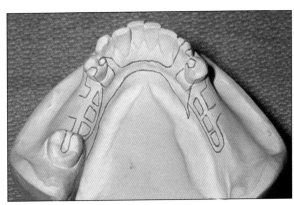

图7-12　下颌可摘局部义齿设计的第四步。义齿基托连接体位于牙槽嵴的顶部和舌侧,为排列人工牙提供足够的空间。

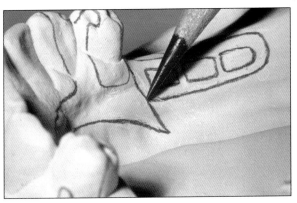

图7-13　义齿基托连接体与大连接体之间需要坚固的连接,用来防止支架弯曲和折断。外侧完成线的连续延伸进入缺牙区。

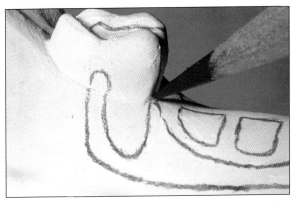

图7-14　在牙支持侧,大连接体形成义齿支架的下缘和外侧完成线。

小连接体和邻面板

与小连接体连接的邻面板部分覆盖基牙近中、或远中侧面,延伸并覆盖牙齿-软组织交界处,再转向缺牙区软组织并扩展至少2mm(图7-3)。设计时,与牙齿、牙齿-软组织交界处接触区均为纯金属基板(图7-4),且在天然牙舌侧,金属支架最好能空开牙齿-软组织交界处,即空开龈缘区域。

义齿基托连接体

义齿基托连接体位于牙槽嵴的顶部及舌侧,以减少对人工牙排列的干扰(图7-12)。在游离端侧,基托连接体与大连接体的连接处是一关键区域(图7-13)。该区域容易发生弯曲和断裂,设计时需要增加厚度。扇形的连接形式能够提供最大的连接强度。该区域的外侧完成线设计在基牙的远中,转弯延伸向有广泛骨和软组织缺失的缺牙区。在该区域可放置足量的丙烯酸树脂与金属支架嵌合在一起,可以在不影响舌体运动的情况下恢复缺失组织的外形。义齿基托的丙烯酸树脂需扩展并覆盖或部分覆盖磨牙后垫,但基托连接体需短于树脂基托。

在牙支持侧,大连接体形成义齿的下缘,需以最小的体积提供最大的强度。与义齿基托连接体的连接点和外侧完成线区域一样(图7-14)。

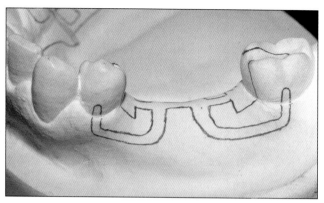 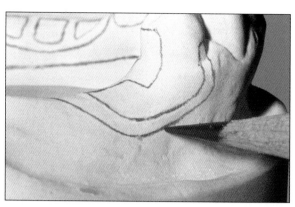

图7-15 下颌可摘局部义齿设计的第五步，固位体。固位体是为了提供合适的固位，并连接在义齿基托连接体上。基牙龈缘根方的倒凹可能影响固位体垂直部分的长度。

图7-16 固位体的水平部分需要绕过颊系带附着的位置并要考虑软组织形态。

固位体

固位体的设计和定位是为了提供所需的固位力，并协助义齿正确就位。在下颌牙弓中，颊侧软组织经常出现倒凹，这就要求在固位体的水平部分之前，垂直延伸较短（图7-15和图7-16）。附着过高的颊系带可能需要使用弯制固位体或倒凹上的固位体。

上述按照一定顺序的设计思路提供了一种便捷而实用的设计方法，实现了治疗计划，并给技工室提供制作依据且便于进行详细交流。

第8章

模型观测并确定最佳的义齿设计

Surveying and Determining the Most Advantageous Treatment Position

Daniela Orellana | Ting-Ling Chang

设计制作良好的可摘局部义齿能够控制余留牙齿位置，稳定余留牙，并使整个牙弓形成一个整体。为确保获得可预期的长期临床效果，临床医生必须遵守可摘局部义齿的基本设计原则，设计方案需要与患者存留的口腔组织和身体状况相协调。

口腔的病理状态或错位的牙齿不能影响义齿的设计。设计的基本原理是按照合理的逻辑顺序、遵循合理的设计原则，进行口腔预备来获得一副最佳的义齿，以达到预期的效果。比如在准备绘图时，绘图员首先建立一个基线，然后绘制与该位置或基线相关的所有其他的线。笔者在设计可摘局部义齿时使用的是类似的设计理念。

义齿设计首先是要确定就位道或基线。通过调整模型的摆放，把牙齿和相关组织调整至最佳的角度进行义齿设计及制作。这个最佳角度由以下因素决定：

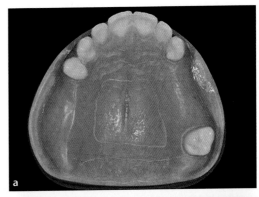

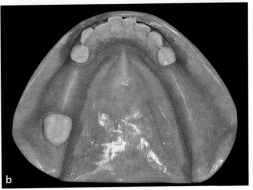

图8-1 （a和b）主要的导面位于邻近缺牙区基牙的邻面，导面确定了可摘局部义齿的就位道。该病例中，导面位于上颌右侧第一前磨牙、左侧尖牙、左侧第二磨牙下颌左侧第二磨牙、左侧第一前磨牙和右侧第一前磨牙的邻面。

- 导面：导面决定了义齿的就位道，其可以是邻近缺牙区牙齿的近中面或远中面（图8-1）。小连接体和部分大连接体也会影响就位道（图8-2）。
- 固位区：固位区极大程度地影响着最佳角度的选择。理想的固位区位于基牙颈1/3内，接近牙齿-软组织交界处（见第5章）。改变模型在观测仪上的角度，会影响固位区的有无及大小。不同的模型摆放角度会造成适宜的固位区、固位区不足或固位区过多。

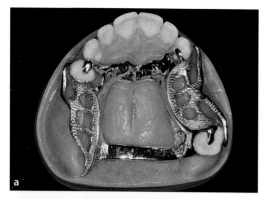
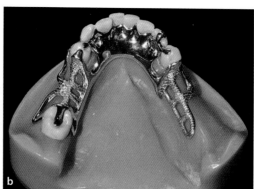

图8-2 （a和b）就位道由导面、小连接体和大连接体紧贴牙齿的部分确定，如b图所示的舌板。

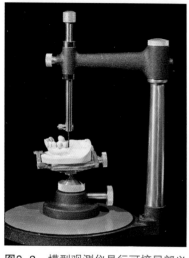

图8-3 模型观测仪是行可摘局部义齿设计的最基本设备，用于比较在给定角度上一个表面与其他表面的平行度。

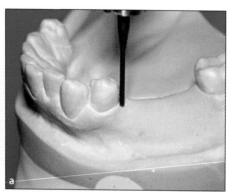

图8-4 （a和b）夹持在垂直观测臂上的分析杆可显示一颗牙齿表面与另一颗牙齿表面在给定的模型角度上的平行度。

观测仪

模型观测仪是一个机械的平行装置，对于一个确定的模型角度，可以显示所有的平行面或不平行面。主要由以下部件组成：

- 垂直臂：与底座成直角（图8-3）。
- 分析杆：可以安装在垂直臂上，通过分析杆直观地显示模型的任何部分与所选择的就位道之间的关系（图8-4）。
- 观测台：可调节角度，模型可固定在观测台上，通过调整观测台的角度，来调整模型的角度，并将模型固定在该角度上进行观测分析（图8-3）。

确定最佳的义齿设计及制作角度

将诊断模型固定在观测台上

1. 通过"目测"先确定一个初始的位置。将固定有模型的观测台放在一个水平工作台面上，然后视线位于模型中央上方（图8-5）。
2. 调整观测台，直到导面与固位区域（倒凹）相对均等，且导面之间尽可能平行。

将固定有模型的观测台放置在模型观测仪的基座上

1. 安装分析杆，观察预计设置导面的基牙表面的平行度（图8-6）。
2. 分析固位区域是否有足够的倒凹深度。当关键基

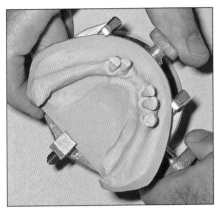

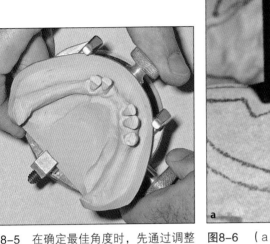

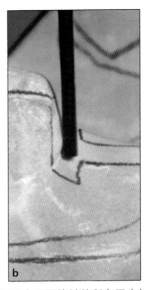

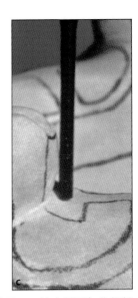

图8-5　在确定最佳角度时，先通过调整模型的方向进行初步"目测"。从模型正上方，通过调整观测台使预期设计的各导面尽可能相互平行。

图8-6　（a～c）观测可摘局部义齿所要接触的所有牙齿的导面，检查导面与分析杆是否平行。如图c所示，检查每个基牙的导面在牙齿–软组织交界处的间隙。

图8-7　（a）分析杆评估基牙固位区的位置。（b）0.25mm的倒凹测量尺用于确定所需倒凹的位置。（c）分析杆评估软组织倒凹，并确定是否适合使用龈方固位体。如果软组织倒凹过大，则需确定改变模型角度是否能纠正过大的软组织倒凹。否则，需要选择殆方固位体。

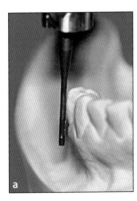

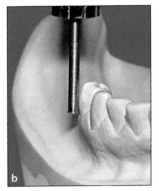

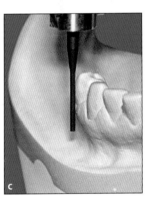

牙倒凹深度不足时，调整观测台角度（即调整模型角度）。直至固位倒凹较为理想（图8-7）。

3. 分析组织倒凹（图8-7）。如果软组织倒凹过大，则需确定改变模型角度是否能纠正过大的软组织倒凹。如果不能，应该选择殆方固位体。

调整固定着模型的观测台的角度以获得尽可能理想的最佳角度

1. 保持殆平面与水平面尽可能平行。

2. 不能因为个别偏离牙弓或过度倾斜的牙齿，而影响就位道的确定（图8-8）。

3. 应将模型调整至对大多数牙齿有利的角度。对于个别错位或倾斜严重的牙齿，可先行冠修复进行

改向，或通过牙釉质内调磨来修正其方向，使其适应确定的就位道。

4. 通过调整模型角度，改变倒凹深度，或通过牙釉质内调磨、冠修复等方法去除过大倒凹，或增大原有倒凹深度，使其适于义齿制作（图8-9）。

消除导面间隙

　　理想的模型角度，应确保邻面板与基牙和软组织之间没有任何间隙，以避免出现软组织反应（图8-10）。软组织对导面间隙的反应有两种方式：①在间隙内增生，形成深牙周袋；②退缩，特别是存在长期的食物嵌塞刺激时（见第3章）。所以，需要反复

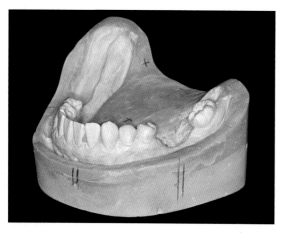

图8-8 通过多数正常排列的牙齿确定最佳角度。不能让少数错位牙齿影响最佳角度的确定。错位的牙齿（在该病例中为左侧下颌第二磨牙）应该通过修复或牙釉质内调磨来改变外形。

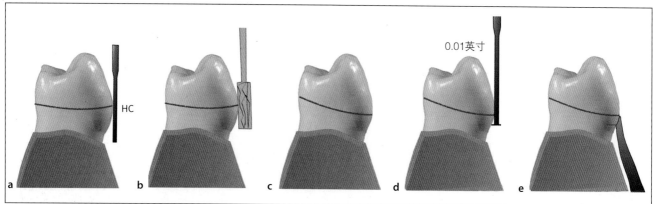

图8-9 设置固位体时倒凹离龈缘较远，过于靠近冠方，需要调磨基牙外形，将倒凹向颈部移位，使其接近龈缘。（a）不适宜的过于靠近冠方的外形高点线（HC）。（b）重新修整基牙的颊面外形。（c）外形高点向颈部移动。（d和e）倒凹位于设置固位体所需的理想位置。

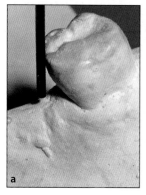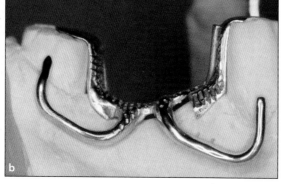

图8-10 理想的就位道，既要满足义齿顺利就位的需求，同时还需要完全消除所有导面间隙。为了获得平行的导面需要完善的计划、测量分析和牙齿预备。（a）磨牙的近中面需要牙釉质内调磨或制作全冠修复。（b）理想的导面，邻面板与导面之间无间隙（图a由加利福尼亚州洛杉矶的R. Duell博士提供）。

调整模型角度来确定最佳的义齿设计及制作角度。该角度可以使基牙预备量和间隙最小化。

记录最佳的义齿设计及制作角度

三点标记法是用来记录模型最佳角度的常用方法。技师在设计及制作义齿支架时，在观测仪上还原出该角度，并在模型上进行设计及制作。三点标记法的步骤如下（图8-11）：

1. 将固定有最终模型角度的观测台放在观测仪的基座上。

2. 将夹持有倒凹测量尺的垂直观测臂调至合适的位置，使其尖端与模型上3个点接触，这3个点在模

图8-11 （a和b）将确定
了最佳角度的模型固定在
观测台上，调整观测仪垂
直观测臂的位置，使倒凹
测量尺的尖端与模型接触
在彼此分散的3个点。并
用红蓝铅笔圈出，便于识
别。该3个点可保证模型
取下后可再次确定于该最
佳的模型角度（由加利福
尼亚州洛杉矶的T. Berg博
士供图）。

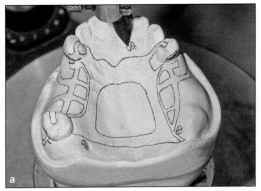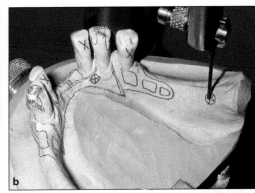

图8-12 （a和b）将确定
了最佳角度的模型固定在
观测台上，用丙烯酸树脂
固定金属柱。

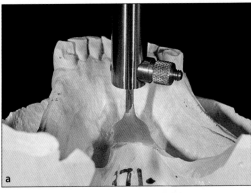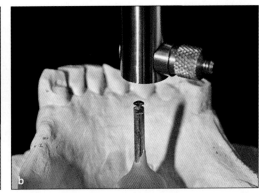

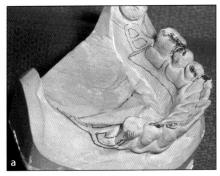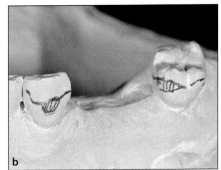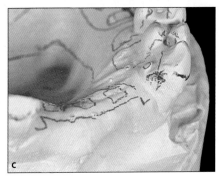

图8-13 （a～c）根据确定的最佳模型角度，以红色铅笔画出可摘局部义齿设计。需要调磨的导面区域、支托窝、理想的倒凹
等可用蓝色铅笔进行标记。

型上尽量分散。
3. 旋紧观测臂的固定螺丝，使观测臂不能上下移
　动。用铅笔在模型上标记这3个点。圈出标记点以
　便于后期定位。

　　当工作模型被送至技工室制作金属支架时，三
点标记法能够实现精确的重新定位。另一种方法是
金属桩技术。即将一根金属桩用丙烯酸树脂在适宜
的位置和角度固定在模型上，在技工室通过金属桩
进行模型的最佳角度再现（图8-12）。

　　当用数字化技术设计义齿时，可以在软件中虚
拟观测模型，并确定最佳角度（见第11章）。

导面的分析

　　安装分析杆后，观测所有预期作为导面的牙齿
部分，不需要的倒凹部分用蓝色铅笔标记，在口腔
准备过程中指导基牙预备。为了将基牙倒凹调整至
理想位置，基牙颊面需要调磨的部分也以蓝色铅笔
进行标记（图8-13）。

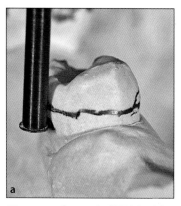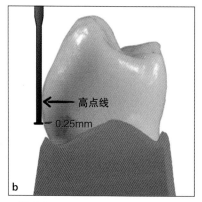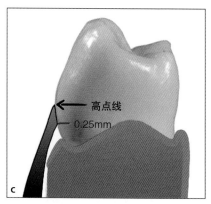

图8-14　（a~c）利用倒凹测量尺可精确定位所需的倒凹位置及其深度。在倒凹测量尺以下与基牙的任何接触都会增大固位力。铸造固位体的理想倒凹深度是0.25mm。测量时，倒凹测量尺的柄和尖要与牙面同时接触。通过图c可以看到，I型卡环的尖端从倒凹底部沿着牙面外形延伸至高点线。

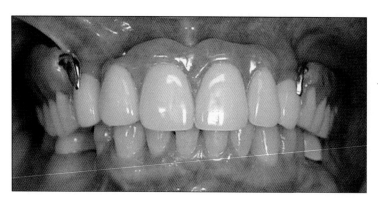

图8-15　尖牙以金属–烤瓷全冠修复后，重塑了颈部固位区域。环形支托窝和导面也根据可摘局部义齿制作需要，在烤瓷冠上预留出来。

在口腔内进行基牙预备之前，建议先在模型上模拟预备，以评估牙齿最终是否需要通过冠修复来调整外形。

固位区的分析

金属支架的邻面板与牙齿的导面接触，与进入基牙倒凹的固位体协同发挥作用，将其稳定在理想的可控位置。

倒凹测量尺可夹持在观测仪垂直臂上，用以准确地确定固位体的位置，来获得义齿所需的固位。倒凹测量尺提供了3个固位倒凹深度值（0.25mm、0.5mm和0.75mm）。铸造固位体所需的理想倒凹深度为0.25mm（图8-14）。弯制固位体，由于其弹性好，可以更深地进入倒凹。

将倒凹测量尺的柄接触牙齿。移动观测臂，直到测量尺的尖端接触到牙齿，此时，柄和尖同时接触牙齿。测量尺尖端的接触点即为牙齿上0.25mm倒凹的深度（图8-14）。如果固位体与牙齿接触在这一点的龈方，固位力就会增大；如果接触这一点的殆方，固位力将减小。

倒凹过大

固位体的接触区应尽量接近牙齿的龈方。在某些情况下，牙齿的外形或位置欠佳，会造成外形高点以下的倒凹过大。在美学区，则会使固位体太接近切牙切缘，美学效果不佳。需要修整牙齿外形或进行冠修复，以便固位体尖端能够设置在颈1/3内（图8-15；另参见图8-9）。在模型上用蓝色标记出所有需要调磨的区域，以便在口内预备时作为参考。

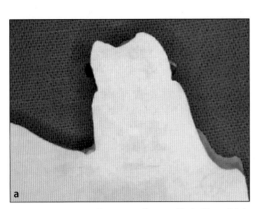

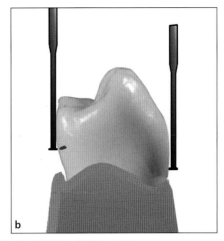

图8-16　（a和b）因为固位区可能在基牙舌侧，所以要观测牙齿的所有表面。

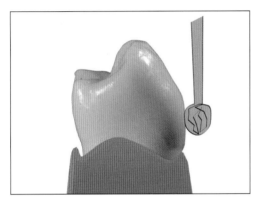

图8-17　使用6号球钻预备一个浅凹，来获得足够的固位倒凹。

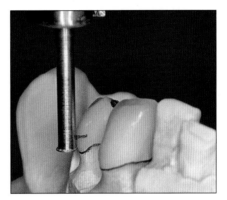

图8-18　在观测仪指导下，制作一个具有理想外形和固位倒凹的冠修复体。

倒凹过小

在某些情况下，固位区可能位于牙齿的舌侧，所以需要分析牙齿的所有表面。由于下颌磨牙一般会向舌侧倾斜，所以这类现象在下颌磨牙特别常见（图8-16）。

如倒凹过小，可以通过牙釉质内调磨形成"浅凹"。6号球钻可以磨出0.25mm的倒凹（图8-17）。

可以制作冠修复体来解决倒凹过小甚至完全没有倒凹的问题（图8-18）。对于年轻患者，牙齿萌出不足，可能需要进行齿冠延长术来获得适宜的倒凹。

基牙预备导板

基牙预备导板的目的是协助临床医生根据预先确定的就位道调磨修整基牙的外形。笔者建议刚开始进行可摘局部义齿设计的临床医生和/或当多个基牙都要设计邻面板时，均使用本导板。制作过程如下（图8-19）：

1. 在诊断模型上，以蜡填除倒凹，用丙烯酸树脂制作基板。
2. 调整观测台，将诊断模型固定在预先确定的最佳角度上。

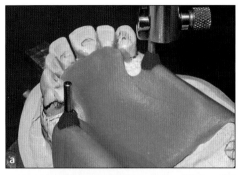
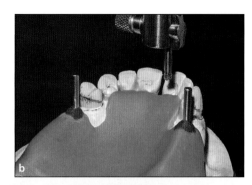
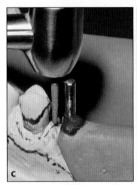
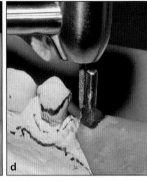
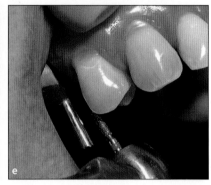

图8-19　观测结束后，制作基牙预备导板。（a和b）金属桩夹持在垂直观测臂上，并用丙烯酸树脂将其与基板粘固。（c和d）确保基牙近远中与金属桩之间要留出足够的空间，防止基牙预备时金属桩阻挡涡轮机。（e）使用柱状车针（侧壁平行），并使车针与金属桩保持平行，进行基牙预备。该技术最大限度地确保了临床医生预备出的导面相互平行，并与预先确定的就位道保持一致（加利福尼亚州洛杉矶的T. Berg博士供图）。

3. 将一根金属桩夹持在观测仪的垂直观测臂上，下拉垂直观测臂，使金属桩抵在模型上。基牙近远中与金属桩之间要留出足够的空间，防止基牙预备时金属桩阻挡涡轮机。

4. 用丙烯酸树脂将金属桩粘固到基板上，直到树脂结固。松开垂直观测臂的螺丝，金属桩从垂直臂脱出。将超出基牙𬌗面的金属桩部分截除。如金属桩过长，会在基牙预备时阻挡涡轮机。

5. 检查基板是否有尖锐或粗糙的边缘，进行打磨和抛光。

　　完成的基牙预备导板戴入口内，基牙预备时，使用柱状车针（侧壁平行），并使车针与金属桩保持平行。该技术将最大限度地确保预备出的平行导面与可摘局部义齿设计的就位道保持一致。

第9章

诊断、综合治疗计划制订及口腔准备

Diagnosis, Treatment Planning, and Intraoral Preparation

Daniela Orellana | John Beumer III

牙列缺损的诊断和综合治疗计划的制订也列入这一章节，以强调需在综合治疗计划制订时充分考虑可摘局部义齿的设计原则。

医生、患者的态度及目标

患者一般状况评估

当患者走进牙科诊室时，对患者的评估就应该开始了。对于预期进行可摘局部义齿修复的患者来说，评估其步态、外表、协调性和行为方式等信息尤为重要。因为，只有患者具备了必需的依从性和手、眼、四肢等协调能力才能保持较好的口腔卫生，进而才能够保护天然牙和修复体。

首次就诊

医生在首次会面期间需持平等友好的态度接待和评估患者。在询问主诉、现病史、牙科、全科治疗史时，建议医生坐在椅子上，使视线与患者视线保持同一水平。若医生站在患者上方，可能会使患者感到威胁或压迫。医生应与患者建立平等而又具有专业权威的关系。

心理因素

DeVan建议，为了获得成功的修复效果，需要处理和解决好以下问题：

- 患者必须有意愿适应和使用可摘局部义齿。
  - 患者可能需要进行可摘局部义齿修复，但没有意愿去适应。
  - 患者有进行可摘局部义齿修复的需要和意愿，但没有使用义齿的能力。
- 可摘局部义齿必须被患者接受为身体的一部分。
- 临床医生必须将患者的需求转化为意愿。

建立良好的医患关系

患者对医生的第一印象是极其重要的。患者评估医生的方式与医生评估患者的方式大致相同。在首次就诊时不要站在患者旁边，因为这可能会让患者感到害怕和不适，使患者在未做好心理准备时以为马上就要开始治疗。患者希望先被告知会进行什么样的治疗和操作。医生需使用通俗的语言向患者仔细介绍适宜的治疗方案，通过交流来判断本次治疗是否能愉快而顺利地进行，并最终完成。患者和

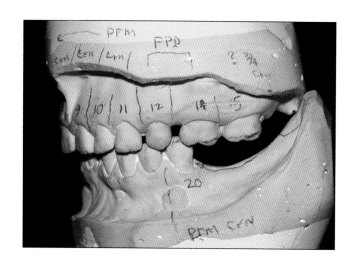

图9-1 将上下颌模型按照合适的垂直距离和正中关系记录并转移至𬌗架上，是诊断和制订治疗计划的关键。磨牙后垫是判断𬌗平面的重要解剖结构，因此模型需要取到磨牙后垫。在模型上记录暂定的治疗计划（由加利福尼亚州洛杉矶的R.Duell博士供图）。

医生的情绪都会影响医生的治疗态度，甚至可能决定着治疗的成功与否。沟通时，务必允许患者详细讲述他们的不适和担忧，详细听取他们的牙科和全科病史。因为这些因素对治疗的成功与否起着至关重要的作用。

交流过程中，不要承诺或暗示通过可摘局部义齿修复可以将咀嚼功能恢复到患者原来的水平，因为一般只有单颗牙缺失才能达到那样的修复效果。不要让患者感到你或其他任何人可以完成这一目标，但承诺会尽最大努力保持口腔余留组织的健康，避免口腔健康状况进一步下降。通过治疗可能会改善美观效果，但不要强调可以将咀嚼功能恢复到缺牙前的水平。通过友好而客观的交流建立和谐良好的医患关系。

诊断

制订任何修复计划都需要从口内基本情况出发，分析和鉴别出对可摘局部义齿起支持作用的组织结构，以及可摘局部义齿在行使功能时各支持组织结构所承受的压力。在进行分析时需遵从系统化的原则，即医生在思考或进行治疗时必须遵循一定的逻辑顺序，否则很快就会迷失在细枝末节中。每位医生都有自己的方式和习惯来制订最佳的治疗计划，但每个人的方式和习惯都必须遵循系统化的原则。

首先询问主诉、现病史、牙科病史、全科病史，然后进行全面的口腔检查（包括口腔癌筛检）。再进行余留牙的龋病和牙周病情况检查、全口X线片检查，并制取研究模型，以面弓进行颌位关系的记录和转移，同时记录正中关系和前伸𬌗关系，进行咬合分析（图9-1）。

如存在远中基牙，则应对其进行仔细评估，同时评估近中基牙和缺牙区跨度。如果基牙无松动、缺牙区跨度和牙周条件较好、冠根比小于1：1，则固定义齿（FDP）可能是最适宜的选择。如果基牙较健康或只需进行较小的充填修复，且缺牙区仅为单个牙位，则种植修复可能是最佳选择。如预期作为基牙的远中磨牙在任何方向的角度超过25°，在进行可摘局部义齿修复之前可能需要进行正畸治疗。

仔细评估牙槽嵴轮廓和所覆盖的黏膜组织。后牙拔除后，拔牙创的愈合和萎缩常导致牙槽嵴的宽度、高度存在不同程度的丧失。对于游离端缺失的患者，牙槽嵴角化黏膜的量尤为重要，因为游离端可摘局部义齿的支持力大部分来源于这些组织对基托的支持。

咬合

仔细评估患者的咬合。余留天然牙辅以可摘局部义齿修复后的稳定而又理想的咬合具有以下特点：

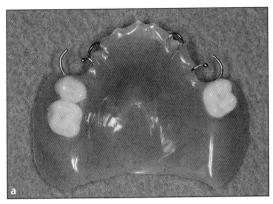
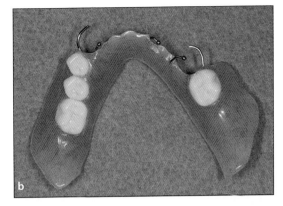
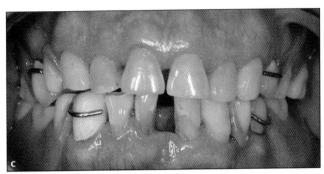

图9-2 （a～c）诊断性义齿可以用于判断咬合加高的距离是否合适，也有助于确定最终修复体（如部分天然牙需行冠修复）和最终可摘局部义齿的修复位置（由加利福尼亚州比弗利山庄的A. Davodi博士供图）。

- 当髁状突处于关节窝最后位（正中关系）时，所有的牙齿都具有稳定的接触。对于一些无关节症状患者来说这并不是必需的，这类患者的正中关系位和牙尖交错位间可能存在微小的滑动。
- 前导与功能运动的边界相协调。
- 前伸运动时后牙无接触。
- 侧方运动时后牙无接触。

　　对后牙区游离端缺失的患者，在可摘局部义齿修复前进行咬合分析时，医生必须评估患者现有的咬合引导，来判断是否需要改变现有的咬合形式。患者为组牙功能𬌗时，若无症状或咬合问题，最好能继续保持组牙功能𬌗，因为这种咬合关系对余留牙的磨损最小。但是应当调磨非工作侧（平衡侧）的干扰，避免引起副功能运动。

　　如果牙列中度到重度磨耗，可以通过符合修复原则的系统化的方法对前导进行修复。设计游离端缺失的可摘局部义齿时，应建立具由前导引导的相互保护𬌗，并且前导应与患者髁导相匹配。在开始治疗之前，应制作诊断蜡型，以判断需采用的修复方法和应对余留牙做哪些咬合调整（图9-11）。在治疗前制作诊断性可摘局部义齿来确定与下颌功能运动相适应的最终修复位置。

　　如果患者因磨耗、龋坏或后牙缺失而丧失咬合位垂直距离（OVD），可以通过可摘局部义齿恢复OVD。对于这种情况，在治疗之前必须遵循修复原则对患者进行彻底的评估。应避免在没有仔细检查的情况下随意抬高OVD。如果要对OVD进行较大改变（图9-2）（见第18章），强烈建议在一定时间内使用诊断性局部义齿进行修复，以观察患者是否能适应新建的OVD。

　　有严重副功能运动的患者，如中枢神经性磨牙症、多颗牙折史（尤其是未进行修复的牙齿）、短头畸形等，应谨慎处理。如果医生决定接诊该类患者，务必告知患者，如副功能运动一直存在，义齿的快速磨损或频繁断裂是不可避免的，应尽可能治愈导致副功能运动的病症。且这类患者最好使用种植体支持式可摘局部义齿进行修复（见第16章）。

　　应仔细检查对颌牙列，并尽可能恢复对颌牙列的完整性。注意个别牙或部分牙伸长对𬌗平面的影

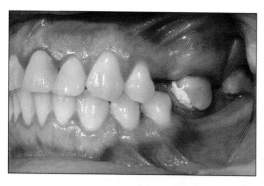

图9-3 口内检查显示多颗后牙缺失，上颌磨牙伸长，后牙殆龈距离过低。在对下颌进行可摘局部义齿修复前，需调整殆平面、殆龈距离，恢复上颌牙列的完整（由加利福尼亚州洛杉矶的T.Berg博士供图）。

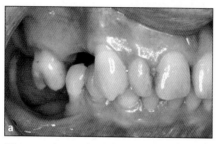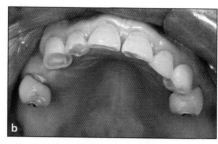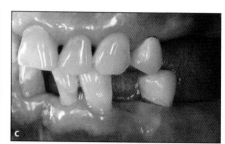

图9-4 （a~c）垂直距离丧失。仔细评估牙列完整性、前导、上下牙弓的殆平面及垂直距离，在可摘局部义齿修复前制订调整这些因素的治疗计划（图b和图c由加利福尼亚州比弗利山庄的A. Davodi博士提供）。

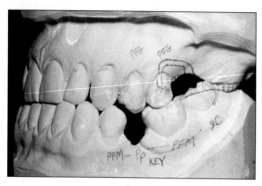

图9-5 诊断模型根据正中关系上殆架。注意增生的上颌结节及由于下颌磨牙伸长而造成的殆平面的改变。模型上已标记出可摘局部义齿的设计及关键牙的修复方案（由加利福尼亚州洛杉矶的T. Berg博士供图）。

响（图9-3和图9-4），并在进行可摘局部义齿修复前调整殆平面。在确定OVD后应形成正确的殆平面，否则可能会导致修复空间不足，在修复时无法有效地控制咬合因素，也难以避免在前伸和侧向运动时造成修复体后牙的不良接触。后弓区殆平面的标志是磨牙后垫，因此在制取初印模和诊断模型时应清晰地呈现这些解剖标志。前牙区殆平面的位置是由美学和发音因素决定的，即是由合适垂直距离上的前牙位置决定的。

孤立磨牙的存在是最常见的殆平面干扰因素，它可能存在倾斜、伸长和牙周萎缩等问题。这种情况下，需要进行大量调改（牙髓治疗、齿冠延长和全冠修复）来恢复合适的殆平面。单颗牙因无对颌

牙而过度伸长时（图9-5；另见图9-3）也需要进行牙髓治疗、齿冠延长和全冠修复来调整殆平面。

殆平面的调整也可以通过个别牙的调磨和修复来解决（见第15章）。部分牙列过度伸长可通过节段性截骨术或正畸治疗来解决。

诊断模型上殆架

在制取诊断模型之前，必须彻底清除菌斑和残渣，以便精确记录牙列和软组织的轮廓形态。

上下牙列的印模都应准确且边缘适当地伸展，能够显示可摘局部义齿涉及的所有牙齿和软组织，以及颊棚区、磨牙后垫、翼上颌切迹和上颌结节等

图9-6 若患者多牙缺失且后牙区无咬合接触，则需要利用基托和蜡堤记录颌位关系，将诊断模型转移固定在𬌗架上。（a）基托和蜡堤。（b）口内记录颌位关系。（c）按正中关系于𬌗架上固定诊断模型。（d）上𬌗架的模型（由加利福尼亚州洛杉矶的T. Berg博士供图）。

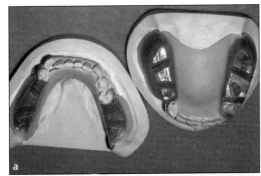
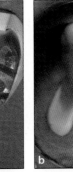
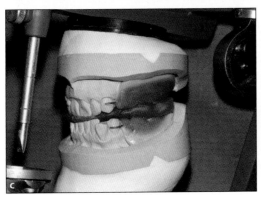
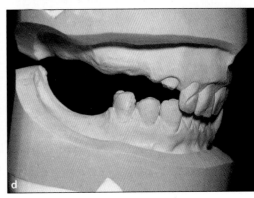

解剖标志。印模还应记录口底的形态，并在唇颊侧延伸以记录前庭沟的形态。使用面弓并制取正中关系的咬合记录，并确定合适的垂直距离。

　　将研究模型按照正中关系时合适的垂直距离固定于𬌗架上（图9-1和图9-5）。如缺失牙过多，可能需要制作基托和蜡堤来记录颌位关系（图9-6）。如前所述，通过进行咬合分析决定在正中关系位还是最大牙尖交错位进行可摘局部义齿修复。

治疗流程——口腔准备

　　治疗的常规流程如下：

1. 义齿基托组织面对应区域的黏膜疾病治疗。
2. 义齿修复前外科治疗（如拔牙、去除骨尖骨棘、系带修整、牙槽嵴成形、齿冠延长）。
3. 制作诊断蜡型。
4. 必要时进行牙周治疗。
5. 必要时进行牙髓治疗。

6. 必要时进行正畸治疗。
7. 调整牙齿形态。
8. 进行必要的固定义齿修复。
9. 制作义齿。

义齿基托组织面对应区域的黏膜疾病治疗

　　原义齿相关的软组织炎性增生或炎症主要由以下原因引起：

- 原义齿缺乏正性支托。
- 真菌感染：佩戴丙烯酸树脂制作的可摘局部义齿的患者常见真菌感染（图9-7a和b）。若患者全天24小时佩戴可摘义齿，大连接体对应黏膜也会发生真菌感染（图9-7c）。
- 原义齿与黏膜适合性较差。
- 原义齿存在咬合创伤。

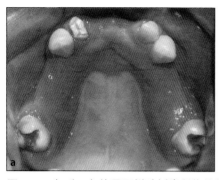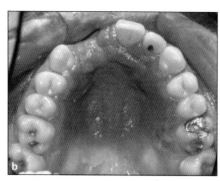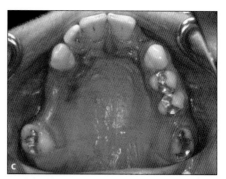

图9-7 （a和b）使用丙烯酸树脂制作的临时可摘局部义齿，基托覆盖的黏膜组织发生了念珠菌感染（由加利福尼亚州洛杉矶的R. Duell博士供图）。（c）正式可摘局部义齿大连接体覆盖黏膜的念珠菌感染（由得克萨斯州休斯敦的E.King博士供图）。

常用解决方案包括：去除不良修复体、使用临时义齿重衬材料对原义齿进行重衬、制作具有正性支托的治疗性义齿（见第18章）。在黏膜完全治愈和稳定前，不应制取精细工作模型。

上颌的念珠菌感染通常发生于丙烯酸树脂基托覆盖的黏膜，尤其易发生于晚上睡觉时佩戴义齿的患者。治疗时，应去除受真菌污染的基托树脂，用过渡性重衬材料进行重衬，并配合抗真菌药物治疗，其中制霉菌素含片或栓剂是临床上最经济有效的药物。

义齿修复前外科治疗

牙

因拔牙后需要一定的愈合时间后才能进行可摘局部义齿修复，所以，应尽早拔除无保留价值的牙齿。阻生或未完全萌出的牙应谨慎拔除，因为这些牙齿可能萌出并成为可摘局部义齿修复的基牙。

骨

应去除较大的下颌隆突和上颌结节，以减少对可摘局部义齿的影响（图9-8）。这些骨性结节的存在会影响大连接体形态和位置的设计，从而影响其大小和强度。有时候，由于上颌第二或第三磨牙伸长，会形成膨大的上颌结节，需要进行修整（图9-9；另见图9-5）。有Ⅱ类或Ⅲ类错殆畸形的年轻患者，应选择正颌手术纠正牙槽骨关系和咬合关系，并改善患者的容貌。

黏膜

上颌结节区软组织过厚可能导致修复空间不足，使可摘局部义齿基托无法覆盖此区域（图9-5和图9-9）。通过切除部分组织，为义齿基托延伸至磨牙后垫和上颌结节提供空间。部分病例可能需要切除系带，并将系带附丽点向前庭沟或口底调整，以使义齿基托得到更充分地伸展，从而为下颌义齿提供更好的固位与稳定。

通过外科手术去除感染组织、囊肿、残根残片和异物。若存在无症状牙根残片，是否进行手术取出需谨慎考虑，因为它们可能在义齿修复后慢慢排出，从而更易取出，这样会减少手术创伤和骨丧失。但若确定存在牙根残片，应详细记录残片的位置。

齿冠延长

年轻患者的基牙往往缺乏倒凹，无法为可摘局部义齿提供良好的固位，在这种情况下，可考虑进行适宜的齿冠延长。当牙齿过于伸长而影响殆平面时，需大量磨除牙体组织降低牙冠高度，这时齿冠延长和根管治疗也是必要的。在这些情况下，进行齿冠延长后，可以通过牙体预备甚至冠修复获得良好固位形和抗力形（图9-10）。

图9-8 （a和b）在进行可摘局部义齿修复前应去除骨性结节，避免影响大连接体形态和位置的设计，从而确保其强度（图a由加利福尼亚州洛杉矶的R.Duell博士提供）。

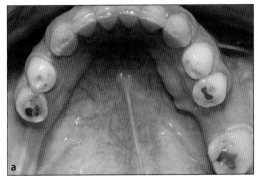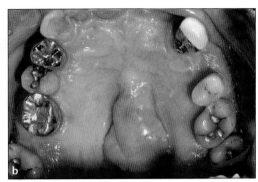

图9-9 应修整过大的上颌结节，为基托覆盖磨牙后垫和上颌结节提供空间。（a）由于炎性增生而形成的过大的上颌结节。（b）由于上颌磨牙伸长而形成的过大的上颌结节。

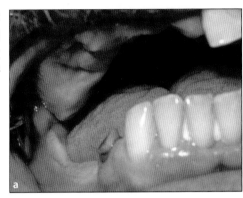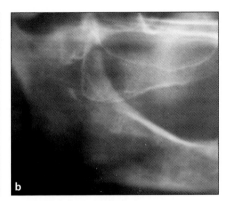

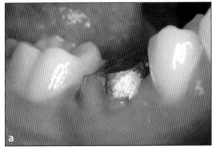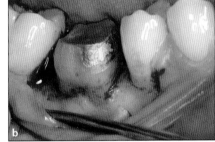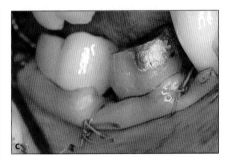

图9-10 （a~c）对基牙进行齿冠延长，必要时辅以冠修复以获得合适的固位形和抗力形（由加利福尼亚州洛杉矶的P.Camargo博士供图）。

诊断蜡型

OVD发生改变的复杂病例，需要进行咬合重建，或进行固定-可摘义齿联合修复，制作诊断蜡型可以帮助医生制订合理的综合治疗计划（图9-11）。制作蜡型可在预备支托窝和导面前发现需要调整的咬合偏斜（图9-12）。调整为均匀而广泛的咬合接触可以去除正中和侧方咬合的𬌗干扰，但也会改变支托应预备的位置和深度。建议在进行口内基牙预备之前，在研究模型上标记出咬合调整需调磨牙齿的顺序和调磨位置。

牙周治疗

在初次就诊时评估患者的口腔卫生状况和依从性。在开始治疗之前，医生必须确定患者可以对修复体和余留牙进行日常护理，并可以做到定期复诊。

记录所有牙齿的牙周袋深度。尤其要注意检查与可摘局部义齿支架接触或相邻的牙齿其牙周支持状况和牙齿健康状况。需要对牙周袋过深的牙齿进

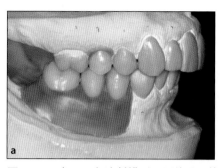
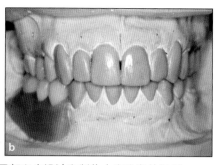
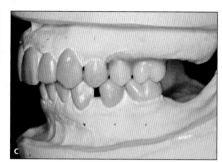

图9-11 （a~c）诊断蜡型可以体现可摘局部义齿设计和制作中应注意的问题。

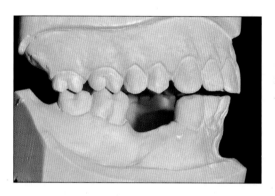

图9-12 将模型按正中关系上𬌗架并进行咬合分析。图中的模型磨牙区在正中关系位存在𬌗干扰。先在模型上进行记录和调𬌗，指导口内调𬌗。

行牙周治疗，牙周治疗完成后再进行印模制取和可摘局部义齿制作，否则邻面板与基牙导面不能紧密贴合，基牙的预后可能较差。

基牙的松动可能由一系列因素造成，比如包括：

- 炎症。
- 不良咬合。
- 支持骨量不足。
- 牙弓完整性丧失。

炎症和不良咬合问题可以立即进行处理，但是牙弓完整性的丧失可能需要临时局部义齿进行暂时恢复，然后进行最终可摘局部义齿修复。在某些情况下，需要用固定义齿（图9-13）或牙周夹板将关键基牙连接固定在一起，特别是那些牙周受损和邻近游离端缺牙区的牙齿（图9-14）。目的是通过将余留牙连接在一起以恢复牙弓的完整性，从而使余留牙可作为一个整体协同发挥作用。治疗的目的是联合牙弓、稳定牙齿、减少牙齿的松动。在某些情

况下，将牙周受损的牙齿连为一体，并通过可摘局部义齿支架连接整个牙弓，会取得很好的修复效果（图9-15）。

可摘局部义齿患者的牙周治疗方案需由修复与牙周医生联合制订。如果通过牙周治疗可以将牙齿松动度维持在可接受水平，则应尽可能保留牙齿。在设计可摘局部义齿大连接体时，需要考虑未来可能拔牙部位的设计，这样可以在将来拔除该牙后通过在原有大连接体上添加人工牙进行修复，而不需要重新制作可摘局部义齿。例如，当切牙的远期预后不良时，下颌可摘局部义齿设计更倾向于选择舌板而不是舌杆（图9-16），也可以设计多个支托。

角化黏膜较窄会对可摘局部义齿修复带来困难。可以通过腭部游离瓣移植来增加角化黏膜的宽度（图9-17）。

牙髓治疗

牙髓治疗后的牙齿不是游离端可摘局部义齿修复时基牙的最佳选择，不适合作为可摘局部义齿转

图9-13 （a和b）使用固定义齿可以关闭余留天然牙间的间隙，修复部分缺失牙。牙弓完整性得到恢复，修复了邻接接触和间隙的余留牙可以作为整体行使功能，抵抗游离端可摘局部义齿在咬合运动中产生的力（由加利福尼亚州比弗利山庄的A. Davodi博士供图）。

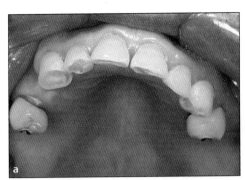

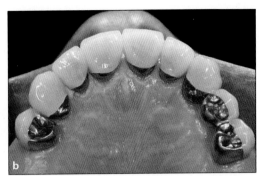

图9-14 （a和b）中切牙和侧切牙牙周条件较差，轻微松动。利用烤瓷联冠修复可起到牙周夹板的作用，并可预留舌隆突支托凹。

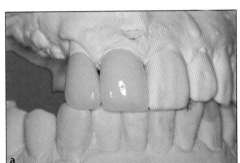

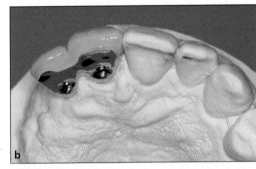

图9-15 多牙缺失患者，余留牙间有散在间隙，存在广泛的牙槽骨吸收，部分牙松动。（a和b）可摘局部义齿的支架起到牙周夹板的作用，将牙弓连为整体并充填了牙间隙（由得克萨斯州休斯敦的G.king博士供图）。

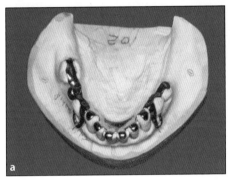

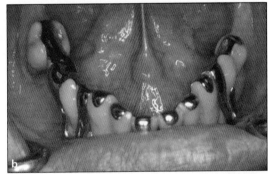

图9-16 使用舌板的设计可在切牙拔除后，利用原可摘局部义齿添加人工牙进行修复，无需重新制作义齿支架。

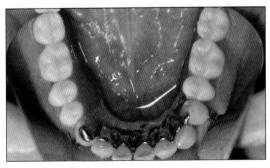

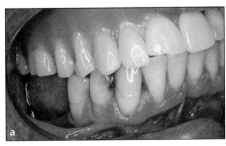

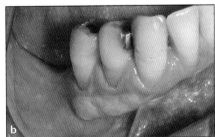

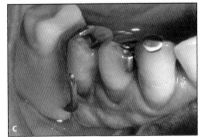

图9-17 （a）附着龈宽度不足。（b）注意系带的位置。（c）可移植游离腭部黏膜瓣增加附着角化龈的宽度，为使用I型卡环创造解剖条件（由加利福尼亚州洛杉矶的T. Berg博士供图）。

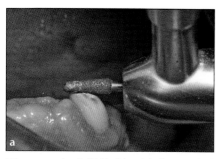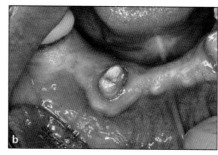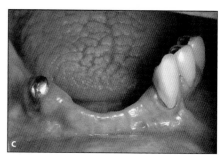

图9-18　（a）调整残根形态作为覆盖基牙。（b）保留残根有助于维持根周牙槽骨和角化龈。但是在设计可摘局部义齿时，残根必须完全被金属铸件，而不是丙烯酸树脂覆盖，否则会增加患龋风险。（c）保留的残根在根管治疗后，进行了金属帽修复。这两种方案都可以提高可摘义齿的支持力（图a由加利福尼亚州洛杉矶的R. Duell博士提供）。

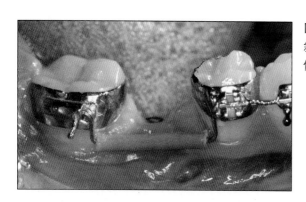

图9-19　在正式修复前利用正畸治疗矫正下颌倾斜磨牙（由黎巴嫩贝鲁特的N. Aboujaoude博士供图）。

动中心放置支托，尤其是桩核修复后的牙齿。传递到游离端近中基牙的应力会使基牙容易发生根折。然而在重要位置，根管治疗后的残根具有使用价值（图9-18）（见第16章）。牙周组织完整的牙根可为可摘局部义齿提供支持，并有助于牙槽骨的保存。当残根作为覆盖基牙或进行金属帽修复时，需要额外减小唇颊侧牙体组织或是金属帽，给人工牙排列留出空间。在设计可摘局部义齿支架时，残根必须完全被金属铸件而不是丙烯酸树脂覆盖，否则会增加患龋风险。此外，每天都要在此部位滴一滴含氟凝胶。

正畸治疗

正畸治疗可以用来关闭牙间隙以维持牙弓稳定，直立倾斜的牙齿（图9-19），改善咬合关系，在进行正式可摘局部义齿修复前通过压低伸长的牙齿调整殆平面。这样的治疗方案可以恢复牙弓的完整性并维持咬合的稳定性，而这两项因素对于获得并维持良好的长期修复效果是十分重要的。

记录最终修复计划

在固定于殆架上的诊断模型上记录治疗计划和治疗顺序是非常有用的（图9-1和图9-5）：

* 用红色彩铅笔在模型上绘制可摘局部义齿设计。
* 用蓝色彩铅笔标记需要调整的天然牙区域。
* 所有的修复程序进行适当的标记。
* 完整的修复程序按适当的顺序标记。

详细的病历记录

详细记录患者的临床检查、影像检查和诊断结果。注明详细的治疗方案、治疗中潜在的困难，逐项列出治疗费用。预约一次就诊，向患者解释并讨论治疗程序、预计费用和预后。

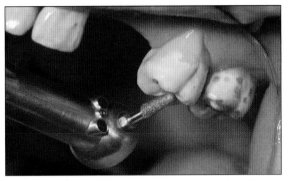

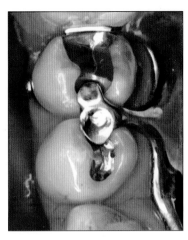

图9-21 导面应符合前磨牙邻面形态。同时，磨除部分前磨牙间邻接处牙体组织，为小连接体留出位置，避免小连接体过度向舌侧突出，引起舌的不适。

图9-20 伸长或扭转的牙齿，可以通过调磨牙体形态恢复正常的𬌗平面和尖窝关系（由加利福尼亚州洛杉矶的R. Duell博士供图）。

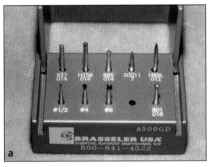
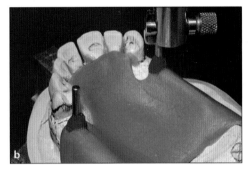
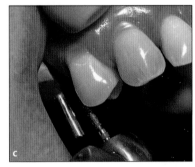

图9-22 （a）如图所示的车针套装可用于导面和支托窝的预备。（b和c）基牙预备导板可以帮助医生预备出相互平行的导面（由加利福尼亚州洛杉矶的T.Berg博士供图）。

修复前必要的牙体形态调整

已行银汞充填的牙齿，只要还保留足够的牙体组织，就可以考虑用作可摘局部义齿基牙。如存在扭转牙或伸长牙，则需进行必要的形态调改以恢复理想的𬌗平面和尖窝关系（图9-20），形成导面，并去除侧方运动中的𬌗干扰。也可通过全冠或部分冠修复来调整基牙形态，修复体需满足以下要求：

- 修复严重的牙体缺损。
- 恢复𬌗平面。
- 调整关键基牙的临床牙冠形态。
- 形成适当的支托窝形态，尤其是在前牙区。
- 恢复邻接和牙弓完整性。

推荐使用高嵌体和部分冠，因为这两种修复方式可以保存更多的牙体组织。在部分冠或全冠的基牙预备前，应首先确定可摘局部义齿就位道，并预备出不需要修复的基牙的导面。如果不遵循这种顺序，可能无法使各个基牙的导面取得相互平行的关系，从而影响最终修复体的制作（见第15章）。

基牙预备

首先按照就位道方向预备导面，而就位道方向是通过研究模型的观测分析确定的。导面不需要完全的平面，应沿着基牙邻面唇舌向的弧度（图9-21）。预备导面的目的是消除可摘局部义齿就位方向上的倒凹。建议使用大直径圆柱形金刚砂车针磨出基本形状和轮廓，因为大直径金刚砂车针与较小直径的裂钻或金刚砂车针相比，不易产生不均匀或波浪状的表面。预备时，借助基牙预备导板辅助预备相互平行的导面（图9-22）。如果需要对原有的烤瓷冠进行调改，建议使用红标金刚砂车针联合

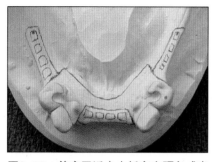 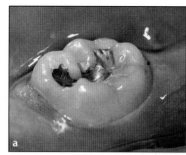
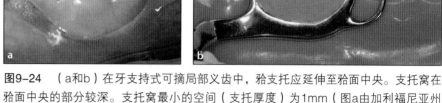

图9-23　前磨牙近中支托窝应预备成半球形，使可摘局部义齿游离端在受验力发生下沉时，支托与支托窝间形成球窝旋转，而不产生侧向力（由加利福尼亚州比弗利山庄的A. Davodi博士供图）。

图9-24　（a和b）在牙支持式可摘局部义齿中，验支托应延伸至验面中央。支托窝在验面中央的部分较深。支托窝最小的空间（支托厚度）为1mm（图a由加利福尼亚州洛杉矶的R.Duell博士提供）。

喷水降温以降低崩瓷风险。

　　如前所述，必须先预备导面，再预备支托窝，才能确保支托的正确位置和形态。支托窝预备的基本要求如下：

- 所有表面必须是圆钝和光滑的，无锐角（图9-23）。
- 最小厚度为1mm，以保证强度和刚度。
- 支托较厚的中心部位应放置于牙面中部，而不是在边缘嵴处（图9-24a）。
- 磨牙的支托窝应延伸至验面中央（图9-24b）。
- 支托窝在边缘嵴处的宽度应大于在验面中央的宽度。
- 支托与支架其他部分的连接处光滑圆钝，以减少折裂的风险。
- 支托必须位于健康的牙体组织上或合理设计的修复体上。

　　根据牙齿验面大小选择6号或8号球钻，使用高速涡轮机完成支托窝预备。若支托窝位于游离端缺失可摘局部义齿的旋转轴上，支托窝应预备成半球形，使支托与支托窝间形成球窝连接，从而在游离端义齿受力时支托和支托窝间可自由旋转运动（图9-23）。若旋转轴上的支托预备为斜坡状，则可摘局部义齿在受到咬合力下沉时，支托会沿着斜面下

滑，使基牙受到侧向力或扭力。在牙支持式的可摘局部义齿中，验支托应尽量延伸至验面中央（图9-24）。支托窝的宽度约为验面宽度的1/3。

　　由于前牙舌面解剖形态和牙釉质厚度不足，前牙支托窝预备难度较大。前牙支托窝预备量通常不足，导致其不能为可摘局部义齿提供足够的轴向支持力，也不足以保持义齿的稳定和基牙的位置。而预备符合要求的支托窝形态可能会导致磨穿牙釉质，如遇到此类情况，可继续进行少量预备并使用银汞或复合树脂充填（图9-25）。如不进行充填，可能会使基牙易于患龋。部分上颌尖牙可以在牙釉质范围内预备出正性舌隆突支托窝（图9-26），但如果需要在切牙或下颌尖牙预备正性舌隆突支托窝时，需采用部分冠、全冠修复或粘接式支托窝等其他方法（见第2章）。总之，在预备前牙支托窝时，尽可能满足形态要求并使支托能够沿轴向传递咬合力。

　　预备前牙舌隆突支托时，建议使用锥形裂钻或圆头锥形金刚砂车针（图9-27）。车针与牙体长轴成一定的角度进行预备。支托应该是正性的，使义齿在承担咬合力时，支托与基牙可以牢固稳定地接触而不发生分离。前牙的支托位置也应在模型观测的基础上确定。必须有足够的咬合间隙，这样支托就不会在正中咬合和侧方运动时干扰义齿设计的咬合形式。

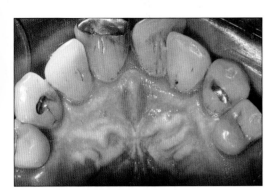

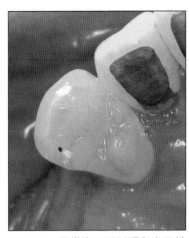

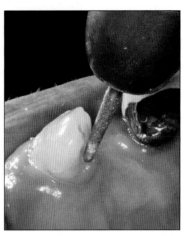

图9-25 在预备舌隆突支托时穿透了牙釉质，因此继续进行了少量的牙体预备并进行了银汞充填（由加利福尼亚州洛杉矶的R.Duell博士供图）。

图9-26 通常尖牙可以预备出正性舌隆突支托窝。

图9-27 使用圆头锥形金刚砂车针预备舌隆突支托窝。

图9-28 （a和b）切支托的预备需覆盖切端近远中向大部分牙体组织并跨过唇侧切缘。

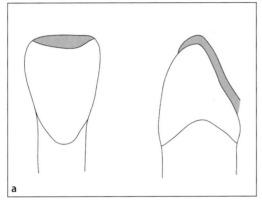

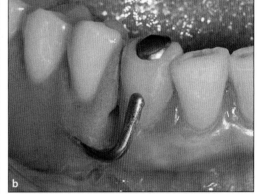

图9-29（左） 导面的预备应沿着邻面唇舌向的弧度，在牙齿邻接处应预备小连接体的位置。

图9-30（右） 舌侧倾斜的后牙应进行调整，形成合适的就位道。

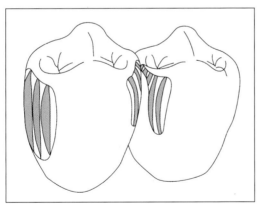

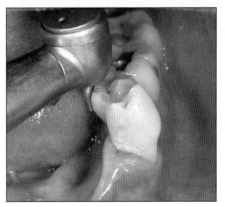

　　由于前牙切端磨损通常较多，所以在预备前牙切支托窝时，有可能只要进行少量的牙体预备。支托需覆盖切端近远中向大部分的牙体组织。从正面观，切支托的形态类似于前牙3/4冠从正面看到的形态，支托必须延伸至切牙的唇面，以确保其是正性的（图9-28）。很多情况下，切支托预备时，仅需使用圆形砂轮进行光滑平整并把唇舌面轴角修圆钝。

　　基牙邻面需要进行小连接体间隙预备，使小连接体具有足够的体积，并能与牙齿外形相协调（图9-29），同时也可以使小连接体尽量位于牙齿外展隙之间而减少对舌的干扰。倾斜牙齿的舌面也需进行预备，以免影响舌侧基板的就位道（图9-30）。

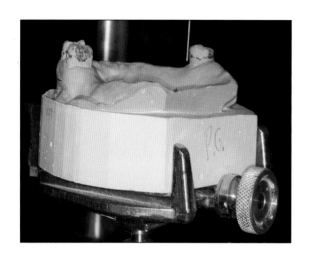

图9-31 基牙预备后，立即制取印模并用快速结固石膏灌注模型，进行再次观测，验证所预备导面的外形和平行度、支托窝的形态和深度。并标记出仍需修改的部分。

基牙唇面倒凹过大时也需要进行调整，以使固位体不会距离龈缘过远。如不进行调整，可能会导致固位体过度向唇颊侧突出，刺激唇颊黏膜。

所有预备过的表面都应该是圆钝而光滑的，这样可以避免可摘局部义齿支架出现应力集中区，降低折断风险，也利于支架的制作和清洁。这些表面必须使用圆形砂轮、橡皮轮和浮石粉仔细进行打磨

抛光。如果牙体预备时破坏了牙体组织的完整性，必要时采用修复体进行修复。

建议在基牙预备后立即取模，并用快速结固石膏灌注模型，验证所预备导面的外形和平行度、支托窝的形态和深度。查找需要调整的部分，并根据需要进行精细修改（图9-31）。

第10章

铸造支架可摘局部义齿模型制取及技工单填写

Impressions for the RPD Framework and Laboratory Instructions

Daniela Orellana | Ting-Ling Chang | John Beumer III

数字化印模

利用扫描设备制取数字化牙列模型的技术经过多年的发展已经相对成熟。其中模型扫描仪扫描工作模型得到的数字化牙列模型精度较高，但是使用口内扫描仪得到的全牙列数字印模的精度却不能完全满足制作支架式可摘局部义齿的要求，特别是对于一些缺牙较多的患者，口内扫描仪获取的数据精度以及稳定性往往不如模型扫描仪。受工作原理影响，口内扫描的技术敏感性较高，例如：对于单牙缺失或缺失牙间隙较小的患者，较大的口内扫描头难以完全放入缺牙间隙内并准确地记录邻牙导面数据；同时，在扫描的过程中，扫描探头与牙齿、黏膜之间的距离会随时发生变化，也会带来扫描误差；另外，口内扫描仪最终获取的全牙列数据是许多连续的局部数据拼接而成，这个过程可能会引入角度和距离误差。因此基于现有扫描技术的局限性，传统印模依然是可摘局部义齿金属支架的标准制作方法。然而，随着扫描设备硬件、软件的升级与进步，口内扫描制取精确的全牙列数字化模型的方法很快将会变为现实（见第11章），但目前大部分的医生更倾向于使用传统的印模方法和材料来获取全牙列印模。

传统印模材料

适用于支架式可摘局部义齿的印模材料有很多种，其中应用最广泛的是弹性不可逆性水胶体材料（藻酸盐）。其他应用于临床的材料如下：

- 不可逆性水胶体印模材料。
- 聚硫橡胶印模材料。
- 加成型硅橡胶印模材料。

临床中印模材料的选择受到以下几个因素的影响：

- 操作是否简单便捷。
- 材料固化后的表面细节。
- 操作时间和固化时间。
- 材料成本。
- 印模制取是否需要个别托盘。
- 材料的技术敏感性及临床医生个人偏好。

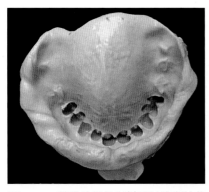

图10-1 藻酸盐印模材料可以清晰的获取到上颌结节和磨牙后垫等重要解剖地结构。

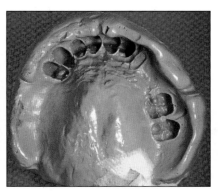

图10-2 使用个别托盘和聚硫橡胶材料制取的印模。

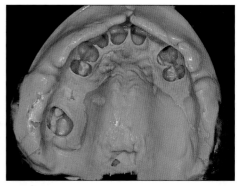

图10-3 加成型硅橡胶印模材料。

托盘对印模精度有很大的影响，特别是在使用不可逆性水胶体类和聚硫橡胶类印模材料时，合适的托盘边缘形态和长度可以让这类材料的印模结果精确稳定。同时控制好印模材料的厚度也非常重要，如果工作区印模材料过薄，从口内取出托盘时的力量或石膏灌注时振荡器的影响可能都会造成印模材料的变形；如果印模材料过厚或者下方托盘的支撑不足也会导致印模的变形。

笔者更倾向于使用不可逆性水胶体材料（藻酸盐）作为可摘局部义齿的支架印模材料。藻酸盐材料有许多优势，例如：材料具有亲水性，即使组织表面存在唾液也同样可以使用；味道不刺激，患者更容易接受；成本低廉；藻酸盐材料与石膏有较好的相容性。但藻酸盐材料的劣势对于可摘局部义齿支架印模制取的影响却不那么明显（边缘强度和表面细节与聚硫橡胶、加成型硅橡胶材料相比较差）。聚硫橡胶材料通常需要使用个别托盘进行印模制取。当一些余留牙有较大倒凹时，从口内取出托盘时就可能造成印模的变形。而成本更加高昂的加成型硅橡胶材料虽然有更高的精确性和高质量的表面细节，但其在可摘局部义齿支架的印模制取中却没有太多的临床意义。下一章节中会概括几种可摘局部义齿支架印模材料的优劣。

不可逆性水胶体印模材料（藻酸盐）

不可逆性水胶体印模材料不仅可以捕捉到口内关键的解剖标志点，还有以下几个特点（图10-1）：

优点

- 适用于成品托盘。
- 材料具有亲水性。
- 气味更容易被患者接受。
- 成本低廉。
- 固化时间较短。
- 材料和石膏材料有较好的相容性。

缺点

- 撕裂强度低。
- 表面细节相对较差。
- 固化后材料易形变，需尽快灌注石膏。

聚硫橡胶印模材料（橡胶基质）

聚硫橡胶印模材料相比藻酸盐材料有更好的表面细节和更高的撕裂强度，但它仍有不足之处（图10-2）。

优点

- 表面细节更好。
- 撕裂强度更高。
- 成本较低。
- 材料具有亲水性。

缺点

- 该材料需要使用个别托盘取模，且需谨慎控制材料的厚度。
- 中体、重体聚硫橡胶印模材料同时使用时，胶联程度高、固化后弹性差，因此如果基牙存在较多的倒凹，则不适合用这种方法取模。特别是对一些牙周病长期侵袭的基牙，这种方法可能会给基牙造成严重损害。
- 由于材料固化时间长，口内操作时间也相应延长。
- 操作中必须使用个别托盘，保证印模材料厚度相对均匀，防止可能出现印模变形。
- 材料有一定的刺激气味。
- 材料可能会造成衣物的染色。
- 材料固化后容易发生形变，需尽快灌注石膏。

加成型硅橡胶印模材料

加成型硅橡胶印模材料虽然使用成本较高，但其精准性和表面细节更佳（图10-3）。

优点

- 表面细节更好。
- 聚合收缩率低。
- 材料形变小。
- 材料边缘强度高。
- 材料具有一定弹性，如有小的形变，也可以回弹恢复。
- 口内固化时间较短（加成型3～5分钟，缩合型5～7分钟）。

- 适用于成品托盘。
- 材料分为亲水和疏水两种形式。
- 材料也可用于印模材料调拌机。
- 固化后材料形态稳定，不易脱水形变，1周内可多次灌注。

缺点

- 这种材料相对其他印模材料成本较高。
- 如果软硬组织存在明显的倒凹，口内取出托盘时可能会非常困难。
- 从托盘上分离石膏模型时也可能对孤立的基牙造成损伤。

选择托盘

笔者倾向于金属成品托盘。这种托盘是刚性的，但可适当调整。制取工作模型时尽量避免使用塑料托盘。塑料托盘强度差，在制取印模或分离模型时，都可能造成印模形变。如何选择一个合适的托盘，建议按照以下顺序进行选择：

1. 首先利用患者的研究模型检查托盘大小。
2. 然后在患者口内试戴托盘。托盘在口内就位后，前后左右移动，以确保托盘与软硬组织之间至少有3mm的间隙。
3. 检查托盘长度，确保托盘可以覆盖义齿制作所需要的牙位和软组织。使用藻酸盐印模材料取模时，还需要通过调整托盘以确保托盘上印模材料的厚度均匀，这样可以减小印模的形变。

下颌托盘的调整

托盘后缘

患者闭口时，托盘后缘应比磨牙后垫短1～2mm。当托盘的后缘过短时，可以使用边缘整塑蜡或其他牙科复合材料适当延长。

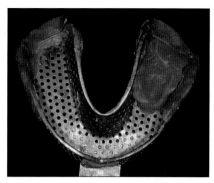

图10-4 使用整塑蜡调整缺牙区对应的托盘组织面形态，确保托盘印模材料的厚度均匀一致。

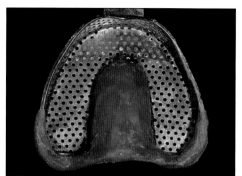

图10-5 上颌托盘用整塑蜡调整边缘和形态。托盘后缘要覆盖腭后部的边缘封闭区，托盘形态与腭穹隆形态也要相适应，确保印模材料厚度均匀。

边缘及轮廓

托盘边缘距离黏膜反折线不应超过2mm，托盘的舌侧边缘通常需要加长，尤其是在前磨牙和磨牙区域，以确保取到准确的舌体和口底的位置。

在使用边缘整塑蜡延伸托盘边缘时，应确保托盘固位孔不被边缘整塑蜡堵塞，避免印模材料从托盘上脱离。

托盘就位前，患者应保持舌体轻轻上抬。缺牙区附近的骨和软组织存在缺失导致托盘与口内组织之间存在过大间隙，医生应使用边缘整塑蜡或口腔复合材料减小此间隙，确保印模材料的厚度均匀一致（图10-4）。在某些情况下，口底前部区域的托盘边缘也需要进行边缘整塑，确保使用舌杆大连接体时印模的准确性（见第4章）。

上颌托盘的调整

托盘后缘

托盘后缘长度需覆盖翼上颌切迹和腭部后缘封闭区。边缘整塑时要确保托盘边缘延伸至上颌结节进入翼上颌切迹区域，这样可以防止过多的材料从上颌磨牙远中流出。同时托盘后缘应覆盖腭后部边缘封闭区，以确保获取准确的腭部后缘形态，阻止印模材料从后缘过多地溢出（图10-5）。为避免托

盘与腭穹隆之间的间隙过大，我们同样需要对托盘上腭穹隆的对应区域进行整塑，确保托盘与组织之间有均匀的间隙，确保腭穹隆的印模材料也能得到更好地支持。整塑前首先要使用水浴箱将整塑蜡软化，再将托盘戴入口内进行整塑。

藻酸盐印模材料的临床操作流程

对患者的指导

取模前需告知患者取模流程和需要的配合。指导患者在取模时下颌、舌体、嘴唇以及面颊部如何活动。为了患者更好地放松，正式取模前，应当在患者口内试戴托盘并预演取模操作，帮助患者更好地适应整个过程如何运动、如何呼吸，同时还要告知患者取模所需要的时间。

对患者的详细指导如下：

- 面颊部、嘴唇、舌体应尽量放松。
- 托盘进入口内时应尽量保持大张口，就位后告知患者闭口直至对颌牙与托盘轻接触。
- 告知患者取模时用鼻呼吸，减轻口呼吸带来的不适感。
- 取下颌印模时，告知患者向前上方轻轻抬起舌体。

还需要医生注意的是，取模前用纱布擦拭牙面过多的唾液，但不能过分干燥，防止印模材料与牙齿难以分离，而且如果材料水分含量较少也可能导致印模变形。托盘上应涂布厚度均匀的粘接剂，吹干后待用。

准备印模材料

按照制造商提供的水粉比例调拌印模材料。考虑到软组织的可让性，有时候也需要适当减少水分含量从而增加材料黏稠度。将印模材料堆放至托盘上，避免产生空腔和气泡。手套湿润后，可以用手指光滑平整材料表面，但不能让材料表面沾染额外的水和印模材料。

制取印模

1. 取出口内纱布，告知患者不要闭口，保持牙面的适当干燥。
2. 手套湿水后，用食指在牙面上涂抹一薄层藻酸盐材料，特别是支架式可摘局部义齿的支托区和义齿覆盖的区域，如果操作受限，也可以使用一次性注射器注入印模材料。
3. 托盘就位后，告知患者闭口直至对颌牙与托盘刚好不接触。
4. 制取下颌印模时，告知患者舌体向前上方轻抬，越过托盘，舌尖轻触医生的拇指。
5. 在患者部分闭口，舌体位于正常位置，患者放松

的状态下，轻柔地使托盘就位。制取上颌印模时，先就位托盘后部，再旋转使前部就位，避免从托盘后缘压出过多的印模材料。
6. 印模材料口内固化时，应保持托盘的稳定。
7. 托盘不要接触牙面，更不能压迫软组织，操作应当轻柔。
8. 轻轻按压面颊，使托盘边缘的印模材料获得更好地伸展。

取出托盘

1. 依照制造商提供的结固时间，保持托盘的位置直至印模材料结固。
2. 抓紧托盘，快速取出。
3. 检查印模材料是否脱模（和托盘之间是否分离）。
4. 仔细检查确保取出的印模涵盖了义齿设计所需要的所有解剖结构，同时检查印模材料表面有无气泡。如果邻间隙处的印模材料变形，可以将它轻轻地复位，也可以修剪掉这些变形的印模材料。最后，印模上应当喷洒适合的消毒剂，并用湿纸巾覆盖（图10-6）。
5. 藻酸盐印模应当及时灌注石膏模型。

灌注、修整石膏模型

1. 使用气枪或石膏水清理印模表面残留的唾液和残渣。再用气枪轻轻吹干印模表面。

图10-6 （a和b）上颌印模与下颌印模。

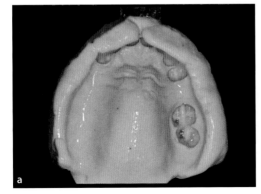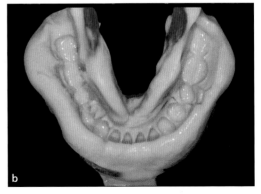

图10-7 （a）灌注石膏，等待石膏固化。（b）倒置托盘，在下方添加石膏底座。

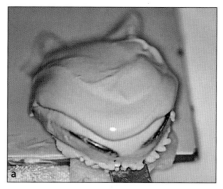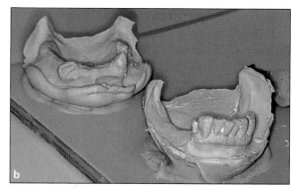

2. 依据材料制造商提供的水粉比例调拌Ⅳ型牙科石膏粉。如果条件允许，最好使用真空调拌机。

3. 手持托盘放置于振荡器上，振荡器开低速挡，从牙列的一端缓慢倒入调拌好的石膏，材料会流向另一端，直至石膏充满整个印模（图10-7a）。需要注意的是，振荡器幅度不宜过大，否则可能导致牙尖处残留气泡。

4. 灌注石膏后，将托盘置于技工台上，动作要轻柔，避免托盘边缘外的印模材料发生变形和移位。石膏初步固化后，托盘倒置，在下方添加石膏底座（图10-7b），石膏底座的厚度为10~15mm。

5. 石膏固化后，用技工刀修整模型边缘。

6. 1小时后从托盘上脱离石膏模型。

7. 修整模型前，需要把石膏模型在饱和石膏水中浸泡5分钟，这样可以减少模型修整产生的石膏残渣附着，也可以减小模型损伤的风险。修整模型时边缘应向外翻转出2~3mm宽的边台，同时确保边台角度与模型底面垂直（图10-8）。

常见问题

使用不可逆性水胶体材料制取石膏模型最常见的问题是模型精度不佳、表面存在软质或白垩色斑块的问题。

模型不准确

以下原因可能会导致模型不准确：

- 印模材料与托盘分离。
- 脱水引起的印模材料收缩。
- 吸胀或收缩现象带来印模材料的变形。
- 模型灌注时，印模中残存的气泡造成模型的变形。
- 取模时非刚性托盘发生变形。

软质或白垩色的斑块

通常由以下原因造成：

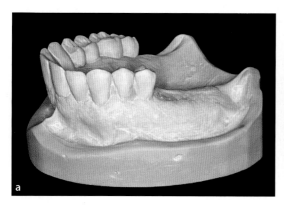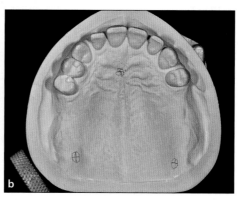

图10-8 （a和b）工作模型的底座高度为10~15mm，边台宽度为2~3mm。

- 石膏灌注前没有吹干印模材料表面的唾液。
- 调拌石膏时操作不当。
- 石膏水粉比例不正确。
- 印模材料表面残留水渍。

- 印模材料空间均匀且充足。
- 托盘强度高。
- 托盘不因水和温度的变化而发生变形。
- 托盘与印模材料结合紧密。

个别托盘制取印模

　　金属成品托盘可调节范围小，并不能满足所有患者的取模需求，通常我们需要制作个别托盘。同时，也有些医生习惯使用单次印模技术确定可摘局部义齿在游离端缺牙区的边缘，而不是利用支架制取修正印模。个别托盘是由托盘树脂或光固化树脂制作而成，适用于聚硫橡胶或聚乙烯醇硅氧烷等弹性印模材料。个性化托盘必须具备以下特点：

　　首先用铅笔在研究模型上画出托盘边缘轮廓线，然后用基板蜡充填模型上骨和软组织的倒凹，同时用基板蜡包裹牙列留出托盘间隙，对于弹性印模材料，需预留2～3mm的间隙厚度，而藻酸盐材料的间隙厚度至少为3mm，同时要在托盘上打孔以增强印模材料的固位，必要时也可以使用托盘粘接剂增加固位力（图10-9）。

　　个别托盘边缘伸展区域是由整塑材料形成的。

　　随后根据印模材料的厚度对托盘游离端缺牙区

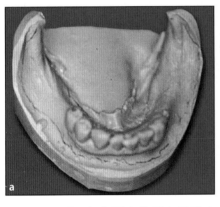
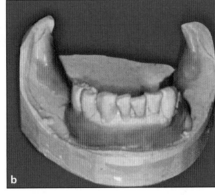
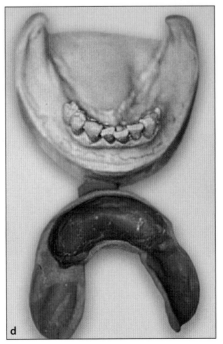
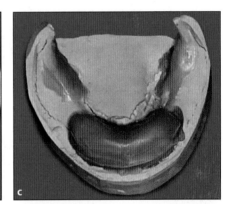
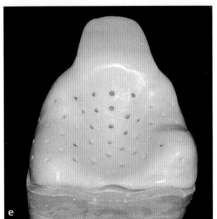

图10-9　（a）在研究模型上画出个别托盘边缘线，边缘线距离前庭沟底1～2mm。（b）充填骨以及软组织的倒凹。（c）在相应区域进行缓冲。（d）个别托盘应使用聚硫橡胶或加聚型硅橡胶印模材料进行取模；（e）对于不可逆性水胶体材料，应在牙齿及软组织区域进行一定的缓冲，并在托盘上预留固位孔。

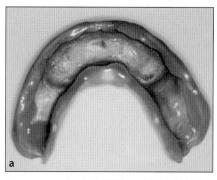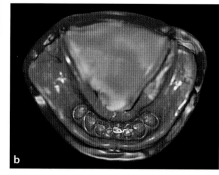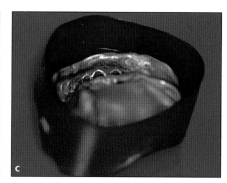

图10-10 （a）边缘整塑后的个别托盘。（b）使用蜡片和蜡条对印模围模。（c）印模围模后准备石膏灌注。

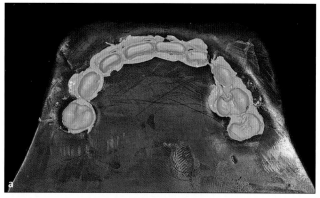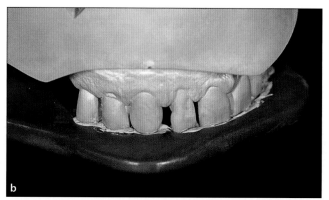

图10-11 （a）由硅橡胶印模材料和薄层氧化锌–丁香酚印模膏制作而成的咬合记录，作用是记录牙尖和余留牙的位置。（b）咬合记录可以协助确认工作模型的准确性。

的边缘整塑材料进行回切，制取印模。聚硫橡胶和加成型硅橡胶印模材料具有良好的黏度和流动性，能够更好地复制缺牙区周围组织形态，所以在使用个别托盘取模时，大部分医生会选择这种流动性更好的印模材料。取模完成后进行围模灌注，与全口义齿的石膏模型灌注方法相同（图10-10）。

咬合记录

咬合记录可以帮助临床医生和技师验证工作模型或耐火模型的准确性。对于口内存在远中孤立牙和孤立基牙的患者，咬合记录非常重要。咬合记录是由印模复合材料和薄层氧化锌–丁香酚（ZOE）印模膏制作而成，咬合记录的作用是记录牙尖和余留牙的位置（图10-11a）。

咬合记录的制取方法

1. 将打样膏置于50℃左右的水浴箱中直至材料软化。

2. 将软化的打样膏覆盖余留牙𬌗面，轻轻加压，使牙尖没入打样膏中，记录所有牙尖形态。

3. 气枪冷却后再取出打样膏，然后将其置于冷水中快速冷却。

4. 在打样膏初步的咬合记录上涂布薄层氧化锌–丁香酚（ZOE）印模膏，将其复位回口内，精确复制余留牙牙尖形态位置，待完全固化，从口内取出咬合记录，并检查其是否完整无变形。如果咬合记录上的牙尖窝过深，可以用手术刀进行修整至适宜深度。

工作模型交于技师前，医生应在模型上复位咬合记录，检查模型是否准确（图10-11b）。

工作模型检查及必要的修整

　　检查工作模型，确保所复制的口内解剖结构清晰、准确。特别要关注可摘局部义齿所覆盖的区域，例如：支托区、导面、固位区以及邻接触区。去除模型表面的石膏瘤和气泡。

　　修整、干燥工作模型，然后将咬合记录复位在模型的咬合面上，检查工作模型与咬合记录是否能精确匹配（图10-11b）。如果咬合记录和模型之间存在间隙或咬合记录在模型上晃动，表明工作模型有误差，需要重新制取印模。技师也可以利用咬合记录验证耐火模型（铸造支架蜡型在耐火模型上制作，并用于铸造）的准确性。

　　将工作模型固定在观测仪上，确定义齿设计及制作的最佳位姿（MAP；见第8章），这个步骤与研究模型相同。先通过目测初步确定模型的最佳角度，然后再利用观测仪进行分析、记录：①使用分析杆检查所有基牙的导面是否相互平行（图10-12）；②使用分析杆和倒凹测量尺检查固位倒凹，判断倒凹深度是否合适（图10-13）。

利用三点标记法记录工作模型的角度

　　医生通常使用三点标记法将模型在观测仪上的位置复制给技师。首先将倒凹测量尺夹持在观测仪的垂直臂上，调节垂直臂高度使其末端与模型上3个相距较远的部位接触（图10-14），然后将垂直臂高度锁定，倒凹测量尺末端与模型接触的3个点用有色铅笔圈出，3个标记点要清晰，易于后期再现该模型角度。3个标记点的位置不能影响后期在工作模型上绘制支架设计图。如此，技师便可以在测绘仪上通过3个标记点，再现医生所确定的最佳模型角度（见第8章）。

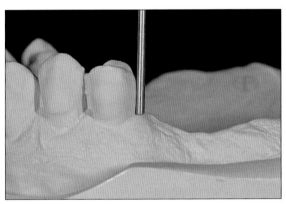

图10-12　使用分析杆检查工作模型上基牙导面的相互平行程度。

图10-14　在工作模型上用倒凹测量尺标记出3个在同一水平面上、位置较为分散的点。3个标记点的位置不能影响后期在工作模型上绘制支架设计图。

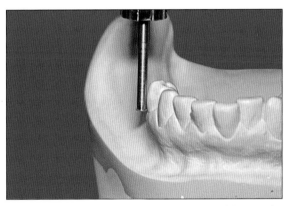

图10-13　使用0.25mm倒凹测量尺测量固位倒凹深度。

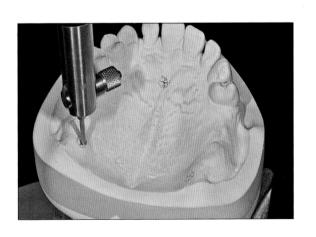

PEGASUS INTERPRINT (562) 714-1748

加利福尼亚大学洛杉矶分校牙科中心/专业技工室要求	仅专业技工室用

付款方式：□自付　□加州医保计划　□保险　□表单编号# _____

患者姓名 _____ 姓 _____ , _____ 名 _____ 日期 ___/___/___
（打印）

交付和取货日期

XX / XX / XXXX

学生、住院医生、教职工姓名　开具发票 _____ 诊所编号 _____

技工室编码

医生姓名 _____ 姓 _____ , _____ 名 _____ 编号（3位）_____
（打印）

重制□

义齿类型（请在以下选项中选择一项）

□普通牙科高等教育项目 □普通诊所 □研究生修复学项目 □应届毕业生文凭项目 □普通牙科高等教育项目 - 威尼斯家庭诊所 □其他_____

说明

①请遵循诊断模型上的设计

②填倒凹的工作模型位置处三点定位所示

③上颌RPD支架

· Major connector: anterior–posterior palatal strap

· 支托：#4近中支托，#5近中支托，#6舌隆突支托，#11舌隆突支托，#12近中支托

· 近中邻面板：#4远中邻面板，#12远中邻面板

· 固位体：#4 0.01英寸颊侧中部I型卡环

　　　　　#12 0.01英寸颊侧中部I型卡环

④封闭线处圈所示

⑤使用钴铬合金铸造

⑥抛光并在工作模型上试戴

谢谢！

仅制作全口义齿时填写：

请标注患者本人的姓及名的首字母用于身份辨认

身份证号：_____ 是 _____ 否 _____

患者签名：_____

RPD设计

右　　　上颌　　　左　　　　　右　　　下颌　　　左

医生签名	医生姓名（打印）	编号
SIGNATURE	CLINICIAN'S NAME	

白色/黄色 - 专业技工室；粉色 - 患者记录；金色 - 专业技工室

MH02 01/01　1360-006 (4/09)

a

全口义齿与可摘局部义齿部门

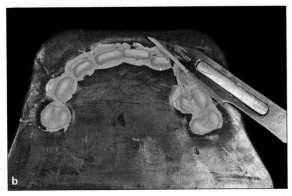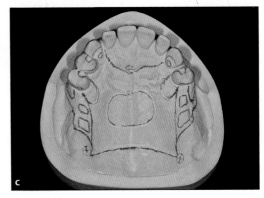

图10-15　（a）义齿设计加工单。（b）咬合记录。（c）工作模型。

医技沟通

可摘局部义齿的设计不仅是成功治疗的关键因素，而且是诊断与治疗计划的重要组成部分。义齿的设计完全由患者口内余留组织的数量、类型和条件来决定，临床医生需要自己完成义齿设计，且不能将这个工作交于他人。

牙科技师通常训练有素、技术熟练。只要义齿设计完整、工作模型精准，技师就能够制作出精良的义齿来恢复患者口内缺失组织。其中最重要的环节就是如何完整、真实地将临床信息、医生的设计传递给技师。医生与技师之间的沟通必须及时、全面、准确，这就要通过工作模型和义齿设计加工单，将患者口内的解剖信息和医生的设计准确地传达给技师。

设计加工单的书写规范

通常临床医生需要给技师提供患者的工作模型、咬合记录以及义齿设计加工单。设计加工单上应详细注明患者的基本信息和医生的设计要求（图10-15）。

包括如下信息：

- 患者身份信息。
- 义齿类型。
- 支架使用的金属类型。
- 合格的义齿设计加工单应包括（图10-16）。
  - 清晰、流畅的义齿设计图。
  - 清晰的封闭线。
  - 标注固位区。
  - 与树脂衔接处的完成线。
- 必要的特殊要求。
- 医生签名和编号。

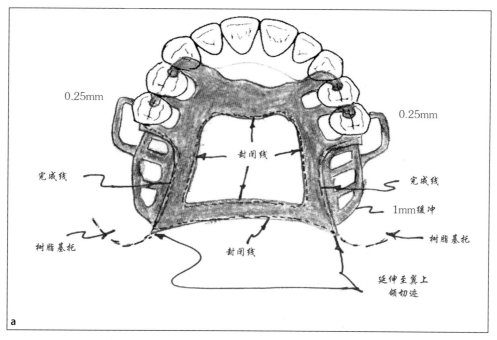

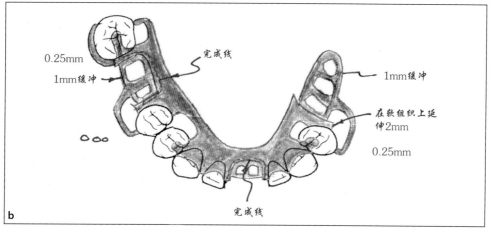

图10-16 （a和b）合格的义齿设计加工单应该有清晰、流畅的义齿设计图，在上下颌模型上清楚地标记出固位区、导面与组织的接触和与树脂衔接处的完成线、封闭线。

勘误表

位置	原文	修正
目录及正文第 12 章名称	支架的生理性调整和修正印模铸造	支架的生理性调整和修正模型印模
正文第 21 页标题	制作后牙正性支托的方法	制作后牙正性支托窝的方法
正文第 29 页左栏第 1 行	大连接体一般要求距基龈缘 5 ~ 6mm（图 4-5）。	大连接体一般要求距基牙龈缘 5 ~ 6mm（图 4-5）。
正文第 37 页左栏第 14 行	倒凹区固位体	龈方固位体
正文第 64 页图 7-9 的图注	···支托的位置控制旋转轴（支点线）。	···支托的位置决定旋转轴（支点线）。
正文第 98 页表格中	Major connector: anterior–posterior palatal strap	大连接体：前 – 后腭杆
正文第 115 页第 4 行	使用固位体工具设计截面位（为）半圆形的固位体。	使用固位体工具设计截面为半圆形的固位体。
正文第 177 页图 16-16 图注中	···改尖牙位点植入种植体···	···该尖牙位点植入种植体···
正文第 197 页	●义齿基托边缘高度抛光。	●金属支架边缘抛光。
正文第 206 页表格中	f. 做前身颌位记录，并据其调整架的水平髁导斜度。	f. 做前伸颌位记录，并据其调整架的前伸髁导斜度。
正文第 206 页表格中	1. 通过修正···用树脂基材料制作颌位记录。	1. 通过修正···用树脂基材料制作恒基板。
词汇表第 210 页	"边缘整塑" 的定义	①通过患者自主或医生手动辅助邻近托盘边缘的软组织功能运动，对托盘边缘的印膜材料进行塑形；②通过患者自主或医生手动辅助软组织功能运动对托盘边缘的印膜材料进行塑形，以确定修复体的边缘伸展

第11章

可摘局部义齿的数字化设计与制作

RPD Digital Design and Manufacturing

Jay Jayanetti | Daniela Orellana | Ting-Ling Chang

可摘局部义齿的数字化制作流程可以分为3个基本步骤：①数据获取；②数字化设计（CAD计算机辅助设计）；③计算机辅助制造（CAM）。本章节的主要内容是以上下颌为例介绍支架式可摘局部义齿的数字化设计流程（图11-1）。

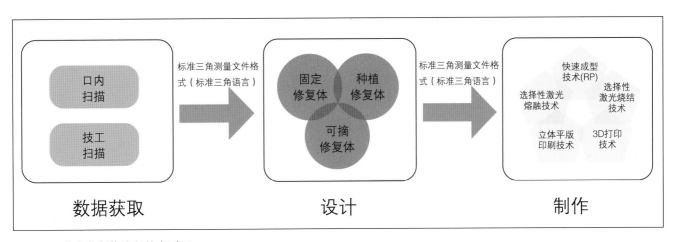

图11-1　数字化制作流程的序列图。

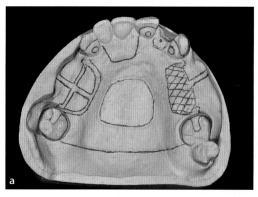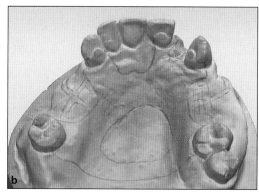

图11-2 （a和b）用铅笔在工作模型上画出RPD设计。扫描前必须要在模型上进行封闭线的修整，因为这一步无法在数字化设计中完成。同时，一些扫描仪具有表面纹理成像功能，该功能可以使模型上的铅笔设计图显示在3D模型上，有助于支架的数字化设计。

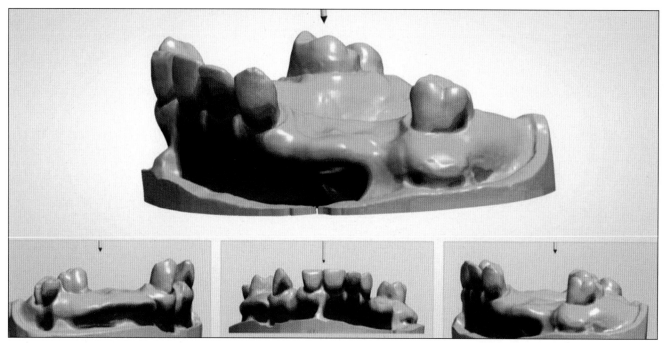

图11-3 共同就位道确定后，牙齿和软组织倒凹清晰地显示在数字化模型上，设计者可以从多个视角观察模型上的倒凹，同时也可以旋转、放大数字模型。

数据获取

目前，模型扫描是公认的获取全牙列数字化印模的精准、可靠的方式。在扫描工作模型前，应先在模型上画出义齿设计的轮廓，标注出上颌大连接体的边缘线（完成线），以便对数字化设计做出指导和限定（图11-2），如果设计过程中大连接体位置发生了改变，就需要重新制取工作模型。使用高分辨率的模型扫描仪扫描工作模型，数据存储为STL格式。设计单颗牙缺失的修复体时需要预留100μm的缓冲间隙，但对于支架式可摘局部义齿而言，支托和前腭板与基牙接触紧密，支架与组织之间更加贴合，所以缓冲间隙要相对来说少一些。STL格式的数据中三角面片的数量和密度决定了扫描模型的精度，所以，医生在选择模型扫描仪时应该优先考虑这个问题。

数字化设计

通常可摘局部义齿的支架设计需要在计算机辅助设计软件上完成。使用软件中的几何分析工具，可以在确定就位道后测量倒凹深度（图11-3）。根据义齿设计可以使用数字化工具充填不必要的倒凹，保留固位所需要的倒凹。

软件中设计支架过程可以分为3个部分：

1. 模型观测分析和充填倒凹：使用的设计工具是充填和蜡型修整（图11-4）。
2. 支架设计：设计工具有"固位网""大连接体""卡环""雕塑""完成线"等（图11-7）。
3. 完成：使用的设计工具有"雕塑"和"制作前处理"（图11-18）。

设计者可以随时退回到之前的步骤，并修改设计，而不会丢失当前操作。然而，根据计算机的运行速度，图像渲染会有滞后。所以设计者要注意避免删除当前的设计。

上颌可摘局部义齿

模型观测分析和充填

由于医生可以从任意视角观察数字模型，所以数字化模型观测分析使用起来非常简单。在软件中，倒凹深度的计量单位"英寸"应该换算成"毫米"，0.01in、0.02in、0.03in分别对应0.25mm、0.5mm、0.75mm（图11-6）。颜色编码的等深曲线代表了牙齿和软组织倒凹的不同深度（图11-5），其中，黄色等深曲线范围代表了0.25mm（0.01in）深度的倒凹。两条曲线之间的距离代表该区域的倾斜度，距离越宽表示倾斜度越小，距离越窄代表倾斜度越大。设计者可以使用多个视图查看测量结果，

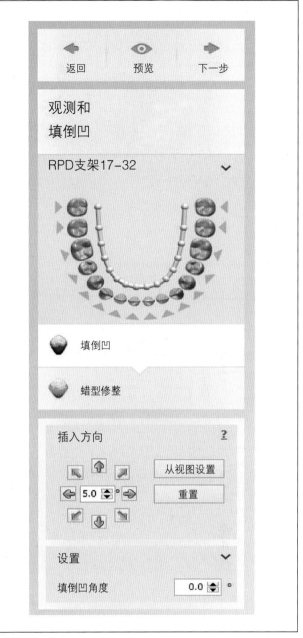

图11-4　数字化设计过程的第一部分是"模型观测分析和充填"，其中包含充填和蜡型修整两个工具。

同时，也可以在软件中从多个方向对模型的倾斜角度做出精调，调整步进可以设置为1°～5°。设计者还可以对感兴趣的区域任意放大和旋转，以便更好地观察，直到完成模型观测分析（图11-3，图11-5和图11-6）。共同就位道或最佳位姿确定后，点击"下一步"按钮。

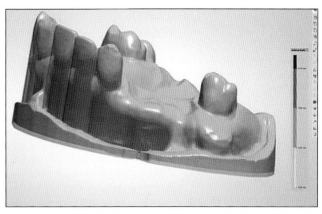

图11-5　共同就位道确定后，软件会自动平行充填倒凹，设计者可以调整充填是完全平行的（0°）还是有一定的角度（1°、2°、3°）。

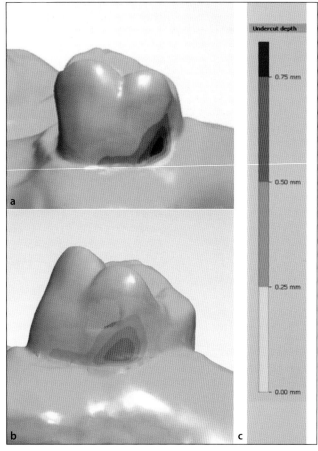

图11-6　（a和b）设计者可以在数字化模型上调整充填倒凹蜡的厚度，从而调整倒凹深度，为可摘局部义齿的固位体提供必要的固位。（c）黄色区域通常是需要保留的固位区，约0.25mm。例如：如果设计I型卡环作为固位体，其尖端应该终止于黄色倒凹区域偏向秴面的位置，同时保留牙颈部黄色到亮橙色倒凹区域。如果计划保留0.5mm深度的倒凹，那么固位体尖端应该终止于亮橙和暗橙之间。

蜡型修整

确定共同就位道之后，软件会自动以平行于就位道的方向消除模型上的倒凹。对于固位所需的倒凹，设计者可以定量地暴露所需倒凹，为固位体提供固位；对于不需要的倒凹则不做修整，软件会自动填充（图11-6b）。

对于这个支架的设计，4个卡环都需要0.25mm深度的倒凹，设计者在软件中移除尖牙唇面中部和磨牙远颊线角位置的充填蜡，暴露出黄色与亮橙色的交界区域（图11-6）。去除倒凹充填蜡后可能出现尖角，可以使用合适的工具进行平滑。确保暴露出足够的倒凹。最好多暴露出一些倒凹，因为一旦支架完成后，再想增加固位力要比减小固位力更困难。

在蜡型修整部分，设计者还可以在必要的区域添加缓冲蜡，例如在下颌舌杆的下方（在本章后面的下颌示例中讨论）或龈方固位体的底部。

可摘局部义齿的设计

义齿支架设计可以分为5个步骤：①基托连接体（图11-7）（开放式或网孔状基托连接体的组织面缓冲）；②大连接体；③卡环，在这个步骤里添加固位体、小连接体以及支托；④雕刻；⑤完成线，这个步骤中仅确定外完成线，内完成线在第一步中随着基托连接体的外形而确定。

软件中的设计顺序不同于传统石膏模型上绘制设计图的顺序，因为在石膏模型上为避免擦除红色铅笔标记点，会调整设计的顺序，而在数字化模型上的设计顺序则不会受到该问题的影响。虽然设计顺序不同，但是两种方法的设计原则一致（见第6章和第7章）。

基托连接体

基托连接体包括网孔状、开放式和金属底座基托连接体3种。设计工具可以完成网孔状基托连接体的设计以及开放式基托连接体缓冲蜡型，但开放式基托连接体内部的框架需要在设计小连接体的步骤中添加（图11-8），而金属底座基托连接体则在大连接体的设计过程中加入（图11-9）。

网孔状基托连接体和开放式基托连接体蜡型的边界代表了义齿的内完成线，医生应确保内完成线在合适的位置，同时医生需要适当扩展金属邻面板或基托连接体，使其覆盖龈沟。需要注意的是，外完成线在软件的第5个步骤设计。

以上颌可摘局部义齿设计为例，基托连接体有3种形式。选择蜡缓冲工具，通过一系列点圈出需要缓冲的区域，第一个点和最后一个点重合时曲线生成。只有设计开放式基托连接体时才需要进行这个操作。

在数学运算中，曲线可以看成是由无限多的点组成。软件中用点描绘线条或区域时，点与点之间的连线也是曲线，同时软件会自动识别数字化模型的表面形态来绘制曲线。设计者也可以通过编辑点的位置来调整曲线的形态。

缓冲蜡会充填绘制的曲线区域，在后边的设计过程中开放式基托连接体会覆盖在缓冲区上。网孔状基托连接体的设计也需要重复之前的步骤，但不同于开放式基托连接体，数字化的网孔状连接体和缓冲蜡会在这一步骤中同时成型。

大连接体

从软件设计的角度来看，主要有两种类型的大连接体：①板带状区域连接体；②杆状连接体。

区域大连接体边界是由一系列点构成，其中的关键是大连接体的边界要和之前的基托小连接体有重叠部分，避免软件在运算过程中出现错误（图11-10）。边界中的每一个点都可以进行编辑。在设计中空式腭板时，医生需要先设计一个腭板，再在腭板上开窗，形成前后腭杆（图11-9）。

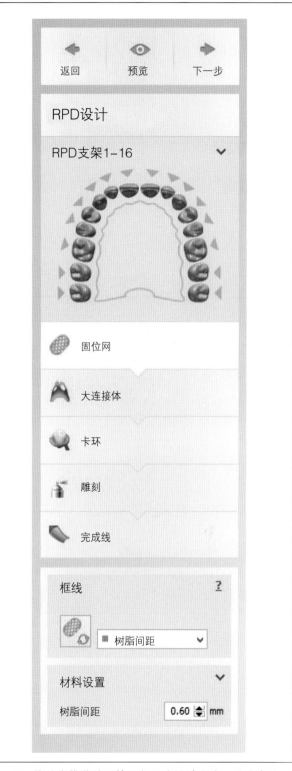

图11-7 软件中推荐的可摘局部义齿设计顺序。注意每个设计步骤对应的图标，同时注意"RPD设计"工具和"定型"工具之间的区别。

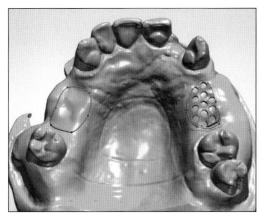

图11-8 右侧上颌第一磨牙至第一前磨牙之间的缺牙区拟设计开放式基托连接体，在这一步骤中，只进行组织面缓冲；左侧上颌缺牙区拟设计网孔状基托连接体，软件可以自动铺设网孔状连接体，同时也会自动完成组织面缓冲；前牙区通常使用柱状的基托连接体，由于是大连接体的拓展，所以不需要进行组织面的缓冲；同时需要注意，金属支架上的黏膜移行线代表了大连接体的轮廓线。

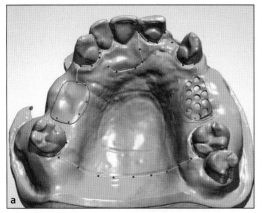

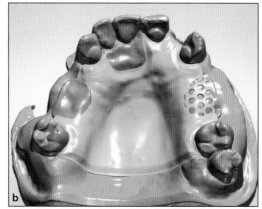

图11-9 上颌中空式腭板的设计过程。（a）首先确定腭板外形轮廓，确保与基托连接体重叠；（b）生成完整的腭板；（c）在腭板中央画出开窗的轮廓；（d）生成有前后腭杆组成的中空式腭板。

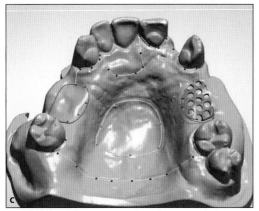

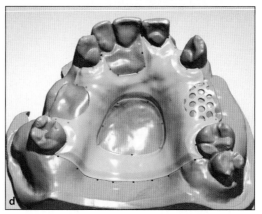

图11-10 大连接体的外形轮廓线要与基托连接体重叠。

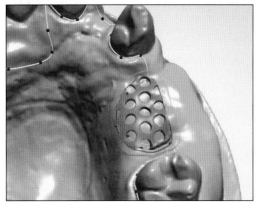

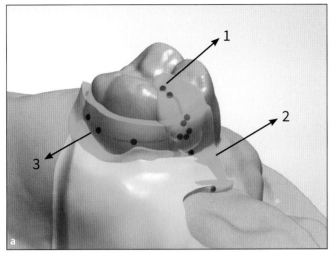
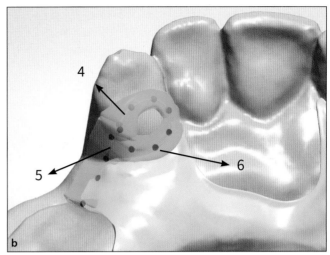

图11-11　（a）𬌗支托的样条起点通常在匙状支托窝的中央最低点，然后沿着边缘嵴中央过渡到导面，邻面板的样条与𬌗支托样条在边缘嵴处相交后，继续向龈方延伸，直至开放式基托连接体的组织面缓冲区，最后绘制腭侧水平对抗臂，样条同样需要跟𬌗支托和邻面板的样条相交。样条相交区域厚度不会增加。（b）舌隆突支托的样条起点和终点都在边缘嵴上，与远中邻面板和腭板的近中侧相交。舌隆突上开窗的大小由支托和腭板的宽度来控制（见第2章）。

图11-12　开放式基托连接体的设计过程。在先前的设计中，已经对开放式基托连接体的组织面进行了缓冲，同时确定了内完成线。制作小连接体的步骤中，需要设计树脂基托的内部框架。颊侧框架连接尖牙和磨牙的邻面板，同时要给义齿的颈嵴部留出足够空间。考虑到缺牙间隙有限，只设计一条交叉框架，交叉框架后期与I型卡环的引导臂相连。

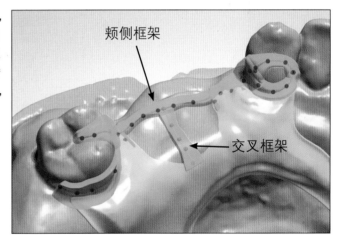

支托和小连接体、固位体（卡环）

接下来需要在软件中设计卡环的相关组件，包括：支托、邻面板、支撑组件和固位体等几个部分。设计过程中小连接体需要和开放式基托连接体的支撑杆相连。软件中不限制这几个组件的设计顺序，但笔者推荐优先从支托设计开始。

支托。支托设计使用的是样条工具编辑，而不是区域编辑。如前所述，支托样条上的每一个点对应位置的宽度和厚度都可以编辑，每一点的宽度一旦调整，软件中就会依照支托窝凹面形态重新调整支托的形态，因此编辑样条时第一个点最好要放在支托窝中央最低点，第二个点放在边缘嵴附近，接着在导面放置第三个点，这样支托样条基本上就编辑完成了（图11-11a）。舌隆突支托与小连接体和腭板相连接，它的编辑工具与𬌗支托相同（图11-11）。

小连接体。小连接体同样使用样条工具编辑。小连接体的作用是将支托的各部分与大连接体连接在一起，另外，邻面板应向下扩展越过牙龈后与基托连接体内部的框架相连（图11-12）。

107

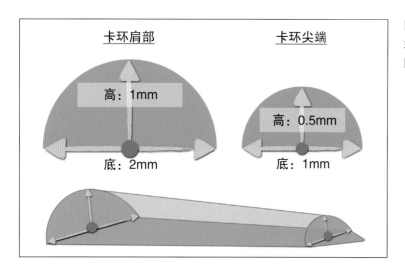

图11-13 卡环的截面为半圆形,卡环肩部和卡环尖端有适合的锥度,其半圆形截面的底和高的长度如图所示。

开放式基托连接体内部框架可以看作是小连接体的一部分。特别是对于倒凹下的固位体,框架与固位体的臂端相连,可以增加其体积和刚度。在金属铸造过程中,金属也可以从框架流至I型卡环。

如果金属基板要延伸至牙齿的颊舌面,需要使用小连接体设计工具来实现,因为这样可以让基板的表面更加光顺,而如果是将大连接体延伸至牙齿颊舌侧,那么后期大连接体表面点状雕刻时也会让这一部分的基板表面粗化。

固位体。设计固位体的下拉菜单中有许多工具,有经验的设计者可以灵活选择。固位体的编辑采用单样条工具,其默认截面形态为半圆形,设计者可以编辑样条上的点对半圆形卡环的直径和锥度进行调整。卡环肩部半圆形截面的直径为1.5~2.0mm,卡环尖端的直径为0.75~1.0mm,这样的设计比例可以让卡环的锥度和弯曲更加适合,避免产生应力集中点,同时卡环尖端应该进入之前确定好的倒凹内(图11-13和图11-14)。

环形固位体的对抗臂更厚,同时与基牙的接触面积也更大。对抗臂的锥度较小,这样可以提高它的刚度。除了卡环臂尖端位于倒凹内,其余部分均位于牙齿的外形高点之上。

编辑I型卡环时,第一个点应位于基托连接体上,特别是对于缺牙间隙颌间距离不足的患者,让I型卡环与基托连接体的连接点位于人工牙的龈外展隙内,有助于减少支架对后期排牙的干扰。基托连接体为开放式时,I型卡环的水平部分与连接体内部的交叉框架相连(图11-15)。I型卡环的截面同样是半圆形,设计时,水平部分的样条继续向基牙方向曲线延伸,在距基牙游离龈缘下约3mm的位置转向基牙殆面,并垂直越过龈缘。I型卡环水平部分的半径约为1mm,逐渐向杆卡的尖端移行,从而形成锥度,尖端的半径约为0.5mm。I型卡环尖端要进入预留倒凹,止于黄色倒凹区轮廓的殆向边缘。

造型

使用造型工具前,软件会将支架组件装配成一个整体。设计者可以通过设定阈值来控制支架的厚度,如果阈值设定为0.5mm,那么支架上厚度小于0.5mm的区域则显示为红色,这样可以给设计者一个更为直观的提示。使用增厚工具处理支架上较薄的红色区域,直至该区域的颜色变为绿色后即表示厚度已到达设定的阈值(图11-16)。

另外一个是表面光顺工具,通常支架上需要光顺的区域包括:支托和小连接体、固位体和小连接体、小连接体和大连接体之间连接区域。软件中支架表面的光顺效果类似于使用酒精喷灯对粗糙的蜡型表面喷光的效果,光顺强度和光顺范围通过鼠标控制(图11-16b)。

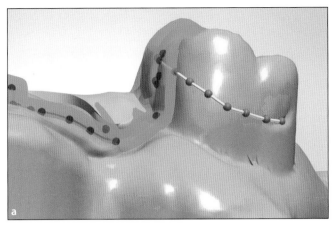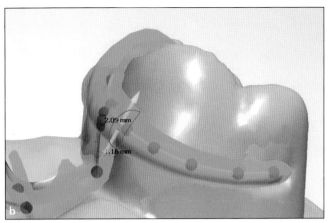

图11-14 （a）编辑环形固位体的样条起点通常位于邻面板，终点位于预留倒凹内。需要注意的是，在"测量和充填"步骤中去除倒凹充填蜡，从而暴露黄色和亮橙色等深曲线的交界区域，这样预留的倒凹深度约为0.25mm。（b）通过编辑样条上的点，对该区域半圆形截面的宽度和高度进行调整，可以制作带有锥度的环形固位体。例如图中的黄色箭头指示卡环肩部，其截面半圆形的半径为1mm，卡环尖端的半圆形截面的半径为0.5mm。

图11-15 设计I型卡环与尖牙嵌合。注意去除与I型卡环尖端接触的基牙区域处的倒凹充填蜡。另外注意I型卡环的固位臂与开放式基托连接体内部的交叉框架相连。

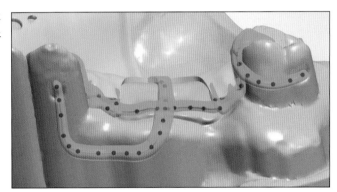

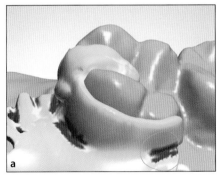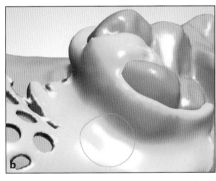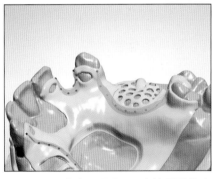

图11-16 （a）根据已设定的阈值，凡是厚度低于阈值的区域显示为红色。（b）增厚支架上红色的区域使其变为绿色，然后光顺各组件的连接界面。

图11-17 这张图显示了3个缺牙区外完成线的样条设计。样条的起点位于缺牙间隙近中邻牙的远腭线角处，终点位于远中邻牙的近腭线角处。

外完成线

添加外完成线是"可摘局部义齿设计"中最后一个步骤。外完成线用样条工具编辑而成，样条上的点可以编辑外完成线的高度和宽度，通常样条的起点位于邻面板的腭侧线角处。该点设定在牙槽嵴顶腭侧，以便为排列人工牙及制作树脂牙龈乳头留足空间（图11-17）。设计完成后，点击"下一步"按钮。

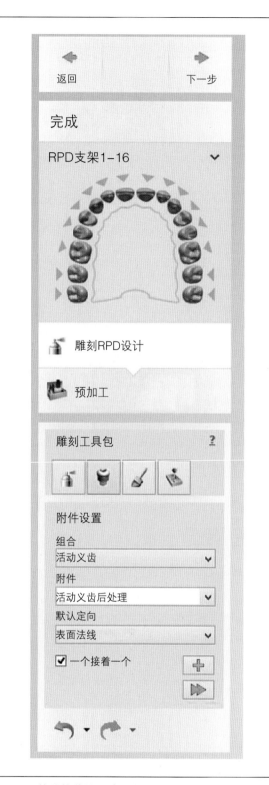

图11-18 软件推荐的设计顺序。注意每个步骤的图标之间的异同，同时注意"RPD设计"中的工具和"定型"中的工具之间的差异。

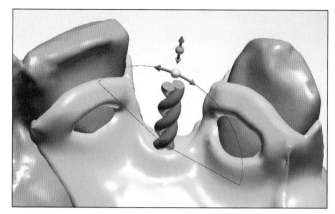

图11-19 金属底座上添加固位柱，提高义齿的固位力。

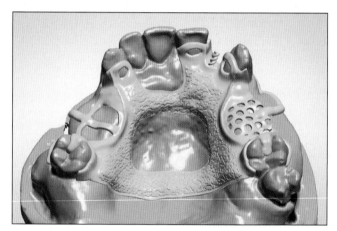

图11-20 设计完成。最后一步是在腭板表面雕刻适合的点彩图案。设计者可以控制图案的深度，但是软件中的放大功能可能会造成经验欠缺的设计师误判点彩图案的深度。

定型

"定型"是支架设计的最后一个步骤，其中包含了4个功能：二次雕刻、添加固位柱、腭部大连接体表面雕刻点状图案以及添加铸道（图11-18）。

二次雕刻

仔细检查设计完成的支架，通过雕刻工具，对支架的厚度、光顺度都做进一步的调整。

固位柱和铸道

金属底座基托连接体需要在缺牙区添加固位

图11-21 （a）绘制了支架设计图的工作模型。（b）数字化工作模型。

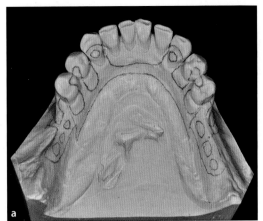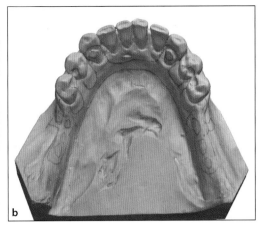

图11-22 确定共同就位道后，数字化模型上不同深度的倒凹可以用多个同步视图记录下来。设计者可以旋转和放大数字化模型便于观察。

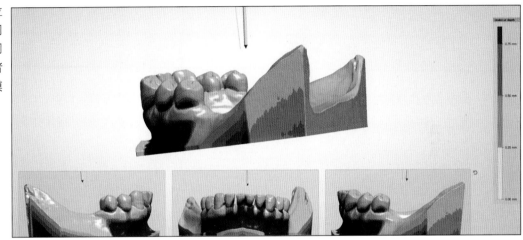

柱，提高基托树脂的固位力。特别是在前牙或牙槽嵴过度吸收的缺牙区域，义齿受到的侧向杠杆力更大，固位柱可以有效地防止基托与金属基板的分离。设计者可以在软件中编辑固位柱的倾斜度和长短（图11-19）。

技工室还需要根据不同的铸造技术在模型上设计铸道。

点彩雕刻

有多种点彩图案可供设计者选择，同时还可以设置点彩图案的表面纹理（图11-20）。

支架设计完成后，将数据保存为STL格式，技工室开始3D打印树脂模型、翻模铸造。光固化树脂材料的支架模型打印完成后，应尽快开始翻模铸造，防止模型暴露在紫外线下产生形变。

下颌可摘局部义齿

数据获取

使用常规印模制取方法获取下颌的工作模型，详细介绍见第10章。在工作模型上绘制初步设计图（图11-21）。绘制的设计图可以被高分辨率的模型扫描仪获取同时显示在软件中，为可摘局部义齿金属支架的设计提供一定的参照。

测量和充填

颜色编码的等深曲线代表了牙齿及软组织的倒凹深度（图11-22）。设计者可以在任意方向上调整模型的倾斜度，软件会根据现有的倾斜度立即绘制

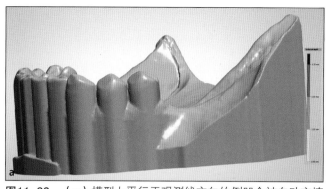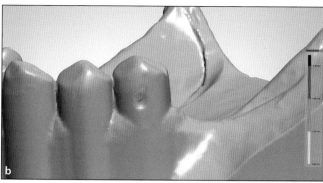

图11-23 （a）模型上平行于观测线方向的倒凹会被自动充填。临床医生可以控制充填平面与观测线之间的度数，平行（0°）或更大的角度（1°~10°）。（b）使用蜡型修整工具暴露I型卡环固位所需的倒凹。

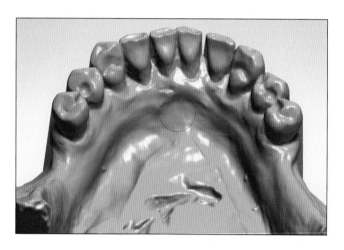

图11-24 建议下颌舌侧黏膜表面的缓冲厚度为0.3mm。

观测线和相关的等深曲线。通过旋转软件确定模型的共同就位道，模型上的倒凹会按照平行于就位道的方向自动充填。

模型修整

模型上平行于观测线方向的倒凹会被自动充填。暴露固位体尖端所需的倒凹。如图11-23所示，计划在双侧下颌第二前磨牙颊面放置I型卡环，需要修整模型上杆卡尖端所在区域的充填蜡，使这个区域等深曲线的颜色变为黄色和亮橙之间，这时的倒凹深度约为0.25mm。合适的倒凹深度可以为义齿提供足够的固位力，如果倒凹深度较大，义齿的就位就会比较困难，可以通过调整卡环来解决，但如果倒凹深度较小，就会带来固位力不足的问题，这种情况会更加麻烦。

为避免下颌舌侧大连接体在行使功能时对舌侧黏膜造成压迫，通常需要在这一步中对舌杆所对应

的舌侧黏膜表面添加缓冲。软件中将光标移动到需要缓冲的区域并点击鼠标左键，对应区域就会覆盖一层缓冲蜡。设计者可以设定缓冲蜡的厚度，通常为0.25~0.4mm（图11-24）。

可摘局部义齿设计

在软件中，下颌可摘局部义齿的设计步骤与上颌类似，共分为5个步骤：基托连接体、大连接体、卡环（包括固位体、小连接体、邻面板、开放式基托连接体内部框架）、雕刻以及外完成线。固位柱、点彩图案和铸道是在下一步中进行添加。

基托连接体

各种义齿基托连接器（体）（网孔状、开放式和金属底座基托连接体）的设计过程在前一部分已经详细介绍了，下颌支架仅以开放式基托连接体为

图11-25 缓冲区域距离龈缘2~3mm。

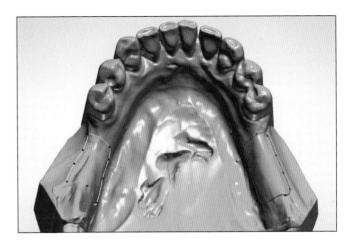

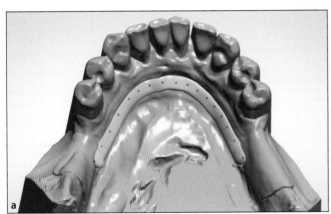

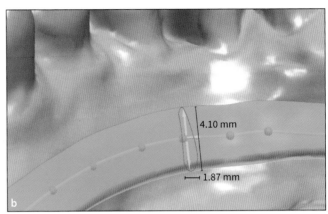

图11-26 （a）缓冲区域距离龈缘2~3mm。（b）设计者可以调整舌杆半梨形截面的形态，舌杆的高度通常为4mm，下缘厚度约2mm。

例，介绍其设计过程。选择缓冲工具后，首先在模型表面选点，当最后一个点与第一个点重合时，所选的点会形成一个环形样条，样条所包括的区域即缓冲区域（图11-25）。缓冲完成后，开放式基托连接体会在后续的步骤中进行添加。在对侧缺牙区域重复以上操作形成缓冲区域。缓冲区域的边界代表了内完成线，确保该区域距离龈缘2~3mm，后期设计的小连接体会覆盖在这个区域。截面测量工具可以精确地测量这个距离（图11-27）。

大连接体

舌杆大连接体是由样条编辑工具设计完成的（图11-26）。舌杆应延伸至缺牙间隙的舌侧，与近中基牙保持一个牙位的距离，这样有助于舌杆和开放式基托连接体的连接。调整样条上的点可以控制舌杆的宽度和厚度（图11-26b），保持样条上的点

均匀分布可以使舌杆的边缘光滑连续。软件中，默认的舌杆截面形态为半梨形（图11-27），高级用户也可以在软件中设置默认的截面形态。

软件中还提供了横截面工具，设计者可以测量截面上两点之间距离。例如，可利用该工具检测大连接体距龈缘的距离是否大于3mm（图11-27）。

支托、小连接体、固位体

这个步骤主要设计卡环的相关组件，包括支托、邻面板、小连接体和固位体。开放式基托连接体的内部框架与小连接体需要连接在一起。设计者可以调整这些组件的设计顺序，但是笔者建议优先设计支托。

支托。选择支托设计工具，在模型表面选3个点生成样条，第一个点通常位于支托窝的最深处的中

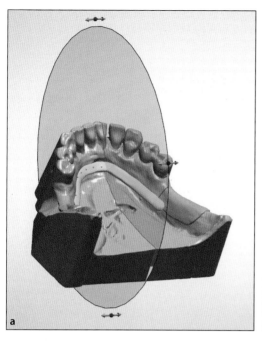

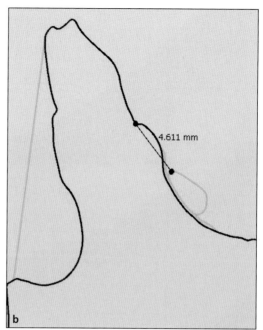

图11-27 （a）截面工具的使用方法是：设计者选定一个圆形平面，该圆形平面可以以任意角度虚拟切割模型、缓冲蜡以及支架。（b）龈缘和大连接体上各选一个点，这两点之间的直线距离就代表龈缘和大连接体之间的直线距离。注意黄色区域代表倒凹处充填的缓冲蜡，如唇侧的倒凹缓冲，大连接体与舌侧软组织之间也可见黄色的缓冲区域。

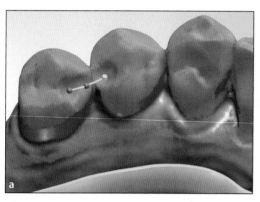

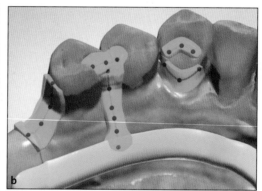

图11-28 （a）如果要在前磨牙上设计联合支托，同样使用单样条工具进行编辑。（b）请注意，小连接体的作用是连接支托和大连接体，环形支托由舌隆突支托和舌侧小连接体共同组成，其设计工具和殆支托的相同。

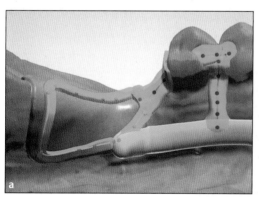

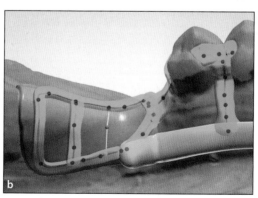

图11-29 （a）基托连接体的边缘应在缓冲区域以内。（b）设计开放式基托连接体的内部框架。

心点，如果是联合支托，样条需要连接至其邻牙殆面（图11-28a）。环形支托由舌隆突支托和舌侧小连接体共同组成，其设计工具和殆支托的相同（图11-28b）。

小连接体。小连接体的作用是连接支托和大连接体。此外，邻面板的长度应覆盖龈缘，并与基托连接体相交（图11-28b）。

使用小连接体设计工具在牙槽嵴顶的缓冲区域添加基托连接体。首先使用样条工具确定连接体的

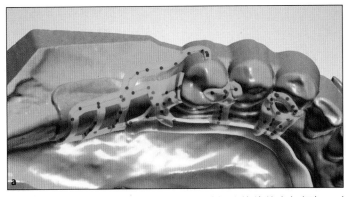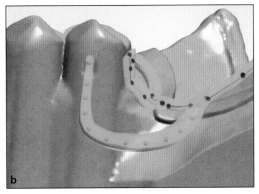

图11-30　（a）I型卡环的样条起始于基托连接体的内部框架。（b）基牙唇面的倒凹充填区域，回切后暴露部分倒凹，固位体尖端进入该倒凹，可增加固位体的固位力。

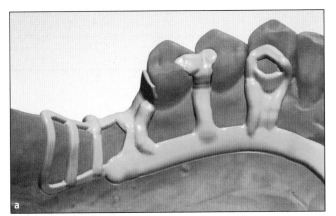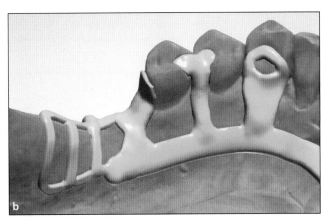

图11-31　雕刻工具中允许支架的增厚、变薄和光顺。（a）注意多个小连接体的样条重叠会造成该区域的表面形态不规则；（b）使用光顺功能处理不规则表面。

外形轮廓，要确保基托连接体和邻面板、大连接体之间有一定重叠（图11-29a）。如图11-29b所示，开放式基托连接体内部设计了两根支撑杆。

固位体。使用固位体工具设计截面位（为）半圆形的固位体。固位体样条的第一个点通常位于基托连接体近基牙侧的支撑杆上，样条继续向基牙方向曲线延伸，在基牙下方转向上移行（垂直臂），并垂直越过龈缘，垂直臂通常与基牙牙体长轴平行。I型卡环尖端要进入预留倒凹，止于黄色倒凹轮廓的𬌗向边缘，垂直臂基部半径约为1mm，尖端半径约为0.5mm，形成锥度（图11-30）。

雕刻

使用雕刻工具前，软件会将支架的组件装配成一个整体。设计者可以在这一步骤中对支架表面进行光顺以及增加或减少支架的厚度，装配的过程可能会出现连接部分的表面形态不规则的情况，可以使用雕刻工具的光顺功能进行处理（图11-31）。

外完成线

外完成线起始于邻面板的远中舌侧线角处（图11-32a），样条以45°角向根方移动，止于大连接体的下方。可以通过控制样条上的点来调整该区域外完成线的宽窄和高低（图11-32b）。外完成线起点与邻面板的𬌗向部分融合，形态应尽量低而窄。终点位于大连接体上，且形态较宽，减轻后期义齿舌侧的异物感。起点至终点的样条呈弧形，且凹面朝向基托连接体（图11-32b）。如果样条的弧线方向相反，可单击鼠标右键选择"反向样条"选项来

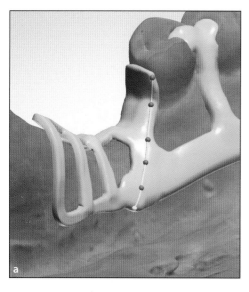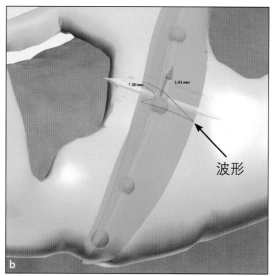

图11-32 外完成线的设计过程。（a）外完成线起始于邻面板的远中舌侧线角处，止于大连接体的下方；（b）外完成线的截面上有方向不同的箭头，拖动箭头就可以调整该方向上样条的形态。

波形

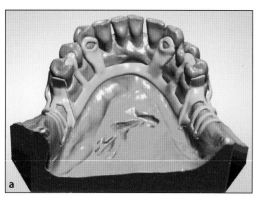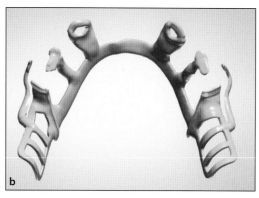

图11-33 下颌支架数字化模型。（a）在虚拟工作模型上的下颌支架；（b）工作模型隐藏后，可以更好地观察下颌支架的数字模型。

调整弧形的方向。

定型

该步骤与上颌的设计过程一致，设计者可以在这一步中进行二次雕刻、添加固位柱、点彩图案以及铸道。需要注意的是，铸道通常由技工来添加，如果下颌大连接体为舌杆，则表面不雕刻点彩图案。

设计过程中，软件界面上有滑块调整工作模型上充填、缓冲蜡的显示，同时还可以调整模型的透明度（图11-33），给设计者提供更好的观察视角，特别是在设计内完成线时，隐藏模型会使得设计更加准确便捷。如果设计完成后仍需对支架做出调整，设计者可以后退至相应设计步骤，例如重新编辑样条。支架调整后软件会根据新的设计生成支架。

计算机辅助制作

最初计算机辅助制造技术并没有应用于可摘局部义齿的金属支架的制作，因为早期的技术是减材制造，即铣削法，尽管这种方法对于瓷、蜡或树脂材料都非常有效，但是对于金属材料却显得成本过高也不实用。

近年来，快速成型技术发展迅速，出现一大批基于多层累加制造原理的相关技术。最常见的就是：立体光固化技术、选择性激光熔融技术、选择

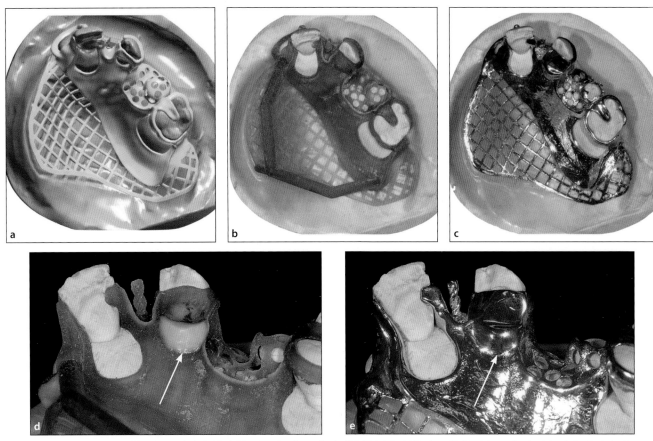

图11-34　（a）可摘局部义齿支架数字模型。（b）3D打印的树脂支架就位在工作模型上。（c）金属支架铸造完成。（d）打印好的金属支架复位在工作模型上并上𬌗架，通过加蜡调整咬合（箭头所示），确保稳定的正中咬合。（e）树脂支架上加蜡使金属支架得到期望的外形。

性激光烧结技术、选择性沉积建模技术以及3D打印技术。不论模型有多么复杂，快速成型技术都可以将模型拆分后再逐层制造。

目前在可摘局部义齿支架制作中应用最广泛的CAM技术是先打印光固化树脂材料的支架模型，支架模型应包含支撑柱和铸道。包埋铸造前应重点检查打印树脂支架能否在工作模型上就位。如果打印树脂支架不能像设计一样顺利就位，医生就要首先解决这个问题，是扫描还是打印过程中带来了误差。小的变形可以用填蜡或技工马达修整蜡型解决。直至支架准确就位后，再进行包埋铸造。铸造完成后在工作模型上试戴支架并抛光（图11-34）。

最近有研究表明，打印的树脂支架暴露在阳光下会发生形变，因此包埋前应尽量缩短树脂支架在阳光下的暴露时间，技工需在包埋铸造之前检查支架模型。如果发现支架上的咬合需要调整（图11-34d），技工应调整𬌗架和对颌模型。避免口内试戴树脂支架，防止支架发生形变（图11-34d）。

尽管完整的数字化工作流程已然很便捷，但技工室仍然需要一个工作模型进行金属支架的试戴，验证支架的合适性。如果制取功能性印模，技工室需要配备石膏工作模型（见第12章）。

Bibb和Han等最先报道了利用计算机辅助设计技术铣削钴铬合金制作可摘局部义齿支架的病例。Ye等评价了使用计算机辅助设计和快速成型技术制作可摘局部义齿金属支架的精度，选取15名患者，每名患者制作两副可摘局部义齿，一副为使用传统熔模铸造方法制作的义齿（对照组），另一副采用计

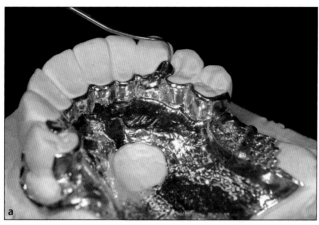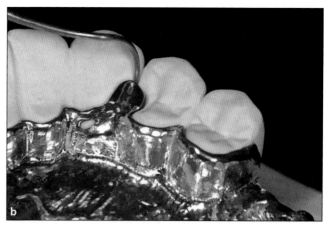

图11-35 （a）通过SLM制作的支架比铸造支架需要更多的精加工和抛光，这可能是错误的来源。（b）注意，支托与支托窝并没有紧密接触。

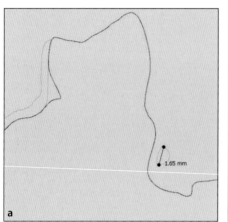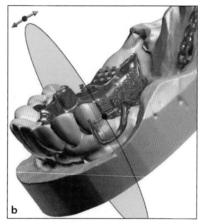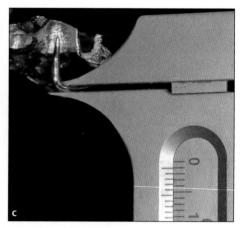

图11-36 （a）测量工具允许临床医生在任意截面上检查部件形态和尺寸。如图所示，该I型卡环的形态和直径均满足了要求，引导臂的设计直径约为1.65mm。（b和c）但是支架完成打磨抛光后I型卡环引导臂直径约为1.1mm，这种设计和实体间的差异是因为熔模铸造和打磨抛光的工艺造成的。

算机辅助设计、选择性激光烧结技术制作的钴铬支架可摘局部义齿。实验结果表明，尽管计算机辅助设计制造的金属支架义齿的精度满足了临床需求，但是其支托和支托窝之间存在间隙，且大于对照组。笔者本人也有使用选择性激光烧结（选择性激光熔融）技术制作支架的经历。该方法的拟合精度与传统方法的拟合精度相差较大（图11-35和图11-36）。

展望

CAD/CAM技术将会不断发展，而且笔者相信在不久的将来，一份完整的支架式可摘局部义齿数字化设计、数字化制造的工作流程将会呈现在我们眼前。技术虽令人激动，但它仅仅是工具，不能替代正确的诊断、义齿的生物力学原则以及设计原则。同时不论是谁在执行数字化设计，最终设计的审核都应由医生来完成，不能假手他人。

第12章

支架的生理性调整和修正印模铸造

Physiologic Adjustment of the RPD Casting and Altered Cast Impressions

Daniela Orellana | John Beumer III

铸造支架的检查确认

对设计的依从性

当支架从技工室送至临床后，将支架与在设计模型上绘制的设计图比对，仔细检查技工制作对临床设计的依从性、支架在模型上的适合性及整体质量（图12-1）。如第10章所述，笔者强烈建议将工作模型送给技师的同时，另附一副画有设计图的设计模型。当技师制作支架蜡型时，可以参考设计模型上所绘制的支架设计图。然后，当支架完成并送给医生时，医生可以将最终完成的可摘局部义齿支架与设计模型上的设计比对。这种方法可以降低医生和技师之间沟通错误的风险。当支架采用数字化设计时，数据可以通过网络传输。

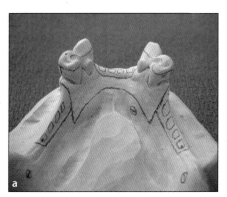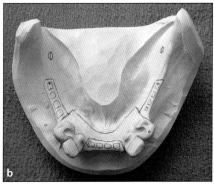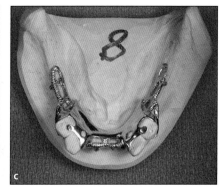

图12-1 （a~c）支架必须准确地反映设计模型上勾勒的设计。

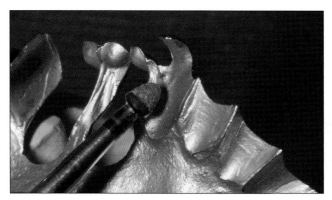

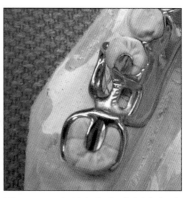

图12-2 仔细检查支架组织面，有问题的地方用高速手机去除。

图12-3 支托必须与支托窝紧密贴合，有适当的咬合形态，去除延伸至支托窝外的飞边。

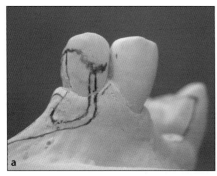

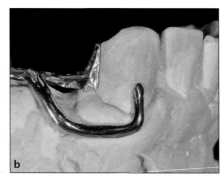

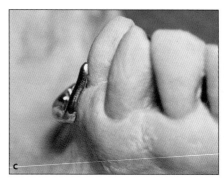

图12-4 （a）检查固位体与邻面板的位置，必须与设计模型上的设计一致。（b）邻面板和基牙上预备的导面之间应该没有间隙。（c）确保I型卡环与导线下倒凹深度为0.25mm处的牙齿表面接触。

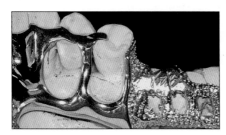

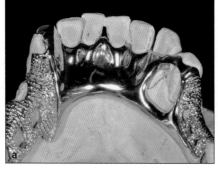

图12-5 小连接体应该垂直越过牙齿-软组织交界处以减少食物嵌塞。

图12-6 （a）为了减少菌斑的黏附和增加患者的舒适感，支架的外表面是高度抛光的。（b）完成的组织面是细亚光质地。

支架与模型的适合性

仔细检查支架与工作模型的适合性，笔者推荐以下步骤：

1. 使用放大镜检查支架组织面及外表面是否有粗糙处

或小瘤子。不合适处用高速手机去除（图12-2）。

2. 支托必须与支托窝紧密贴合。延伸至支托窝外的边缘应予以去除（图12-3）。

3. 在支托上施加压力时，支架在工作模型上必须没有翘动。如有翘动，应重新制取印模，灌注工作模型，送往技工室重新制作可摘局部义齿支架。

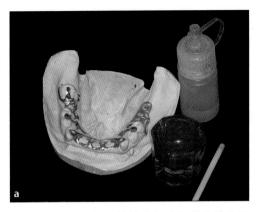

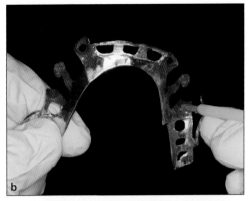

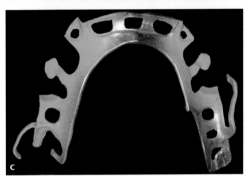

图12-7　（a）将红铁粉溶解在氯仿中作为显示剂检查支架不合理接触、阻碍就位的部位。（b）将溶液用小毛刷涂在支架组织面与牙列对应的部分，当溶液挥发后，会有一薄层红铁粉沉积在支架表面。（c）也可以用喷粉作为指示剂。

4. 固位体必须按照设计精确放置，并按设计进入准确的基牙倒凹深度（图12-4）。有时候，固位体会被过度抛光，从而不能按设计与基牙贴合。如果出现这种情况，则会影响固位力，应重新制取工作模型并送往技工室，重新制作可摘局部义齿支架。

5. 邻面板必须按设计与基牙上预备的导面紧密贴合，并且在黏膜上至少延伸2mm。理想情况下，邻面板和导面之间以及延伸部分与其覆盖的黏膜组织之间应该没有间隙（图12-4b）。

6. 检查支架越过牙齿-软组织交界处的位置和外形。小连接体应该垂直越过牙齿-软组织交界处（图12-5）。

7. 制作完成的支架组织面应该是细亚光质地，而外表面应该高度抛光以减少菌斑的黏附（图12-6）。

支架的质量

仔细检查支架的质量，检查的范围包括对正常解剖形态的再现、平滑性和抛光度。主要包括下列项目：

- 有无气孔。
- 粗糙或不规则的表面。
- 刺激舌体或邻近软组织的锐边。
- 大、小连接体的外形。
- 合适的大小和厚度，以提供足够的强度和刚性。

试戴支架

检查无误后，即可进行支架的口内试戴。所有的支托必须与支托窝紧密贴合。如果支架不能就位，可能是因为支架组织面存在阻挡、制作过程中有误差或者印模制取过程中牙齿发生移动。有时，

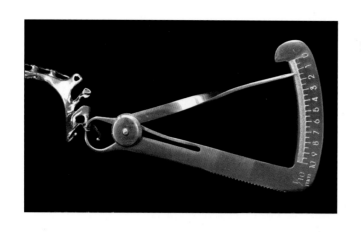

图12-8 用测厚尺测量调磨过程中支托的厚度，防止支架过薄。

支架的误差可以通过指示剂进行检查并调磨以消除（图12-7）。最有效的指示剂是四氧化三铁粉和氯仿。在调拌皿中加入少量的四氧化三铁粉，然后滴入一两滴氯仿，混匀（图12-7a）。在与牙列对应的支架组织面涂上一薄层四氧化三铁粉溶液。氯仿很快挥发后支架上剩余一薄层四氧化三铁粉（图12-7b）。然后戴入支架，在支托上施加压力，支架和牙齿不合理接触区域的红铁粉就会被磨掉，用高速手机和金刚砂车针调磨该区域。如果几次调磨后支架仍无法完全就位，则应重新制取印模，灌注模型，制作支架。

支架完全就位后，调咬合。在正中颌位和非正中运动时，支架都不应该影响正常的咬合接触。嘱患者闭合下颌至理想的位置，在没有戴入支架时观察咬合接触。戴入支架后，应该保持原有的咬合形式。用咬合纸检查𬌗干扰，并用高速手机和车针调磨。调磨时，可使用测厚尺边调磨边测量，以防止过度调磨支架，导致支架过薄（图12-8）。理想情况下，支托应该至少有1mm的厚度。必要时可以调磨对颌牙以防止过度调磨支架，调整对颌牙前，医生必须获得患者的同意。调磨完成后，使用橡皮轮和抛光膏仔细抛光。

支架的生理性调整

当修复体为游离端可摘局部义齿时，需要对支架进行生理性调整，使其在游离端受到𬌗力时，可以绕旋转轴（支点线）自由旋转。生理性调整可以防止邻面板和小连接体对基牙或者其他接触支架的牙齿产生侧向和非轴向力（图12-9）。调整完成后，支架和最终完成的修复体可以绕近游离端基牙上的支托自由旋转，从而将𬌗力沿基牙长轴进行传递。

如前所述，向牙列对应部位的支架组织面涂布一薄层溶解的四氧化三铁粉。将支架就位，用手指在游离端区域施加压力来模拟反复咀嚼的咬合力。如果在旋转轴前有支托，当力量施加在游离端时，这些支托会和基牙轻微分离。然后使这些支托再就位，以便找出影响自由旋转的区域，这些区域也是与基牙过度接触并产生侧向和非轴向力的区域（图12-10）。

支架邻面板和小连接体影响绕旋转轴（支点线）自由旋转的区域需用高速手机调整（图12-11）。尤其要仔细检查支架与支托连接的小连接体和牙齿接触的区域，这些区域的接触在义齿行使功能时会产生使牙齿分离的楔入力。调整支架直至支架可以围绕支点线自由旋转（图12-11和图12-12）。

生理性调整可以保护基牙。因为如果牙槽骨吸收、游离端基托不贴合或者游离端区域支持力不足，义齿行使功能时修复体就会过度下沉，使基牙承受扭转力。

图12-9　（a和b）如果邻面板和小连接体与牙齿表面接触紧密，当游离端区域受到殆力时，就会导致这些牙齿承受非轴向的扭转力。

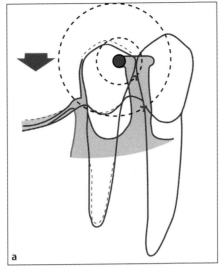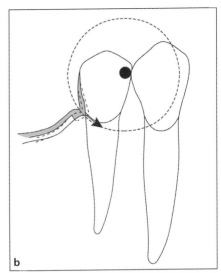

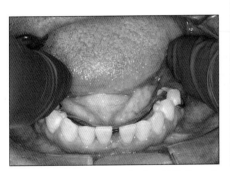

图12-10　用手指向游离端区域施加压力来模拟行使功能时的殆力。

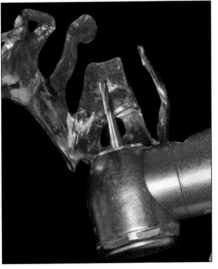

图12-11　接触较紧区域的四氧化三铁粉被磨除，这些区域通常位于邻面板和小连接体上。用高速手机调磨这些区域直至支架可以围绕旋转轴（支点线）自由旋转。

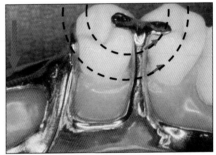

图12-12　游离端可摘局部义齿的舌侧观。前磨牙间的小连接体与牙齿接触过紧，当行使咬合功能、义齿绕支点线旋转时，对牙齿产生扭转力。

修正印模的制取及模型灌注

　　游离端可摘局部义齿的特殊之处在于它的支持力来自两种不同的组织：①基牙的牙周膜；②游离端区域的牙槽骨及覆盖黏膜。由于厚度和可让性的不同，牙周膜相对于黏骨膜动度较小。为了优化义齿游离端区域的支持力，推荐使用二次印模法。第一次制取印模时，通常使用不可逆性水胶体（多为藻酸盐印模材料），主要获取牙齿的位置和解剖形态（见第10章），用于制作支架。第二次制取印模时，获取游离端区域的形态，也就是修正印模。

　　通过修正印模和模型制作的义齿可以从主承托区（比如磨牙后垫、上颌结节、颊棚区）获得最大的支持力。修正印模主要用于下颌单侧或双侧游离端可摘局部义齿的制作。在下颌，如果义齿不充分伸展至磨牙后垫及颊棚区等主承托区，牙槽骨就会因过度受压而快速地吸收。在上颌，修正印模主要用于前牙游离端的缺失，用来确定义齿边缘的厚度和外形。

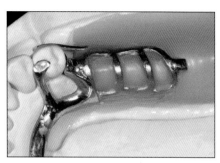

图12-13　在游离端区域铺一层基托蜡，将支架就位在模型上（务必确保支架完全就位），去除基托连接体周围的蜡。

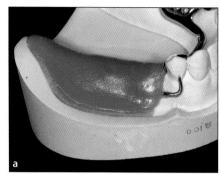

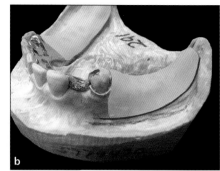

图12-14　（a）调拌托盘树脂，至面团期时，在游离端区域铺一薄层。轻轻按压使其与基托连接体牢固嵌合。修整托盘使其边缘较前庭沟底短1~2mm（红线所示）。（b）托盘边缘光滑圆钝，厚度为1~2mm。

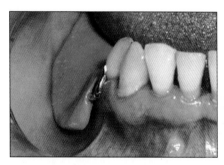

图12-15　口内检查并修整托盘边缘，必要时可以磨短或加长。

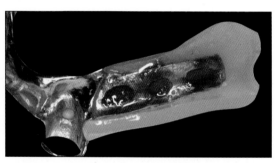

图12-16　使用模型树脂粘固托盘和基托连接体。

游离端个别托盘的制作

1. 在模型上距离黏膜反折线2mm及颊棚区、磨牙后垫处用铅笔画一条线，这条线即为个别托盘的边缘线，然后将模型在饱和石膏水（打磨模型时排出的石膏与水的混合液体）中浸泡5分钟。

2. 模型上涂布分离剂。

3. 游离端缺牙区域铺一薄层基托蜡，以不影响支架就位为标准（图12-13）。

4. 将基托连接体区域稍微加热并在模型上就位，确保支托完全就位。去除支架基托连接体周围的蜡，使其可以和托盘树脂机械嵌合。按规范的粉液比调拌托盘树脂。至面团期时，在游离端区域均匀铺一层树脂（图12-14）。树脂固化后，将托盘浸泡在热水中以去除蜡。也可以使用光固化树脂片制作托盘。

5. 按模型上所画的轮廓线修整托盘边缘，使其光滑

圆钝，托盘边缘厚度为1~2mm（图12-14）。

6. 将带有托盘的支架戴入口内，检查托盘的边缘伸展是否合适。必要时可以调整、缩短或加长托盘边缘（图12-15）。如果托盘和支架基托连接体松脱，可以用树脂粘固（图12-16）。

7. 使用边缘整塑蜡和水浴箱对托盘进行边缘整塑。边缘整塑过程中必须确保支架精确就位，且确保托盘延伸至颊棚区和磨牙后垫等主承托区（图12-17a）。

制取修正印模的材料

　　笔者曾使用数种材料来制取修正印模，最常用的材料是聚硫橡胶和硅橡胶。其引起组织移动较小，能够精细地复制组织细节。结固相对较快，并且便于技工室围模灌注。

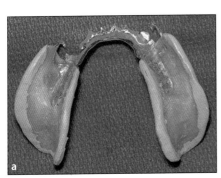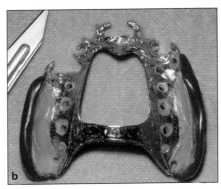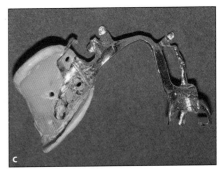

图12-17 （a）充分伸展的印模，至颊棚区及磨牙后垫。（b和c）将边缘整塑蜡回切0.5mm，沿大连接体完成线在托盘上钻一排孔。

图12-18 （a）使用弹性印模材料时，给完成边缘整塑的游离端托盘上涂布托盘粘接剂，注意粘接剂不要超出边缘线。（b）托盘上放置一薄层印模材料。

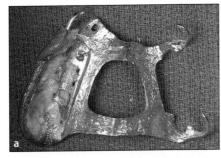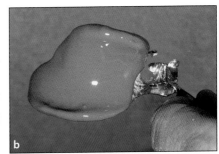

图12-19 （a和b）完成的修正印模，仔细检查印模质量。清除溢出到大连接体组织面的印模材料。

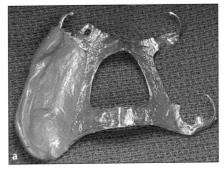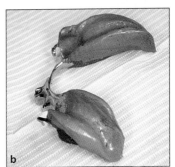

印模制取过程

临床步骤

1. 沿大连接体完成线在托盘上用6号或8号球钻钻一排孔，可以引导印模材料流出，以防止对黏膜造成过度的压迫，避免过多的印模材料溢出到大连接体组织面。

2. 将边缘整塑蜡回切大约0.5mm，给印模材料留出空间（图12-17b和c）。

3. 如果使用弹性印模材料，在托盘内涂布托盘粘接剂直至大连接体完成线。边缘及外表面也需涂布托盘粘接剂，防止围模灌注时脱模（图12-18a）。

4. 制取修正印模时，在托盘内放置一薄层印模材料，不要超出大连接体完成线（图12-18b）。

5. 确保所有支托完全就位，保持支架的位置不要移动，引导患者进行肌功能修整，以获取适宜的基托边缘伸展。

6. 保持支架的位置不动，直至印模材料完全结固，不要在游离端区域施加压力。

7. 第1步中打孔可以防止过多的印模材料溢出到大连接体组织面，如果有印模材料越过完成线流到大

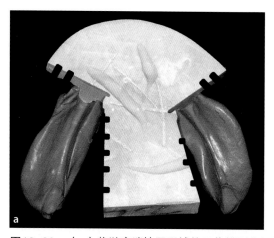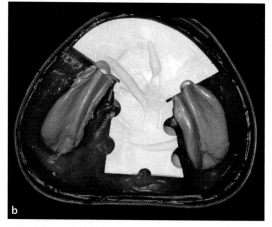

图12-20　（a）将游离端缺牙区域从工作模型上切除，然后将支架完全就位，注意只有金属部分可以和原模型接触，所有和印模相关的部分不应该接触原模型。（b）将修正印模围模，所有区域必须用蜡封闭严密，防止灌注时石膏流到原工作模型殆面。

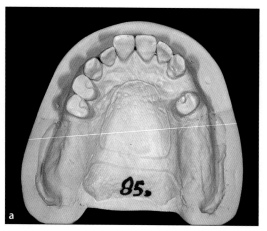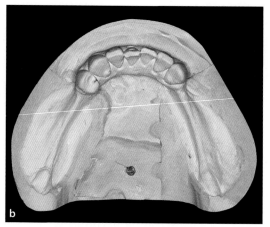

图12-21　（a和b）修正印模灌注出的工作模型样例。其可使最终的可摘局部义齿游离端获得最大的支持力。

连接体下，仔细用手术刀去除。

　　图12-19为完成的修正印模，然后进行围模灌注。

围模灌注修正印模

1. 切除大连接体完成线外的游离端缺牙部分模型，并在模型底座上刻出固位沟槽（图12-20a）。

2. 将支架就位于模型上，确保所有支托完全就位，并且模型与修正印模材料间无接触。

3. 将支架和模型用粘蜡粘固。

4. 修正印模围模灌注（图12-20b）。

5. 灌注前浸泡模型5分钟。

6. 围模时必须用蜡将各个面都严密封闭，以防止石膏流到工作模型殆面。石膏结固后，将印模和模型在60℃水浴箱中浸泡几分钟，然后将印模从模型上轻轻分离。

　　图12-21即为灌注修正印模获得的工作模型。

　　表12-1概述了修正印模及最终模型的相关问题及原因分析。

表12-1 │ 修正印模及最终模型的相关问题

问题	原因
第二次灌注的石膏从原工作模型上分离	原模型上固位沟槽不足；灌注时原模型过于干燥
石膏流到原工作模型骀面	围模时没有用蜡做到严密封闭
带有印模的支架不能在原模型上完全就位	修正印模时印模材料存留在支托或小连接体下；切除游离端部分的模型时修剪不合适，阻碍了支架就位
印模与最终的模型难分离	分离前边缘整塑蜡加热不充分
最终完成的义齿在口内翘动	制取修正印模时支架未完全就位；制取印模时支托下有印模材料；制取印模时大连接体组织面有较厚的印模材料

第13章

颌位关系的记录转移
及可摘局部义齿的咬合

Maxillomandibular Records and Occlusion for RPDs

Ting-Ling Chang | Daniela Orellana | Jay Jayanetti | John Beumer III

每个患者的上下颌关系都是不一样的，在修复体制作之前，必须先确定下颌相对于上颌的位置关系，也就是治疗位置。根据咬合分析，可以选择依据正中关系（Centric Relation, CR）或者最大牙尖交错位（Maximal Intercuspal Position, MIP）来设计制作修复体，另外还要考虑患者的垂直距离（Occlusal Vertical Dimension, OVD）和上下颌骨之间的关系。比如，一个Ⅲ类颌骨关系的患者通常在正中关系位建𬌗，而Ⅱ类颌骨关系的患者可以在正中关系前长正中范围内的若干个位置建𬌗。

垂直距离

垂直距离的评估

医生必须首先评估剩余牙齿的咬合接触，据此决定是保持现有的垂直距离还是重建垂直距离，以确定最终合适的垂直距离（图13-1）。评估垂直距离的方法有多种，但所有方法都应遵从一个基本原则：讲话时上下颌牙齿间不应该有接触。一个合适的垂直距离以后牙稳定的咬合接触为终点，在达到咬合终点过程

中，无牙齿移位，无水平向𬌗干扰。当现有的垂直距离适宜时，如按照正常的𬌗平面，缺牙区的颌间距离可能够；也可能不够用以排列人工牙（图13-2）。

颌间距离的不足并不总是垂直距离的丧失造成的。缺牙区对颌牙齿的过度萌出通常会造成颌间距离的减少（图13-3）。针对该类型患者中，尽管现有的垂直距离是合适的，但在制作可摘局部义齿前，过度萌出的牙齿还是需要调整的（图13-4）。调整的方法包括：调磨、去髓术后全冠修复，必要时联合齿冠延长术、上颌节段性截骨术或者正畸治疗。在某些情况下，为了使𬌗平面协调，有必要拔除严重过度萌出的牙齿（图13-20）。图13-4中的患者即是一典型病例，计划全冠修复其上颌前磨牙和第二磨牙、下颌磨牙，并行上颌结节成形术。为了使上颌第二磨牙有良好的抗力形和固位形，全冠修复前还需进行去髓术和齿冠延长术。

垂直距离的丧失也可能继发于牙齿的磨损、缺失或者移位（图13-1和图13-5）。合理的治疗计划要求重建垂直距离，使其与发音、吞咽、美观相协调。当怀疑有垂直距离丧失或者对颌为无牙颌时，有必要为患者制作一副临时局部义齿以确定最终设

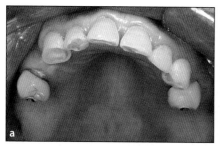 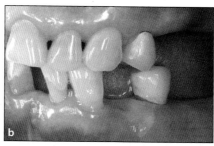

图13-1 （a和b）建立正确的咬合关系首先要评估垂直距离是否合适。这例患者牙齿明显磨损，导致垂直距离丧失。

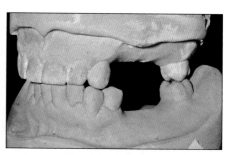

图13-2 当现有的垂直距离合适时，按正常的𬌗平面排列人工牙通常有足够的颌间距离。

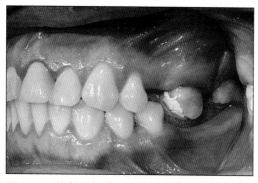

图13-3 修复空间的不足并不总是垂直距离丧失造成的。这例患者修复空间的不足是由于上颌磨牙的过度萌出导致的。

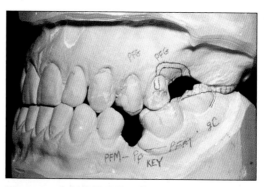

图13-4 在制作最终的可摘局部义齿前，必须纠正过度萌出的牙齿和部分牙弓。

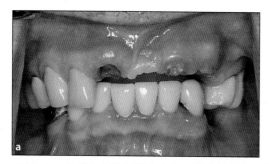

图13-5 （a和b）这两例患者垂直距离都是降低的，没有后牙的咬合接触止点，需要为患者重建与发音协调的垂直距离。

计制作可摘局部义齿时的垂直距离（图13-6）。

初步的垂直距离可以通过息止颌位时的垂直距离（VDR）减去2~4mm的息止颌间隙来确定。首先，在患者的鼻尖和颏部各标记一个点，然后通过语音和吞咽的方法测量这两个点间的距离获得息止颌位时的垂直距离，再减去2~4mm的息止颌间隙来获得初步的垂直距离。然后通过临时局部义齿评估垂直距离是否合适，直至患者感觉舒适，并且颞下

颌关节（TMJ）和相关肌肉组织无症状。垂直距离通常需要逐步增加，因此这个过程可能需要几个月时间。

在确定合适的垂直距离前，需要消除因牙齿移位造成的𬌗干扰（图13-7）。如果最大牙尖交错位和正中关系差异很小而且患者没有症状，可以将最大牙尖交错位作为治疗位置。

图13-6 （a~c）制作临时局部义齿以重建患者的垂直距离并修复缺失的后牙。（d）注意上颌临时局部义齿用于恢复垂直距离的舌面背板（箭头所示）。当患者感觉舒适且没有症状时，制作最终的修复体。

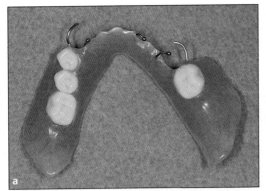
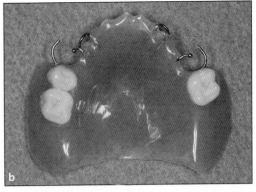
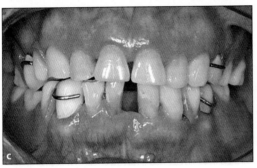
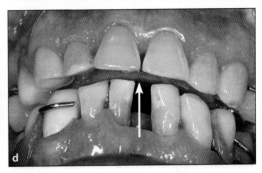

图13-7 正中关系时，牙齿的移位及𬌗干扰会导致不正确的垂直距离。如果将正中关系作为治疗位置，制作可摘局部义齿前，需要通过调𬌗或者制作修复体来消除这些𬌗干扰。

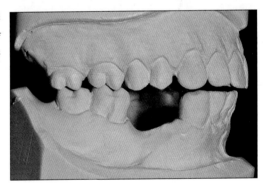

咬合

制作可摘局部义齿时，有两个可用的基本修复位置：

1. 正中关系位：当可摘局部义齿的对颌为全口义齿、当上下颌都只剩余前牙、当后牙没有咬合接触或者全口重建时，应选择正中关系作为修复位置。

2. 最大牙尖交错位：当最大牙尖交错位和正中关系位差异很小而且患者颞下颌关节和相关肌肉组织没有症状时，可以将最大牙尖交错位作为修复位置。

正中关系位作为修复位置

正中关系是独立于牙齿接触而存在的，它由髁突的位置决定。正中关系时，下颌处于不受限的生理性位置。使用正中关系作为修复位置的一个有力依据是正中关系可以稳定的重复并且通过重复的咬合记录再现，这使得临床步骤和技工室转移可以被验证，确保了再现性，而且消除了当下颌处于后退位而产生𬌗干扰的可能性。

最大牙尖交错位作为修复位置

使用最大牙尖交错位作为修复位置是基于功能

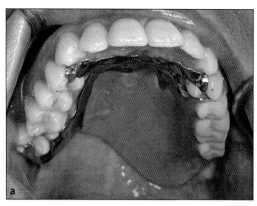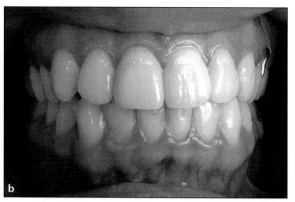

图13-8 （a和b）这例患者最大牙尖交错位仅比正中关系稍微靠前一点，并且无症状，所以使用最大牙尖交错位制作了一副游离端可摘局部义齿。

活动、肌肉动作和发育建立了这个下颌位置这一理论。如果头颈部的检查和咬合分析没有发现咀嚼系统有疾病或症状，可以将现有的上下颌关系作为修复位置（图13-8）。

颌位关系的记录与转移

颌位关系记录转移的目的是记录下颌相对于上颌的位置关系并将其转移至𬌗架上。

𬌗架

𬌗架是模拟人体颞下颌关节和上下颌的机械装置，将上下颌模型固定在𬌗架上可以模拟部分或者全部下颌运动。𬌗架可以被分为以下4类：

- 第一类（不可调）：仅能简单地保持上下颌模型的位置关系，并模拟开闭口运动。
- 第二类（半可调）：可以模拟开闭口运动，并在一定程度上模拟下颌前伸及侧方运动，但是无法记录上颌相对于颞下颌关节的位置关系。
- 第三类（半可调）：使用平均值或者调节相关参数部分模拟髁突的运动轨迹以模拟下颌运动，这类𬌗架可以记录上颌相对于颞下颌关节的位置关系，可以是解剖式𬌗架或者非解剖式𬌗架。

- 第四类（全可调）：可以将患者所有颌位关系参数转移至𬌗架，能够记录上颌相对于颞下颌关节的位置关系，并能逼真地模拟下颌运动。

𬌗架准确复制患者下颌运动的前提是颌位关系记录的准确性和精密地操作𬌗架。临床、技工中心和技术上的误差会影响患者下颌运动再现的准确性，所以有必要取两副颌位关系记录以检查转移的准确性，消除可能的误差。

制作可摘局部义齿时可以使用第三类半可调𬌗架。图13-9即为该类𬌗架。操作这类𬌗架需要以下3个记录：

- 面弓转移记录。
- 上下颌关系记录（比如正中关系记录或最大牙尖交错位记录）。
- 前伸关系记录。

面弓转移记录

面弓是用来记录上颌相对于解剖参考点的位置关系并将其转移至𬌗架的装置。面弓转移记录使上颌模型相对于𬌗架开闭轴的关系与患者一致。通常所选的解剖参考点是下颌铰链轴和另一个前方参考点（图13-10）。如果不记录这个位置关系，就会使

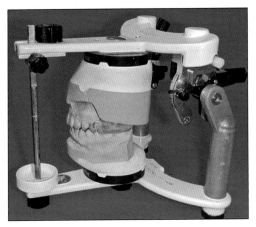

图13-9　制作可摘局部义齿时可以使用第三类半可调𬌗架。

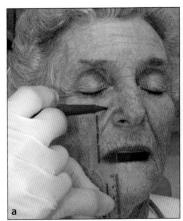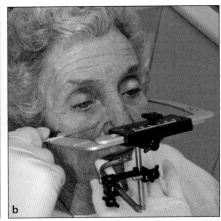

图13-10　（a和b）用参考平面定位和标记装置标记出前方参考点，这个系统标记点的位置在右侧中切牙或侧切牙切端上43mm。（b）拧松前部指针的螺丝，调整面弓使指针对准之前标记的参考点。

图13-11　咬合平面经常是倾斜的，这例患者右侧的𬌗平面低于左侧。准确的面弓转移记录可以将这种差异记录并转移至𬌗架上，使𬌗架能够复制患者的下颌运动。

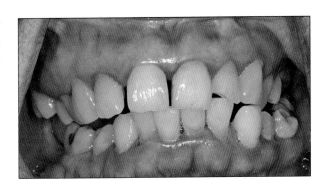

模型在𬌗架上的3D位置有偏差，从而导致下颌运动时模型与患者的咬合接触不匹配。

面弓转移记录使上颌模型在𬌗架上的3D位置与患者上颌与髁突的关系一致。𬌗架必须复制所有咬合接触到铰链轴的解剖距离，如果不是这样（也就是说如果𬌗架开闭弧的半径与患者开闭口弧的半径不一致），开闭口时𬌗架上的咬合接触就会与患者不一致。从侧面看，上颌模型也必须复制在合适的位置。否则，𬌗架上模型的位置就没有准确反映患者的实际情况。当设计咬合和制作修复体时，非正中运动下𬌗架上牙尖的运动轨迹就会与患者不一致，从而导致𬌗干扰。

大部分患者是非对称的，从前方看，上颌可能位于铰链轴中点偏右或偏左一点。在一些情况下，这种差异会很明显。另外，患者𬌗平面的一侧也有可能低于另一侧（图13-11）。面弓转移记录可以使医生记录并转移这些差异至𬌗架上，使得𬌗架可以更好地模拟患者的下颌运动。

临床步骤

面弓可以转移患者上颌相对于任意参考点或者铰链轴的关系至𬌗架上。常用的面弓是耳弓，它使用外耳道决定铰链轴的位置，记录了患者上颌牙弓相对于外耳道和一个水平参考平面的位置关系。

1. 定位前部参考点。借助参考平面定位和标记工具在患者右侧面颊部标记出前方参考点。笔者使用的这个系统的标记点在右侧中切牙或侧切牙切端以上43mm。

2. 准备𬌗叉。给𬌗叉咬合面上覆盖一层边缘整塑材料或者较硬的基托蜡，在材料处于软化状态时将𬌗叉就位于上颌咬合面，将𬌗叉的指示凹槽对准

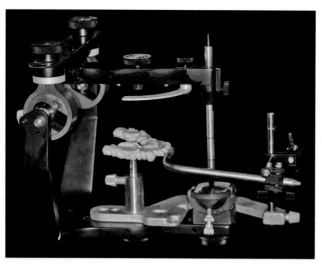

图13-12　面弓记录通过殆叉转移装置固定在殆架下颌体上以固定上颌模型至殆架。

患者的中线，嘱患者用双手拇指固定住殆叉。

3. 放置面弓并将其与殆叉连接。轻柔地滑动调整面弓弓体将面弓的外耳道支撑球放入患者的外耳道中，将殆叉柄与面弓对应的装置连接。

4. 记录前方参考点。升高或者降低面弓，使面弓前部的指针对准前方参考点，然后锁紧面弓（注意：面弓前部的指针末端是圆钝的，但还是要注意在放置指针和移除面弓时，要用手指保护患者的眼睛）。

5. 从患者面颊部取下面弓并将其固定在殆架上。根据说明书将面弓固定在殆架上，有时候面弓通过殆叉转移装置固定在殆架下颌体上（图13-12）。

6. 通过面弓转移记录将上颌模型固定在殆架上。在上颌模型底座上刻出用于重新上殆架的沟槽，并在沟槽处涂布液状石蜡，将模型与殆叉上的咬合记录对准，使用石膏将上颌模型固定在殆架上。

颌位关系记录

根据诊断信息选择正中关系位或者最大牙尖交错位作为修复位置。记录所选修复位置的方法取决于剩余牙齿和组织的情况。有两种记录上下颌位置关系的方法。

当最大牙尖交错位为修复位置时利用剩余牙齿确定上下颌关系

当剩余牙齿的咬合接触足够使上下颌模型建立稳定的咬合关系，且这一位置是医生决定的修复位置时，可以直接在口外对稳上下颌模型（图13-13）。该方法消除了因使用咬合记录材料而增加误差的风险（图13-14）。如果剩余牙齿的咬合接触不足以在口外直接对稳上下颌模型，记录上下颌关系时就需要制作基板和蜡堤（图13-15）。

正中关系记录

目的是准确地记录正中关系时，上颌和下颌的相对位置关系。正中关系的定义为：独立于牙齿咬合接触状态的上下颌位置关系，在这一位置，髁突位于前–上位，正对关节结节后斜面；此位置上，下颌只能做单纯的转动；这个不受限的生理性上下颌位置关系可以作为患者开闭口、前伸和侧向运动的起点；在临床上，它是可重复的参考位。

记录正中关系的方法取决于剩余的牙齿和牙槽嵴组织。如果剩余牙列足够支持咬合记录材料，记录正中关系时可以不使用基板（图13-14）。如果存在游离端缺牙区域，就必须使用基板和咬合记录材料来记录正中关系并将其转移至殆架上（图13-15和图13-16）。

使用基板和殆堤

大部分可摘局部义齿存在游离端，可能仅单颌存在一个游离端区域，或者极端情况时上颌为无牙颌，下颌仅剩余6颗或者更少的前牙。

这些情况下记录正中关系位需要：

- 与牙槽嵴贴合良好的基板。
- 尺寸稳定性好的殆堤和咬合记录材料。

基板。正中关系记录的准确性依赖于基板从缺

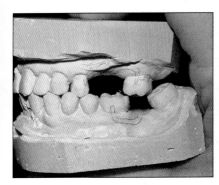

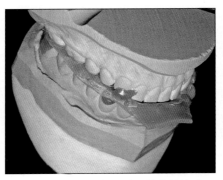

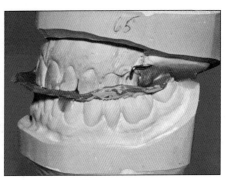

图13-13　当剩余牙齿的咬合接触足够使上下颌模型建立稳定的咬合关系，可以直接用手对稳上下颌模型。

图13-14　如果剩余牙列足够支持咬合记录材料，记录正中关系时可以不使用基板。在模型底座上刻出用于重新上𬌗架的沟槽，并在沟槽处涂布一薄层液状石蜡。将上下颌模型用硬的粘蜡稳固地固定在一起用以上𬌗架。

图13-15　使用基板和蜡堤记录上下颌关系。

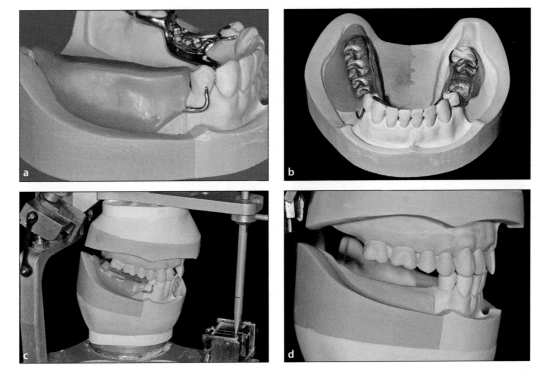

图13-16　（a）在工作模型上制作基板和蜡堤，并与可摘局部义齿支架连接。（b）患者口内取得咬合记录后将其固定在工作模型上。（c）将下颌模型固定在𬌗架上。（d）固定好的模型，注意有足够的修复空间来排列人工牙。

牙区黏膜获得的支持力与最终完成的修复体相同。基板要在最终制作修复体的修正模型上制作，连接到可摘局部义齿支架的基托连接体上。制作基板的步骤为在修正模型上填倒凹，涂布分离剂，然后在支持区域表面铺一薄层自凝丙烯酸树脂使其与支架相连。

　　𬌗堤。𬌗堤是填充在基板与对颌牙齿之间的条

嵴状材料，必须使用尺寸稳定的材料来制作。一个简单的方法是在制作基板的同时制作𬌗堤，在基板上添加一薄层V形基托蜡条使其高度接近对颌牙表面（图13-16a），这样便制作完成了坚固、稳定并容易调整的𬌗堤。常用来制作𬌗堤的是硬蜡类材料，使用的时候要特别注意该类材料会因为温度的改变和压力而变形。

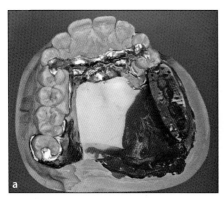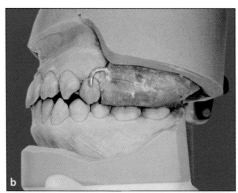

图13-17 （a和b）这个病例中使用边缘整塑蜡作为咬合记录材料。

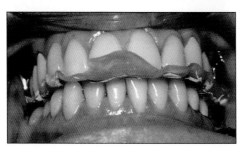

图13-18 观察患者下颌是否可以重复地咬入咬合记录，以验证咬合记录的准确性。

咬合记录材料。咬合记录材料可以真实准确地记录咬合关系，这类材料在患者闭口的时候应该不产生或产生很小的阻力。对于咬合记录材料，基本的要求是当其结固后能保持尺寸稳定，不因为温度的改变和压力而变形。有数种材料可以满足这些要求，包括蜡、边缘整塑蜡、氧化锌糊剂、石膏和硅橡胶咬合记录材料（图13-14~图13-17）。

临床步骤

颌位记录时对患者的引导和患者的配合至关重要，所以有必要给患者解释该操作的过程和目的。医生嘱患者处于放松状态，便于医生可以重复地引导患者下颌至适宜的位置。直至患者下颌可以稳定地到达正中关系再取咬合记录。仔细观察，确保咬合记录材料结固的过程中患者下颌没有移动。当材料结固后，让患者反复闭口至正中关系，观察患者下颌是否可以重复地咬入咬合记录，以验证记录的准确性（图13-18）。

在下颌模型底座上刻出用于重新上𬌗架的沟槽，并在沟槽处涂布一薄层液状石蜡或凡士林。将上下颌模型用硬的粘蜡稳固地固定在一起，然后将下颌模型用石膏固定在𬌗架上（图13-17b）。如果在记录正中关系时抬高了垂直距离，必须测量出数值，然后相应地调整切导针。建议取第二副咬合记录，来检查上好的𬌗架，用以验证转移的准确性，消除上𬌗架过程中可能产生的误差。

前伸咬合记录

记录前伸咬合关系的目的是确定髁导斜度，方法是使上下颌前牙切端对切端或者使下颌在正中关系位前4~6mm时记录上下颌关系。从患者口内取出咬合记录，调整𬌗架将咬合记录放置在上好𬌗架的模型间以确定髁导斜度，使𬌗架可以很好地模拟患者的下颌运动。

建立咬合与美观

咬合设计需要做到以下几点：

- 保存剩余口腔组织。
- 构建咬合（合适的垂直距离，正中关系/最大牙尖

图13-19 过度萌出的上颌后牙和向近中倾斜的下颌磨牙造成非正中运动时不合适的咬合接触，同时给上颌可摘局部义齿带来了美学挑战。

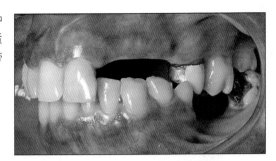

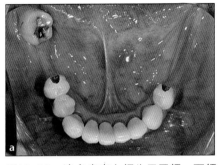
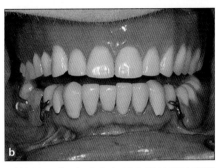
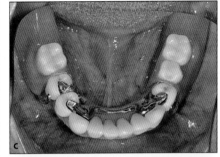

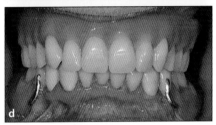

图13-20 这名患者上颌为无牙颌，下颌牙列缺损。（a）注意向近中倾斜且过度萌出的下颌磨牙。（b）当患者尝试在正中关系闭口时，注意这一后牙与上颌全口义齿的早接触。拔除这一下颌磨牙可以优化𬌗平面，便于义齿达到平衡𬌗。（c）就位的新的可摘局部义齿。重新制作了牙冠以便于在邻近游离端基牙的近中放置支托，并且优化了牙齿外形以便于建立平衡𬌗。（d）最终完成的修复体。

交错位，非正中运动）。

- 建立咬合面。
- 重建、保持或改善美观。

保存剩余口腔组织

修复牙列缺损的首要目标是控制剩余牙列的位置及保存剩余组织结构，这一理念由DeVan提出，这同样是可摘局部义齿治疗的基本目标。修复的人工牙和咬合面如果危害了剩余牙齿和支持组织的健康或存留，也会成为不良修复。可摘局部义齿不合理的设计和创伤𬌗会加快剩余牙齿的丧失和牙槽骨的吸收。

构建咬合

为患者制作可摘局部义齿，设计咬合时要考虑以下3个基本因素：

- 𬌗平面。
- 髁导。
- 咬合形式。

𬌗平面

设计咬合时首先要评估和建立正确的𬌗平面。如果不把握住这个基线，在功能运动和副功能运动时就不可能建立有序、合适的咬合接触。当有后牙过度萌出超出𬌗平面时这种情况是最明显的（图13-3，图13-4和图13-19）。在开闭口和侧向运动时，这种牙齿移位可能会造成𬌗干扰。进而当下颌水平向运动时产生有害的咬合接触，这是最不希望出现的现象。

这种情况常见于一个孤立的下颌牙齿向近中倾斜并且过度萌出。当上颌是无牙颌，需要进行全口义齿修复时，必须要调整这种牙齿的位置和咬合面形态，可以使用的方法包括调磨、全冠修复或者使用扩展的𬌗支托。当牙齿严重过萌时，常常需要拔

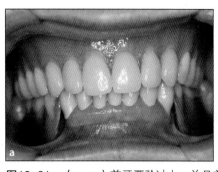 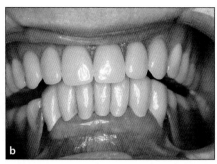 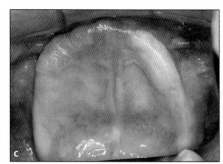

图13-21 （a~c）前牙覆殆过大，并且前伸运动时后牙没有接触，导致副功能运动时上颌全口义齿向前倾斜，最终造成切牙区严重的骨吸收，发展成"联合综合征"。

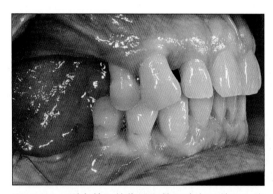 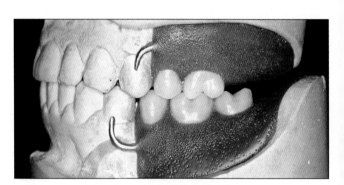

图13-22 剩余前牙的位置和数量确定了前导。这例患者因为覆殆较大，非正中运动时后牙会有即刻的殆分离。

图13-23 理想情况下，前导由剩余前牙确定。

除该类牙齿以建立合适的咬合形式（平衡殆）（图13-20）。

另外，当上颌是无牙颌，下颌牙列缺损时，过度萌出的下颌前牙会使排列上前牙以满足患者的美观需求和在下颌非正中运动时达到平衡殆变得困难。最终的结果是副功能运动时（磨牙症）上颌义齿过度翘动，造成上颌无牙颌严重的骨改建吸收（图13-21），也就是通常所说的"联合综合征"。

理想的殆平面是合适的垂直距离下一条从磨牙后垫1/2高度延伸至上颌中切牙切端的假想线。当确定殆平面后，评估并调整或重建剩余牙齿的咬合面，以建立医生所确定选择的咬合形式。

髁导

每个人关节窝的形态都是独特的，它的倾斜程度可以被记录下来并转移至殆架上，这会对前伸和侧向运动时的咬合产生很大影响。将髁道斜度转移

至殆架上使修复体的咬合：①与剩余牙齿的引导相协调且不影响剩余牙齿的引导；②当可摘局部义齿的对颌是全口义齿时，便于在各方向非正中运动时建立平衡殆（双侧平衡殆）。

咬合形式

使用可摘局部义齿修复牙列缺损时，有3种可选的咬合形式：

1. 相互保护殆。
2. 组牙功能殆。
3. 平衡殆（双侧平衡殆）。

咬合形式的选择取决于剩余牙列及对颌牙列的情况。当患者上下颌都存在天然牙列时，修复时通常采用相互保护殆或组牙功能殆；当牙列缺损患者的对颌为无牙颌时，修复时采用平衡殆。

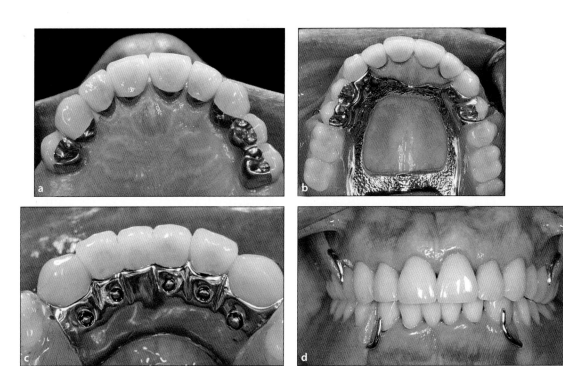

图13-24　（a~d）固定修复的前牙和与之相协调的可摘局部义齿重建了理想的前导。

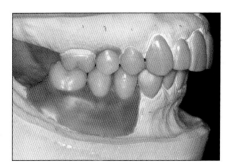

图13-25　开始治疗前制作诊断蜡型帮助发现咬合问题和建立理想咬合。

相互保护殆。当上下颌前牙存在时，它们的位置通常决定了下颌前伸和侧向运动的轨迹。一些情况下，因为前牙的覆殆较大，非正中运动时后牙会有即刻的殆分离（图13-22）。另一些情况下，在前牙引导产生殆分离前，下颌会有一定程度的水平向运动。

前牙的覆殆和覆盖（前导）会影响后牙的牙尖斜度与位置。当患者覆殆较深、切道陡峭时，非正中运动时后牙就会产生即刻的殆分离，从而减小了产生殆干扰的可能性。一些患者因为先天的原因或者继发于牙齿磨损或侵蚀，前牙的覆殆较小，导致非正中运动时后牙产生殆干扰。在这种情况下，就要仔细地排列人工牙并调整咬合面，避免这些殆干扰。

理想情况下上下颌都有余留的前牙，在非正中运动时提供引导（图13-23）。当制作后牙的可摘局部义齿，天然前牙的引导存在时，非正中运动时后牙应该产生殆分离，仅在正中时有咬合接触。如果牙列为中到重度磨损，应该重建前导（图13-24）。然而这一步骤应该系统地完成，遵循基本的修复原则，利用前导的相互保护殆是更可取的，当然前导的重建应该与患者的髁导协调。在治疗开始前应制作诊断蜡型，用以评估需要的修复体类型并确定剩余的后牙是否需要咬合调整（图13-25）。对于复杂的病例，在制作最终修复体前应该制作临时局部义齿，用以确定垂直距离是否合适，并确定与患者髁导和前牙功能运动范围相协调的修复位置（图13-6；见第18章）。

139

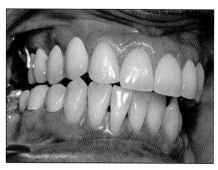
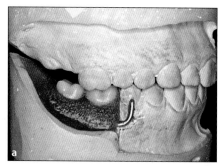
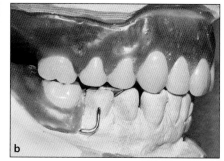

图13-26　侧向运动时，前磨牙、尖牙与切牙同时接触，以减少副功能运动时基牙所受的力量。

图13-27　（a）通常的临床表现是上颌为全口义齿，下颌为可摘局部义齿。应该建立平衡殆以避免副功能运动时因义齿翘动而造成的无牙颌快速骨吸收。（b）注意前磨牙上扩展的殆支托及下颌磨牙远中的平衡斜面。设计这种形式的支托是为了优化殆平面及达到平衡殆。

组牙功能殆。前牙游离端缺失的可摘局部义齿与后牙游离端缺失的可摘局部义齿的咬合形式明显不同。对于后牙游离端缺失的可摘局部义齿，仅在正中关系时后牙有咬合接触是合适的，但是对于尖牙缺失的前牙游离端可摘局部义齿却是不合适的。当修复上颌前牙游离端区域时，人工前牙的长度、覆殆和覆盖及由此决定的美观效果受限于颌位关系、切导斜度和对颌牙列。在侧向运动时，前牙游离端缺牙区域的人工牙和天然后牙需要同时接触（图13-26）。如果前导由人工前牙确定，与前牙游离端缺牙区域邻接的基牙在副功能运动时就会受到不良的力量。

当患者剩余前牙有磨损，并且颞下颌关节及相关肌肉组织没有症状或者当患者是Ⅲ类骨性关系时也可以考虑使用组牙功能殆。如果这类患者不能使用固定义齿重建理想的前导，制作可摘局部义齿时最好使用组牙功能殆。

平衡殆。通常的临床表现是上颌为全口义齿，下颌为可摘局部义齿（图13-27），这种情况需要一种完全不同的咬合形式。不管上颌还是下颌为无牙颌，都需要采用平衡殆（双侧平衡殆）（图13-20和图13-27），使义齿在正中及非正中运动时双侧都有咬合接触，否则副功能运动时义齿就会过度翘动，导致无牙颌牙槽骨的快速吸收（图13-21）。

建立咬合面

对于后牙游离端缺失，采用可摘局部义齿修复时，采用舌向集中殆较为合适（图13-28）。舌向集中殆的设计特征是仅上颌牙舌尖与下颌牙有功能接触，它使咀嚼时上下颌咬合接触面积最小，并且简化了牙齿的排列和调殆，同时又能提供足够的咬合稳定性和咀嚼效率。舌向集中殆下颌人工牙的咬合宽度是减小的，以减小表面积，其中央窝是一条浅沟，在正中关系及其周围提供咬合接触。其牙尖是平的，仅上颌舌尖与下颌中央窝有一个接触点。另外，不像一牙对二牙的牙齿排列设计，这种设计使医生在个别牙近远中方向上的排列更加自由一些。

人工牙的排列必须符合所确定的咬合形式。应该按照特定的顺序排列后牙，首先排列紧靠邻面板的人工牙，排列和调整这颗牙使其在正中及侧向运动时与设计的咬合形式相符（图13-29和图13-30）。在上颌美学区，有必要调整邻面板和人工牙以达到更好的美学效果。有时在非美学区有必要在人工牙与天然牙间留出一定的间隙。

天然牙与对颌牙槽嵴

当后牙缺失的游离端义齿的对颌为天然牙时，建立咬合需要特别考虑。人工牙的排列和殆面形态通常受两个因素影响：①剩余天然牙与对颌牙槽嵴

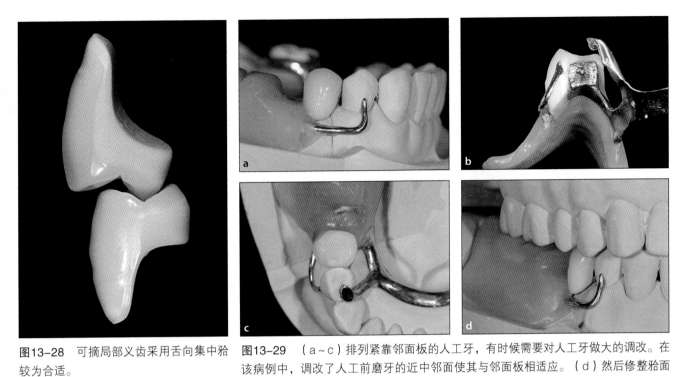

图13-28 可摘局部义齿采用舌向集中殆较为合适。

图13-29 （a~c）排列紧靠邻面板的人工牙，有时候需要对人工牙做大的调改。在该病例中，调改了人工前磨牙的近中邻面使其与邻面板相适应。（d）然后修整殆面形态，使其仅在正中时有咬合接触。

图13-30 （a~e）如果按照适当的顺序排牙，剩余的人工牙可以被放置在理想的位置。建议仅在正中位时有咬合接触，侧向运动时由天然前牙提供引导。

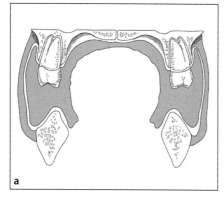
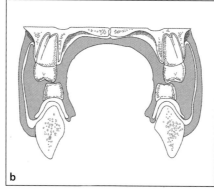
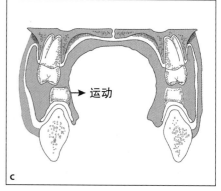
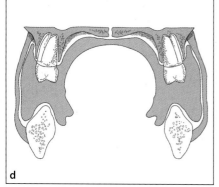
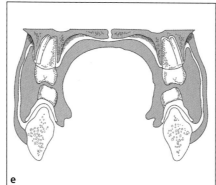

图13-31　（a）对颌天然牙舌尖正对缺牙区牙槽嵴顶，此时，缺牙区牙槽嵴对可摘义齿的支持力相对于对颌天然牙的咬合力是相对较弱的。（b）调整下颌人工牙，减小其咬合面积，使其正中接触区域平坦，这种殆型被称为舌向集中殆。（c）当天然牙的前导存在时，理想的情况是，游离端区域后牙在非正中运动2~3mm后产生殆分离。（d）在一些情况下，牙槽嵴与对颌天然牙中央窝相对。（e）将下颌人工牙舌尖磨除、调整颊尖与上颌天然牙中央窝相对，这样仍能提供足够的咬合稳定性和咀嚼效率。

的位置关系；②天然牙的牙周膜支持相对于对颌游离端义齿的黏膜支持。

　　当下颌牙槽嵴与上颌天然牙舌尖相对时（图13-31a），应该仅上颌牙舌尖与下颌人工牙有咬合接触（图13-31b）。咬合接触范围较小并且建立在正中关系。当天然牙的前导存在时，后牙在非正中运动时最好产生殆分离（图13-31c）。

　　当下颌牙槽嵴与上颌天然牙中央窝相对时（图13-31d），应该将下颌人工牙舌尖磨除、调整颊尖与上颌天然牙中央窝相对，来遵循前述咬合设计原则（图13-31e）。

修整可摘义齿修复牙列的殆平面

　　从前述的几个病例可以看出，许多患者的殆平面是不协调的，这使得对颌为全口义齿时难以达到平衡殆。不处理过度萌出的剩余牙齿使患者的义齿容易翘动、产生侧向力，从而压迫黏骨膜、破坏血管床，造成骨吸收（图13-21）。可以通过正畸治疗、调磨牙齿（图13-34）、固定义齿修复（图13-32）甚至拔除患牙（图13-20）来修整殆平面。也可以使用条带状或覆盖殆面的支托来使殆平面平整以达到平衡殆（图13-27b和图13-33）。

调整天然牙列和人工牙的咬合面

　　当可摘局部义齿人工牙的对颌为天然牙列时，有时候为了优化殆平面和咬合关系，必须调整对颌天然牙的咬合面形态（图13-34）。

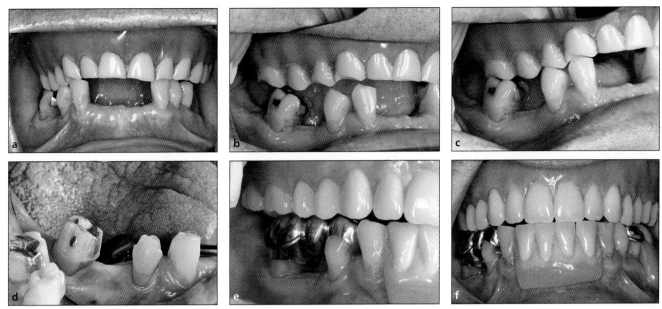

图13-32　这例患者上颌为无牙颌，下颌牙列缺损需行可摘局部义齿修复。（a）原有的上颌全口义齿与牙列缺损的下颌。（b）下颌前伸位，注意近中倾斜的磨牙和因此造成的早接触。副功能运动时，全口义齿会倾斜移位，造成上颌的骨吸收。（c）右侧下颌侧向运动位。（d）牙体预备，注意预备牙齿使导面相互平行。（e）在正中关系位完成的最终修复体。（f）右侧下颌侧向运动位。注意咬合形式是平衡𬌗。

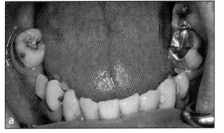
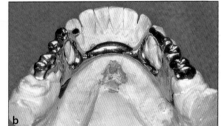
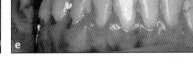

图13-33　（a）这例患者因倾斜和未完全萌出的牙齿使𬌗平面不协调。（b）设计了一个带有扩展支托的覆盖式可摘局部义齿来优化𬌗平面。（c）可摘局部义齿就位。（d）未戴入下颌可摘局部义齿时上颌全口义齿的情况。（e）戴入上颌全口义齿和下颌可摘局部义齿时的情况，覆盖的可摘局部义齿使上颌全口义齿可以达到平衡𬌗。

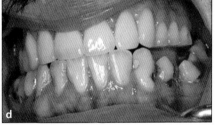
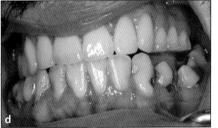
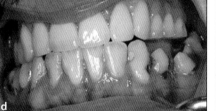

图13-34　选择性地调磨对颌天然牙以优化𬌗平面。

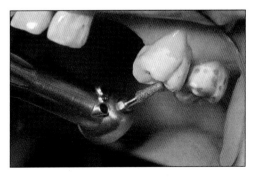

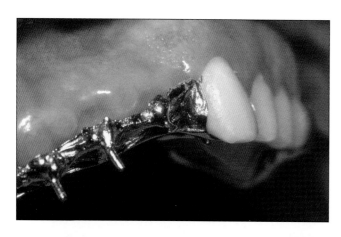

图13-35 注意上颌尖牙近中面的邻面板。邻面板较薄而且没有过于向唇侧扩展，使得侧切牙可以与尖牙直接接触，从外观上看不到邻面板。

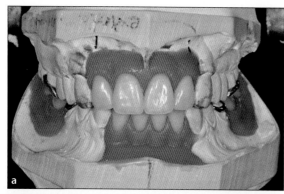

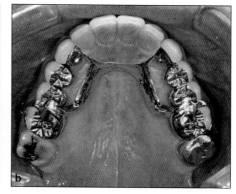

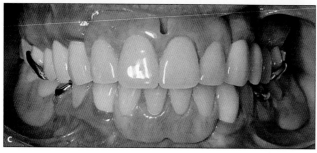

图13-36 （a）基托的外形轮廓对可摘局部义齿的美观非常重要，尤其是患者为高位笑线时。牙龈的外形轮廓应该遵循微笑设计原则。试戴时应该确定义齿最终的外形轮廓。（b）义齿的𬌗面观。义齿舌侧的外形轮廓应该模拟正常的解剖形态，不影响舌体的运动，使发音清晰。（c）最终就位的义齿。注意基托与邻近的黏膜组织相协调。

重建、保持或改善美观

因为可摘局部义齿与口内剩余牙齿和组织相协调比较困难，所以，采用可摘局部义齿修复缺失牙，并预期达到良好的美观效果是比较复杂的。同一牙弓内剩余牙齿的大小、颜色和外形常常不同，为了使人工牙与剩余天然牙列相协调，常常需要修整重塑人工牙外形。人工树脂牙调整起来较为简单，而且可以染色和修补。邻近缺牙区以及排列人工牙处的义齿金属支架部分需要仔细评估，尤其在

美学区，邻面板不应该过于向唇侧扩展，以便于使人工牙唇面可以与天然牙直接接触（图13-35）。

可以试戴与义齿最终基托的大小、外形和轮廓一致的义齿蜡型，医生和患者来共同评估义齿的外形与美观。必要时调整义齿，比如重新排牙或者修整基托外形，直至患者和医生双方都对外观满意（图13-36）。微笑时可见的基托外形和颜色对可摘局部义齿的美观非常重要，如果其与剩余组织结构不协调的话会非常明显。可以使用基托比色板选择合适的颜色。制作前牙区游离端义齿时，人工牙和

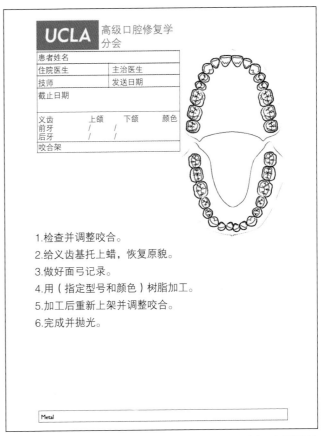

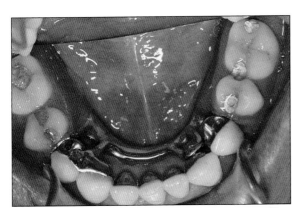

图13-37 放置银汞合金作为咬合止点来减少磨损，维持垂直距离。

图13-38 技工制作说明应该尽量详细，内容包括所有需要的信息。

牙龈外形需要遵循微笑设计的原则（见第14章）。

防止咬合磨损和垂直距离的丧失

　　垂直距离的维持主要依靠后牙，因此制作后牙的材料需要耐磨损，同时又与对颌的天然牙或者修复材料相适应。人工牙最常用的材料是丙烯酸树脂或者复合树脂。复合树脂研究的新进展已经能够较大程度地减少人工牙的咬合磨损，但还是需要让患者了解人工牙最终可能会因为磨损而被替换。可以在人工后牙上使用银汞充填物作为咬合止点来维持垂直距离（图13-37），尽管止点周围还是会磨损，以致人工牙最终需要被替换。

技工室医嘱

　　前述试戴工作完成后，将修复体送回技工中心进行最后的制作。需要给技师详细的说明，使其理解并满足医生和患者的需求（图13-38）。主要包括以下几点：

1. 正中和非正中时必要的咬合调整。

2. 人工牙修整、更换、染色和修复的要求。

3. 基托外形和颜色的具体细节。

4. 完成日期。

5. 复制一份𬌗架信息（面弓记录、𬌗架设置参数等等）。

第14章

优化美学：附着体及旋转就位可摘局部义齿

Optimizing Esthetics: Attachments and Rotational Path RPDs

Ting-Ling Chang | Daniela Orellana | Frederick C. Finzen

当可摘局部义齿关键基牙位于美学区，特别是使用常规的𬌗方卡环时，可摘局部义齿修复后的美学效果一度是个问题。但是，随着I型卡环、弹性附着体以及可摘局部义齿旋转就位概念的出现，美学区可摘局部义齿的美学问题能够得以解决。使用这些方法，即使是前牙区较大范围缺损的患者使用可摘局部义齿修复，也可以获得良好的美学效果。

固定可摘联合修复

通常，多颗后牙缺失后，后牙支持丧失容易导致咬合垂直距离（OVD）降低和面下1/3高度减小。通常这些改变会带来前牙移位，进而产生前牙间隙（图14-1）。对于这类患者，将可摘局部义齿、全冠或固定桥（FDPs）联合应用，不仅可以修复缺失的后牙，恢复OVD以及面下1/3高度，而且可以为达到最佳的美学修复效果奠定基础。

在这种情况下，临床医生确定治疗方案之前，需要详细地了解患者修复的动机和需求。例如，患者是只希望修复已经或者即将缺失的牙齿，还是希望完善地治疗，既修复缺失的牙齿，又要达到理想的前牙区美学效果？

如果患者希望既修复缺失牙，同时还要提高美学效果，则需要考虑所有可能的因素。治疗也就相对复杂，需要由临床医生和技师联合制订完善的治疗计划和进行细致的工作。如果要达到较为理想的美学效果，就必须进行诊断蜡型的制作（图14-2）。诊断蜡型能够帮助临床医生明确需要处理的咬合问题以及前牙适合的位置角度和轮廓外形；也可以帮助患者了解其需要处理的牙科问题，在一定程度上可以看到最终的修复效果。诊断蜡型可以按常规的方法制作（图14-2），或通过数字化的方法呈现给患者。

固定、可摘联合修复必须遵循正确的顺序，且需特别关注以下问题，以达到最佳的美学效果（见第15章和第18章）：

- 确定适当的垂直距离（OVD）。
- 合理的咬合平面，倾斜的咬合平面特别不美观。
- 确定最佳的修复位姿，这可能需要制作治疗性可摘局部义齿。
- 仔细评估上下唇部的外形及微笑状态。

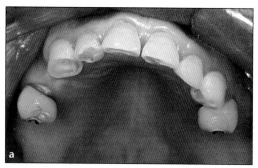
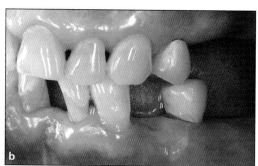

图14-1 （a和b）患者口内多颗牙缺失伴随着散在间隙以及垂直距离减小（由加利福尼亚州比弗利山庄的A.Davodi博士供图）。

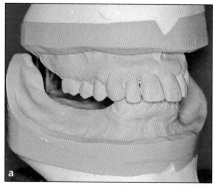
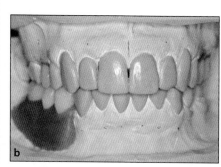
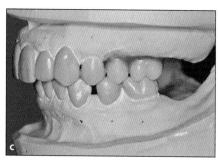

图14-2 （a）研究模型显示后牙支持缺失后伴随垂直距离减小及上颌前牙前突。（b和c）利用诊断蜡型确定垂直距离，修复前牙适宜的位置、角度和轮廓外形。

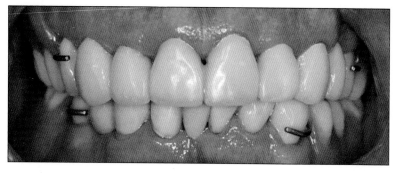

图14-3 图14-1所示患者。参照诊断蜡型，进行基牙预备，用临时固定修复和治疗性可摘局部义齿来确定咬合垂直距离及治疗位置。并确定每一颗牙齿的大小和轮廓以及前牙的修复体颜色。待一切达到预期效果之后，再行最终修复体制作（由加利福尼亚州比弗利山庄的A.Davodi博士供图）。

- 确定牙齿大小、比例及其相互关系。
- 切外展隙的尺寸和对称性必须仔细确定。
- 重塑切端，以实现理想的笑线，凸而立体的切牙牙面比扁平或凹陷的切牙牙面更具美观效果。
- 可摘局部义齿基牙预备时，必须考虑可摘局部义齿的支托和导面（见第15章）。
- 可摘局部义齿固位体的基牙固位区域必须位于基牙的颈1/3内，以最小化I型卡环固位体的暴露量（见第15章）。

上述问题必须在制作最终义齿之前加以仔细分析解决，最好用临时修复体和治疗式可摘局部义齿来模拟解决（图14-3）。只有当这些问题得到良好解决后，临床医生才可以开始制作最终修复体和可摘局部义齿（图14-4）。其中，最重要的是确定合适的垂直距离（OVD）和治疗位姿。

现代口腔美学研究和微笑设计的基础，是由一些全口义齿修复技术的奠基人打下的：美国的Frush、Fisher和Pound；意大利的Preti；瑞士的Gerber。他们认识到：①患者的感知和个体解剖形态有很大的差异；②单一患者的审美需求可能不适用于所有的患者。他们提倡一种结合现实主义的美学

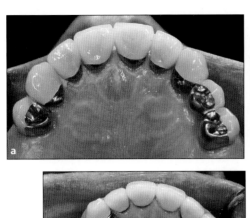
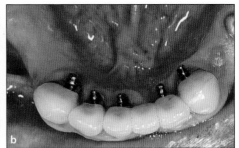
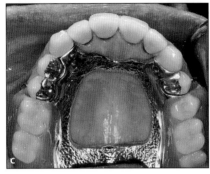
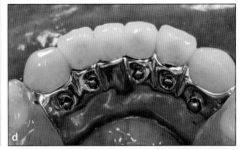

图14-4 （a~e）图14-1和图14-3所示患者。通过可摘局部义齿确定咬合垂直距离和治疗位姿，并用临时全冠评估美学效果后，制作最终修复体和可摘局部义齿（由加利福尼亚州比弗利山庄的A.Davodi博士供图）。

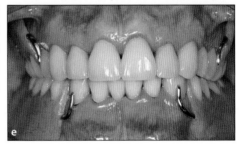

结果，即美与患者的脸型、年龄和性格类型均有相关性。

在现代文化中，微笑设计和美学预期非常理想化，并且经常以牺牲现实来尝试吸引追求理想化的年轻人。在很多方面，这不完全是一个积极的发展方向，因为一些临床医生采用"一刀切"的方法，并不总是维护患者的最大利益。然而，在美学上的"理想"（所谓的"好莱坞式微笑"，即牙齿整齐洁白、两侧对称完美）和考虑到患者自身的年龄和口腔解剖形态的"现实"之间的微妙平衡中，最终的决定者是患者及其亲朋好友。患者对理想美学的认知因人而异。有经验的临床医生可以使患者的期望建立在对可行和可预测的现实评估基础上，综合美学预期来选择健康的修复方法。对大多数观察者来说，人们外形的和谐或不和谐，以及对称性是否

适合是显而易见的。尽管如此，大多数临床医生喜欢通过在中线两侧引入微小的差异为每名患者保持一定的真实感。无论何时，美学区域修复时，都必须要对这些因素进行全面的审查和考虑。对这些问题的详细讨论超出了本书的范围。笔者引用Chiche、Pinault和Morley相关专著中的观点呈现给大家。

谨慎小心

美学修复和微笑设计通常包括额外的修复治疗：如正畸牙齿移动、牙周病治疗和正颌外科手术以重新定位颌骨。尽管微笑设计和美学效果在很大程度上是根据最终的修复需求所驱动，但在实施过程中，全面整体的微笑设计通常需要跨学科的努力。

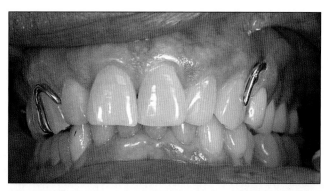

图14-5 如本例患者所示，在美学区域，使用I型卡环固位体以最小限度地暴露金属，其美学效果要优于圆形卡环。

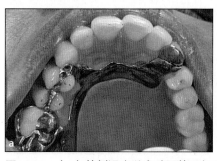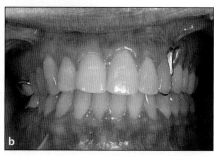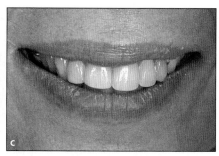

图14-6 （a）单侧远中游离端可摘局部义齿。尖牙上通过带有舌隆突支托的部分冠进行修复。间接固位是设置在第一前磨牙上的支托。（b）正面观。（c）微笑观。请注意I型卡环只有轻微的金属显露。这是追踪随访长达18年的病例照片。

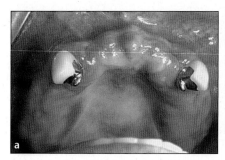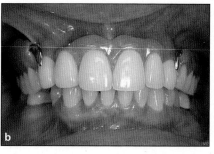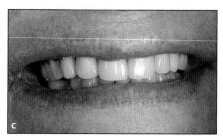

图14-7 修复前牙和后牙缺失的可摘局部义齿。（a）两颗尖牙已行带有舌支托的烤瓷全冠修复；（b）可摘局部义齿修复后。可以看到，尖牙冠修复体的唇面固位形设置良好，使得I型卡环在靠近龈缘处获得良好的固位，同时，在患者大笑时确保I型卡环只有较少的暴露；（c）切牙边缘已处理为理想化的微笑线。这是随访9年的病例照片。

后牙牙列缺损的修复

在美学区使用I型卡环固位

当用可摘局部义齿修复后牙区牙列缺损时，最常见的问题是美学区基牙的固位体外露，而使用I型卡环固位体可以减少固位体的暴露量。相比常规的固位体，例如圆形卡环，I型卡环最大的特点就是暴露量小，美观性强（图14-5）。I型卡环末端靠近牙龈边缘，交谈时不容易暴露，甚至当患者在微笑时嘴唇扬起也不容易发现（图14-6）。对于某些患者，可能需要通过牙釉质重塑术或制作观测冠来调整固位区。单侧后牙缺失时，使用间接固位体，尽量避免在对侧前牙区使用固位体（图14-6）。如果前牙需要行全冠修复，冠的唇颊侧需要外形重塑，将固位区调整至基牙颈1/3内（图14-7）。

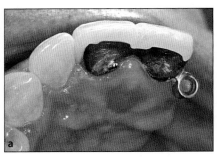
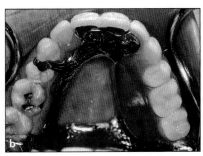
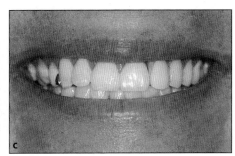

图14-8　（a）与缺牙区相邻的两颗中切牙已通过联冠修复，右侧中切牙上设置了舌支托。在联冠的近缺隙侧设置了一个ERA附着体。（b）修复体就位。支架覆盖尖牙–第一前磨牙间的天然间隙，来提供额外的支持。（c）微笑观。

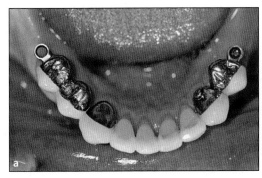
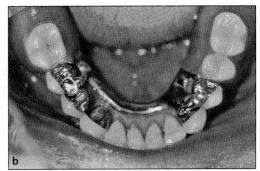

图14-9　（a和b）与缺牙区相邻的两颗天然牙已行联冠修复，支托设置在联冠的近中。此设计将确保当游离端义齿承受咬合力时，附着体将沿较为垂直的方向移动。这将使附着体磨损最小化并能更垂直地传导咬合力（由加利福尼亚州洛杉矶的T.Berg博士供图）。

使用附着体

使用附着体可以无需设计常规固位体。但是，如果附着体用于游离端可摘局部义齿时，其必须允许修复体可以围绕支托自由旋转，这样，当咬合力施加于游离端时，才能避免基牙受到侧向扭力的作用。笔者建议使用弹性附着体（或者称为缓冲型、应力中断型附着体），如冠外弹性附着体（ERA）（图14-8）。当义齿承托黏膜受压下沉达到0.4mm时，附着体的金属部件和尼龙扣才达到最紧密的接触，相当于其缓冲量为0.4mm。当采用这种设计时，建议近缺牙区的两颗天然牙齿行联冠修复，支托位于联冠的远离缺牙区侧（图14-8和图14-9）。此设计更符合生物机械力学原理，使缺牙区的咬合力沿垂直方向传导（见第6章）。如果义齿基托组织面与牙槽嵴黏膜的密合性变差，导致义齿对于承托区的垂直向运动（下沉和翘起）大于0.4mm，用联冠修复近缺牙区的两颗天然牙，可以降低天然基牙过载的风险。由于这些附着体的垂直缓冲量是有限的，缺牙区必须扩大印模范围，以获得最大的义齿支持面积，最大限度地提高缺牙区承托组织的支持：磨牙后垫、下颌颊棚区、上颌结节以及上颌的硬腭区（见第12章）。

虽然使用附着体可以改善美学效果，临床医生也须注意其以下缺点和风险：

- 更多的费用。
- 附着体疲劳需要频繁更换附件。
- 必须密切随访患者，因为如果义齿基托组织面不能很好地贴合缺牙区黏膜，RPD将成为悬臂并传递扭矩力，可能会损坏天然基牙。
- 需要更多的修复工艺专业知识。
- 无法很好控制咬合力的分布。

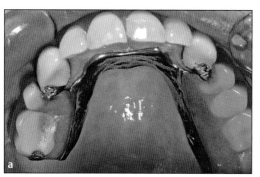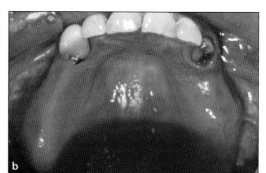

图14-10 （a和b）双侧游离端缺失。刚性附着体不适当地使用于牙齿－黏膜支持式可摘局部义齿。（b）修复体的游离端向基牙施加悬臂扭力，很快导致患者左侧尖牙的牙折。

当选择附着体用于游离端RPD时有两个注意事项需要考虑：

1. 附着体必须允许可摘局部义齿可以沿着旋转轴自由旋转，否则基牙将承受侧向扭力。
2. 必须有足够的修复空间来容纳附着体，同时有足够的空间排列人工牙。

基于连接处的刚度，附着体分为刚性（非弹性）或弹性附着体。对于刚性附着体，各个部件之间没有相对运动。刚性附着体最适用于咬合力完全由基牙支撑，如牙支持式可摘局部义齿。当义齿完全就位时，弹性附着体允许两部分（阴性部件和阳性部件）之间产生运动，且具有应力中断的功能。因此，当使用牙－黏膜混合支持的可摘局部义齿修复缺失牙时，必须使用弹性附着体（游离端缺损的可摘局部义齿）。

弹性附着体包括许多类型。如前所述，因为ERA附着体的体积小，需要很小的修复空间，所以笔者倾向使用ERA附着体。如果使用ERA附着体，有以下几点建议：

- 邻近缺牙区的天然牙要进行联冠修复（图14-8和图14-9）。
- 如果需行游离端可摘局部义齿修复时，支托应该远离附着体，当咬合力施加于缺牙区时，可以使附着体沿垂直向移动（图14-8和图14-9）。
- 当ERA用于游离端可摘局部义齿时，必须要密切随访，以确保游离端基托的密合性，需要定期重衬以保持义齿基托与缺牙区牙槽嵴紧密贴合。

附着体使用不当易导致的问题

如果附着体使用不当，会严重影响基牙的寿命。例如，如果在游离端可摘局部义齿中使用刚性附着体，当咬合力作用于游离端义齿时，可摘局部义齿不能围绕着旋转轴自由旋转，就会使得基牙承受较大侧向力，最终导致基牙受损，甚至脱落（图14-10）。

前牙缺失的修复

当修复前牙缺失的牙列缺损时，使用可摘局部义齿是最谨慎的也是医生最愿意采取的治疗方法。相较种植体支持的修复，可摘局部义齿修复可以提供更可预期的美观效果，因为医生对牙齿的形状、位置以及牙龈的轮廓可以有更多的掌控能力。此外，用种植义齿修复前牙缺损的成本，除了种植体和相关的组件以外，同时可能需要种植区软硬组织增量的多次手术，其费用因此变得非常昂贵。此外，使用固定义齿修复大跨度前牙缺失，特别是牙弓为狭窄性牙弓时，可能会因为不利的生物力学产生很多问题。

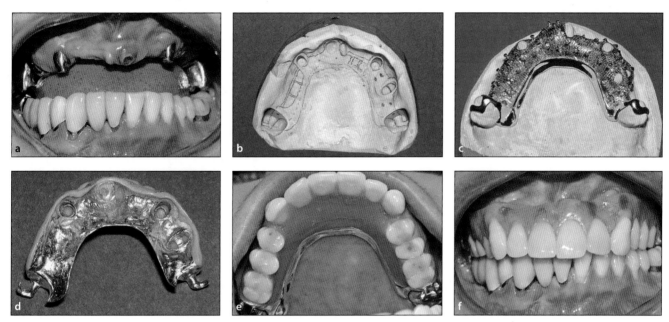

图14-11 （a）患者余留双侧后磨牙和几颗已行根管治疗的残根，其中两颗已安装附着体。（b）可摘局部义齿设计。（c）可摘局部义齿支架。注意通过支架冠方的开口，以便残根上的附着体固定在义齿的树脂基托内。（d）义齿的腭侧观。所有保留的牙根都被金属覆盖，磨牙上的支托已经延伸至颊面上。（e和f）义齿就位。义齿基托的丙烯酸树脂进行了标记（由加利福尼亚州洛杉矶的R. Duell博士供图）。

图14-12 （a）前牙大范围连续缺失。（b）前牙列缺失用旋转就位的可摘局部义齿修复（由得克萨斯州休斯敦的G. King博士供图）。

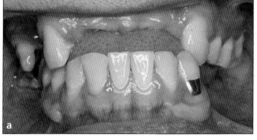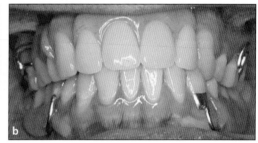

保留牙根和使用附着体

　　保留牙根可以有效地用于支持和固位前牙缺失的覆盖义齿（见第16章）。如果牙根的位置和角度是有利的，保存的牙根可以有多种类型的修复方式。所选的附着体外形必须足够的小，以允许人工牙排列在适当的位置。金属支架的设计应确保所有牙根，包括牙齿-软组织交界处用金属覆盖（图14-11）。如果它们被多孔的丙烯酸树脂基托覆盖，患龋风险增加，牙周损害加速等均会导致这些基牙很快丧失。建议患者每天在保留的牙根处滴一滴氟化物以降低龋坏的发生率。

旋转就位的可摘局部义齿

　　旋转就位的可摘局部义齿常用来修复前牙缺失。因为该类设计在前牙区不需要设置常规的固位体，所以其在美学上是令人满意的（图14-12）。旋转就位可摘局部义齿是通过采用一个弯曲的就位路径，允许一个或更多的刚性部件进入倒凹区（图14-13）。在一个前牙缺失的患者中，小的连接体/近中邻面板伸展至近缺牙区基牙的近中倒凹区（图14-14）。为了保持近缺牙区基牙的位置，必须在基牙上设置支托，并在行使功能中为可摘局部义齿提供支持和稳定（图14-15）。

　　旋转就位的可摘局部义齿需要制作精密且误差

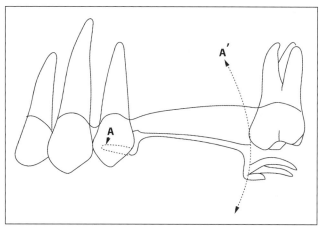

图14-13 如图所示，旋转就位的可摘局部义齿在缺牙区的就位道。近中侧先就位。点A是旋转中心，可摘局部义齿沿着弧A'旋转就位。

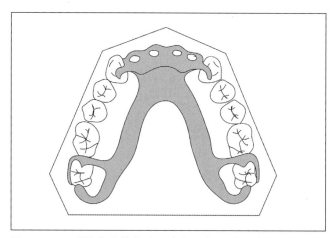

图14-14 刚性小连接体（近中邻面板）进入尖牙近中倒凹区，以取代传统的固位体。通过正性支托在行使功能过程中保持牙齿的位置。

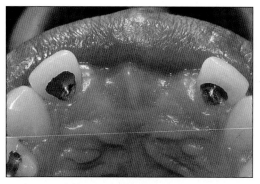

图14-15 侧切牙上设置舌隆突支托，为制作旋转就位可摘局部义齿做好准备（由加利福尼亚州洛杉矶的R. Duell博士供图）。

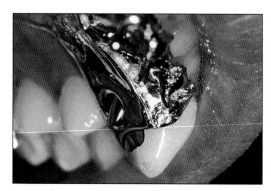

图14-16 舌隆突支托应具备足够的尺寸，以控制基牙的位置，引导殆力在功能过程中沿牙齿长轴传递（由加利福尼亚州洛杉矶的R. Duell博士供图）。

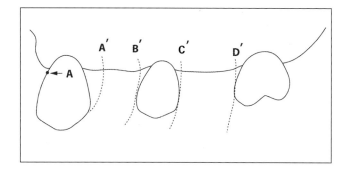

图14-17 特别重要的是，当后牙区存在额外的缺牙间隙时，要确保就位道没有障碍，根据需要适当地填除倒凹。如图所示，尖牙远中的倒凹大于磨牙近中倒凹。点A表示旋转就位可摘局部义齿的旋转中心。A'、B'、C'和D'表示义齿就位过程中的旋转就位道。

较小。其需要临床医生和技师两方面相应的知识。旋转就位可摘局部义齿关键要素如下：

• 精心设计和预备支托。支托窝的预备必须有足够的深度，以确保支托能够支持咬合力，并沿牙体

长轴传递咬合力。支托的厚度应达到1.5～2.0mm（见第2章）。尖牙支托窝可能需要制作修复体来获得。支托的作用主要是使咬合力沿牙齿的轴向传导，防止在行使功能时基牙产生移动（图14-15和图14-16）。

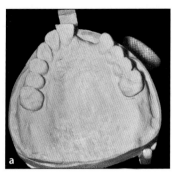 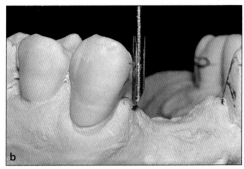 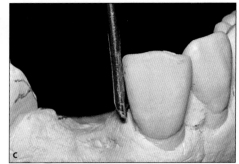

图14-18　（a）准备设计一个旋转就位可摘局部义齿的上颌研究模型。（b和c）模型以大约0°的倾斜进行观测分析，分析杆可以指示右侧上颌中切牙和左侧上颌尖牙近中面的倒凹区（由得克萨斯州休斯敦的G. King博士供图）。

图14-19　（a和b）倾斜模型，直到消除前牙区基牙近中的倒凹。倾斜的角度代表了就位道。分析杆显示没有倒凹（由得克萨斯州休斯敦的G. King博士供图）。

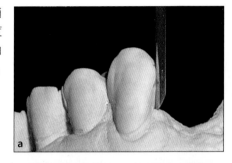 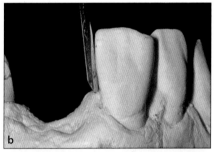

图14-20　（a和b）分析杆用于确定所设计的可摘局部义齿就位道能否使可摘局部义齿在支托窝内顺利就位。

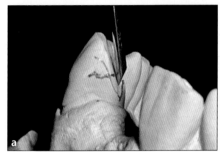 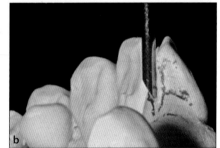

- 小连接体/邻面板与基牙导面之间必须保持紧密接触。在蜡型制作、铸造、抛光以及打磨小连接体/邻面板时必须小心。接触不紧密会导致义齿缺乏固位力。

- 旋转就位过程中不受干扰。特别是在后牙区存在缺牙间隙时。任何阻挡（牙齿或软组织）可能影响旋转就位的路径，必须给予充分消除（图14-17）。

技工室流程

1. 用0°倾斜的角度（咬合平面应该与分析杆相对垂直）观测分析诊断模型，确定前牙区基牙近中面和后牙区基牙远颊面倒凹。前牙区可用倒凹至少为0.25mm（图14-18）。由获得最佳的固位力需求来决定卡环的类型，以及后牙区基牙所需的倒凹深度。

2. 模型向前上倾斜，直到前牙区基牙的近中倒凹消失（图14-19）。

3. 分析杆用于确定前牙区支托窝是否能够允许义齿沿就位道顺利就位（图14-20）。否则，除了支托窝的预备外，确保就位道的牙齿调整也是必要的。沿着最初确定的就位道，前牙区修复体就位时必须没有任何干扰。

4. 在诊断模型上画出一个初步轮廓，用来指示支托

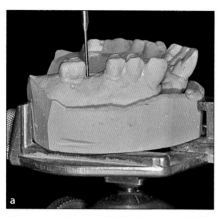
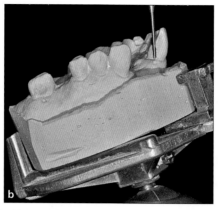
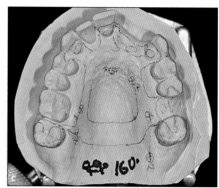

图14-21 （a）工作模型以0°的倾斜角度重新观测分析。（b）模型向上倾斜，直到右侧上颌中切牙和左侧上颌尖牙近中的倒凹消失。并进行三点定位标记。（c）在工作模型上绘制的可摘局部义齿旋转就位设计。模型已进行三点定位标记。

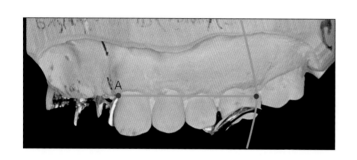

图14-22 旋转就位可摘局部义齿的前部首先就位。然后，可摘局部义齿围绕前牙区小连接体/近中邻面板接触尖牙（A点）近中面的点旋转，直到磨牙卡环组完全就位（由加利福尼亚州洛杉矶的J.Jayanetti博士供图）。

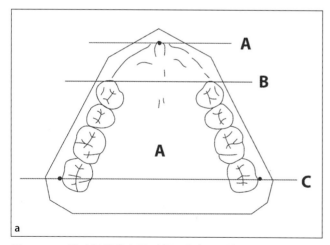
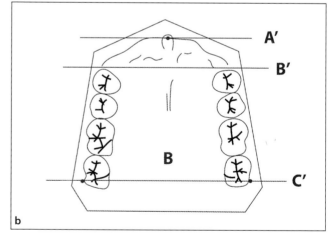

图14-23 尺寸相似的尖圆形颌弓和方圆形颌弓。第一前磨牙的近中面与第二磨牙的远中面之间的距离相同。前端悬臂的力量对后牙的卡环施加脱位力，随着A线和B线之间的距离增加或B线和C线之间的距离减小，脱位力增大。注意方圆形在这些比例上的不同：A′线和B′线之间的距离比尖圆形小，B′线和C′线之间的差异大于尖圆形。一般说来，固位倒凹越靠后，越有利于杠杆力的对抗抵消。

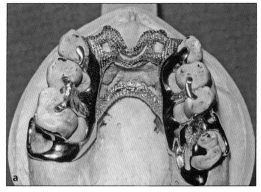
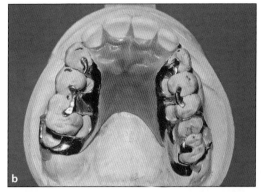
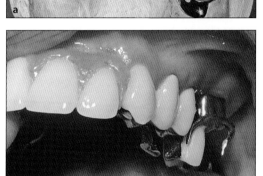
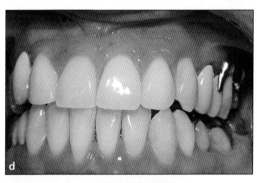
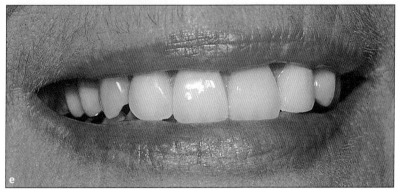

图14-24　（a）旋转就位可摘局部义齿支架设计。（b）最终修复体。（c）旋转就位可摘局部义齿的前部首先就位。然后，可摘局部义齿围绕前牙导面与尖牙近中面接触的点旋转，直到磨牙卡环完全就位。（d）就位后的可摘局部义齿。（e）最终美学效果（由加利福尼亚州洛杉矶的T. Berg博士供图）。

区和其他需要调磨的牙齿区域。

5. 在患者口内进行支托窝预备、牙齿外形调磨，并制取工作模型。

6. 工作模型的分析观测（图14-21）。

7. 先就位支架的前部，然后就位支架后部（图14-22）。

8. 通过在磨牙的远中表面上设置邻面板或其他刚性部件，可以增加支架前段对垂直向移位的对抗力。

当使用前后旋转就位的可摘局部义齿修复前牙缺失时，支点线与牙齿切缘之间的距离会影响磨牙基牙所需固位量。当患者前伸咬合时，前部的悬臂杠杆力对后牙卡环施加脱位力。支点线与切缘之间的距离通常为尖圆形颌弓大于方圆形颌弓（图14-23）。这一因素可以决定必需的磨牙卡环固位体的数量。在尖圆形颌弓中，可能需要添加间接固位体以辅助固位（见第16章）。

图14-24是一个典型的病例。可以看到，前牙区基牙设置了圆凹形支托窝，义齿基托与黏膜组织紧密贴合。使义齿与余留牙、牙槽嵴成为一个整体，协同发挥咬合功能（图13-26）。

第15章

可摘局部义齿修复前的观测冠及固定修复体设计及制作

Surveyed Crowns and Combined Fixed RPD Cases

Daniela Orellana | Ting-Ling Chang

天然牙往往需要重塑外形，以建立精确的就位道，获得非常理想的导面、支托、固位体的位置和形态，并提高修复的美观效果。在许多情况下，只是重塑牙釉质表面是不够的，需要制作部分冠或全冠修复体。这些作为可摘局部义齿基牙的修复体，称为观测冠，在设计和制作时，应使其具备适宜的倒凹、导面和支托窝。

观测冠的适应证

- 修复因龋齿、牙折或不良修复体而受损的基牙。
- 根管治疗后的牙齿。
- 重建正确的咬合平面［例如牙齿伸长或倾斜，咬合垂直距离（OVD）丧失］。
- 改善基牙的外形轮廓（特别是在前牙，以获得适宜的支托窝、倒凹和导面）。
- 特别适用于已行近中-殆面-远中三面充填的基牙（MOD），尤其前磨牙常见，以防止基牙折裂。
- 现存的冠修复体，调磨时存在金属磨穿或崩瓷的风险。

观测冠的目的

- 为可摘局部义齿创造理想的就位道（理想化的导面）。
- 促进良好的生物机械力学特性，使可摘局部义齿获得理想的支持、稳定和固位性能。
- 提高美学效果。

治疗顺序

1. 先以面弓转移并固定上颌模型，再通过预定治疗位置的咬合记录固定下颌模型。
2. 确定最佳位姿（模型在观测仪上角度）（MAP）和需要调磨塑形的牙齿。
3. 制作治疗性可摘局部义齿（见第18章）。
4. 根据确定的最佳模型位姿，制作诊断蜡型，获得理想的导面和殆支托设计。
5. 将诊断蜡型翻制成石膏模型。
6. 用真空压膜或硅橡胶来制作基牙预备导板和临时修复体。
7. 口内预备。

　　a. 根据已确定的最佳模型位姿和可摘局部义齿设计，在预期不进行观测冠修复的可摘局部义齿基牙上，预备导面和支托窝。

　　b. 观测冠的基牙预备，并制作临时修复体。

8. 制取全牙弓精细印模。印模送至技工室，并灌注两副模型。第一副模型制作可卸代型，第二副模型加底座，保留软组织边缘轮廓。

9. 粘接临时冠，并根据需要调磨治疗性可摘局部义齿。

10. 如果剩余的牙齿数量不足，则在第一副模型上制作树脂基托和蜡堤。

11. 利用面弓将上颌模型固定在𬌗架上。

12. 利用正中关系位（CR）或最大牙尖交错位（MIP）的咬合记录来固定下颌石膏。选择适宜颜色和外形的人工牙。如涉及美观区，建议预约患者试戴蜡型，根据试戴结果进行诊断蜡型、观测冠蜡型的修整。

13. 定型观测冠蜡型，使其具备适宜的支托窝、导面和固位倒凹。

14. 对于金属烤瓷修复体，需要回切蜡型，为上瓷留出足够的空间。

15. 铸造牙冠并检查调磨其在可卸代型上的适合性，必要时在口内试戴，检查其适合性和咬合，并进行调整。

16. 堆塑饰瓷，并进行观测分析、调磨，以获取所需的固位倒凹。

17. 口内试戴，粘固观测冠。

18. 制取藻酸盐印模，灌注研究模型并进行观测分析，重新确定最佳模型位姿，并行三点定位标记。

19. 仔细画出剩余的可摘局部义齿基牙（导面、支托凹、放置固位体基牙的颊舌侧外形高点线）设计，制作可摘局部义齿铸造支架。

20. 按常规方式完成可摘局部义齿制作。

观测冠的临床和技工程序

　　当准备制作观测冠时，根据颌位关系记录将研究模型准确地固定在𬌗架上是成功治疗的起点。所以，应该使用面弓转移并利用在CR或MIP位置的咬合记录将研究模型固定在𬌗架上（见第13章）。对研究模型进行观测、分析，以确定最终的可摘局部义齿设计和可能需要的基牙磨改。在此观测分析过程中，诸如剩余牙齿的位置和相互关系等问题就变得易于观察。如前所述，通常情况下，仅靠牙釉质调改不能达到理想的基牙外形，或不能纠正至良好的咬合平面，此时，就预示着需要制作观测冠来解决这一问题。

诊断蜡型

　　诊断蜡型是一种具有重要意义的诊断工具，特别是当进行涉及多颗牙的冠修复或固定桥修复时。诊断蜡型可以使临床医生能够预见在建立所需的咬合关系和冠修复体外形时可能遇到的潜在问题（例如在基牙预备时穿髓）。它还可用来制作导板以指导基牙预备和制作临时修复体。诊断蜡型应包括预期设计的支托凹、导面和倒凹区。当存在牙齿伸长或倾斜时，建议制作诊断蜡型的同时，进行可摘局部义齿的预排牙。以指导技师制作观测冠的理想外形（图15-1）。

制作临时修复体导板

　　基牙的诊断蜡型制作完成后，翻制藻酸盐印模并灌注石膏模型。采用0.5mm厚热塑性树脂板制作真空压膜导板。该导板用于指导基牙预备和制作临时修复体（图15-2）。

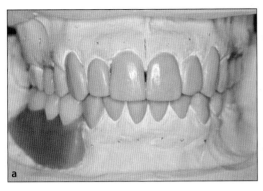
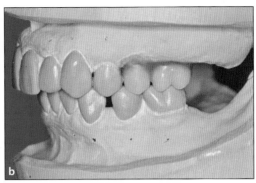

图15-1　（a和b）在诊断模型上完成的可摘义齿的预排牙和固定修复体的诊断蜡型。

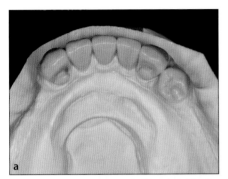
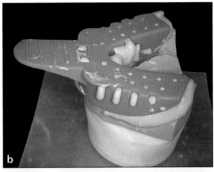
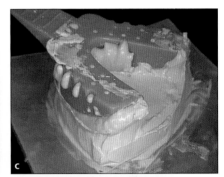
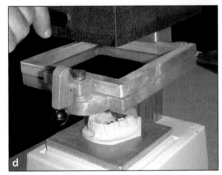
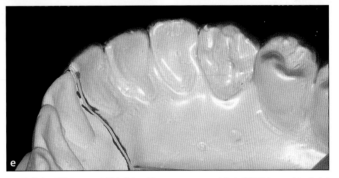

图15-2　（a）诊断蜡型，包括支托窝和导面（由加利福尼亚州洛杉矶的J. Jayanetti博士供图）。（b）以藻酸盐印模材料为诊断蜡型制取印模。（c）模型灌注。（d）真空压模。（e）完成的压模导板。

观测冠的基牙预备

从临床角度看，在观测冠的基牙预备之前，应先完成其余基牙（如支托窝、导面）的口内预备。导面预备最好在基牙预备导板指示下进行，以尽可能保证所有导面（观测冠和其他基牙上的导面）之间相互平行（图15-3；见第8章）。

观测冠的基牙预备应遵循固位形和抗力形的临床原则。在预期设计支托窝处，应适当地多预备基牙，为了制作冠修复体时仍能在冠表面预留出足够的支托窝间隙（支托厚度+冠厚度+间隙涂料厚度）

（图15-4）。

对于近中倾斜基牙，借助基牙预备导板或诊断蜡型压模导板，先调磨纠正倾斜的近中面，再行冠修复体的基牙预备。

观测冠的基牙印模、模型及可卸代型制作

基牙预备完成后，用适宜的弹性印模材料制作全牙弓终印模。基牙肩台应清晰、光滑连续（图15-5a）。比色，并将诊断蜡型、详细的技工单送至技工中心，特别注明支托窝、导面的位置、固位倒凹的

161

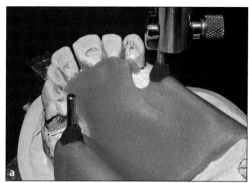
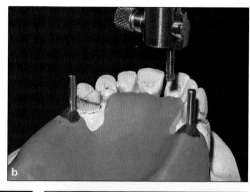

图15-3 基牙预备导板，用于根据确定的就位道口内进行基牙预备（由加利福尼亚州洛杉矶的T. Berg博士供图）。

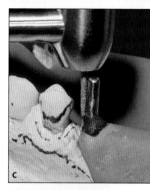
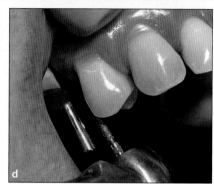

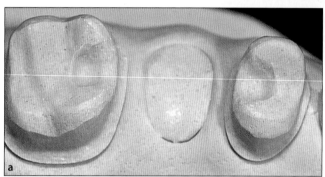
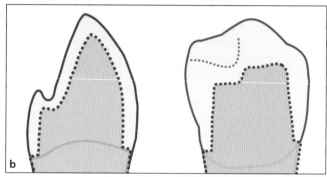

图15-4 （a和b）观测冠的基牙预备。预留支托窝处，计算好备牙量。

位置和深度等信息。

前牙缺失的患者，在观测冠基牙预备后选择义齿合适的颜色和形状。

将印模送至技工室，灌注两副模型。如图15-5b所示，一副模型制作可卸代型，但不切开；另一副模型加底座，保留软组织形态。

将可卸代型上𬌗架，进行观测分析，确定最佳治疗位置和角度，进行三点定位标记。建议用丙烯酸树脂将一金属柱固定在模型上，以便于再现确定的最佳位姿（MAP）（图15-5c）。

如果余留的牙齿数量不足，则需制作基托和蜡堤，以进行颌位关系记录（图15-6）。在下一次复诊时，以面弓与颌位关系记录转移颌位关系（该病例中，选择的治疗位置是正中关系位），并固定上颌和下颌模型。如果前牙需要用可摘义齿修复，或者对颌需要行全口义齿修复，建议试戴蜡型为技师提供以下信息（图15-7）：

- OVD。
- 𬌗平面。
- 前牙的位置。
- 固定修复体的比色和外形信息。

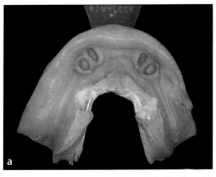
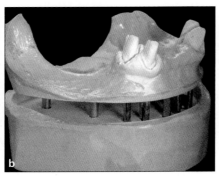
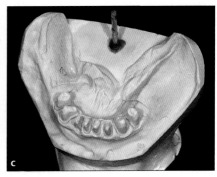

图15-5 （a）观测冠基牙预备完成后制取硅橡胶印模。（b）制作可卸代型。（c）模型上不阻挡技工操作处粘接一金属柱，以再现确定的就位道（图a和图b由加利福尼亚州比弗利山庄的A. Davodi博士提供；图c由加利福尼亚州洛杉矶的J. Jayanetti博士提供）。

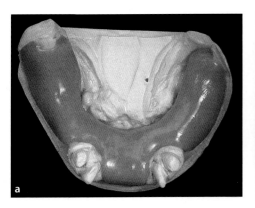
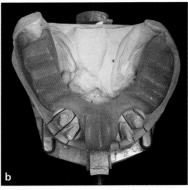

图15-6 （a和b）在可卸代型上制作基托和蜡堤（由加利福尼亚州比弗利山庄的A. Davodi博士供图）。

图15-7 可摘义齿的预排牙可帮助及时确定观测冠修复体的外形。（a）可摘义齿的预排牙指导技师制作诊断蜡型；（b）预排牙、观测冠的诊断蜡型制作完成；（c）前牙缺失由可摘局部义齿修复（由加利福尼亚州洛杉矶的J. Jayanetti博士供图）。

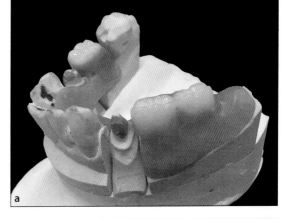
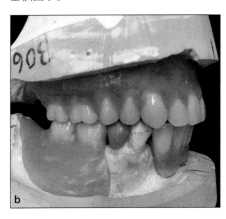
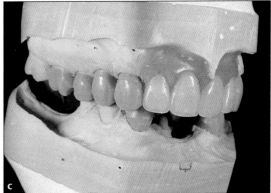

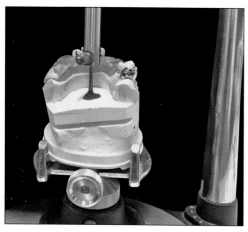

图15-8 金属定位柱用来重新定位模型。

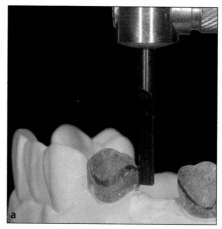

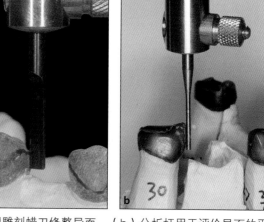

图15-9 （a）使用雕刻蜡刀修整导面。（b）分析杆用于评价导面的平行度。

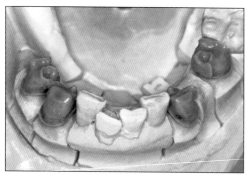

图15-10 位于尖牙上的舌隆突支托窝和前磨牙的近中支托窝。支托窝处为金属，唇面、余留的咬合面行烤瓷修复。

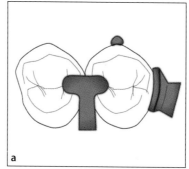

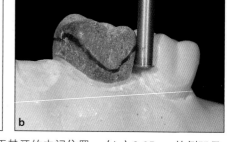

图15-11 （a）I型卡环固位端位于基牙的中间位置。（b）0.25mm的倒凹尺，观测并确定圈形卡环的固位区。

观测冠蜡型

在可卸代型上制作具备所需外形的观测冠蜡型。为了准确评估蜡型，将可卸代型固定在观测台上，并在确定的最佳治疗位姿进行观测评估。如果已经粘固金属定位柱，将金属定位柱插入观测仪的垂直臂内，并调整观测台，直至金属定位柱能无应力地插入垂直观测臂中。旋紧观测仪垂直臂螺丝，夹紧金属定位柱，然后拧紧观测台的旋钮以将观测台固定（图15-8）。

观测冠蜡型应包括相互平行的导面、满足正性支托要求的支托窝、足够的外形高点突度和倒凹。为了更加清晰地显示观测冠的外形轮廓，可将薄薄的一层细粉（硬脂酸锌、海藻酸粉）涂在蜡型上。

并可将雕刻蜡刀夹持在观测仪的垂直臂来精修导面（图15-9a）。为了保留基牙的自然曲线轮廓，可进行必要的修改。导面的高度和宽度应最大化以提高可摘局部义齿稳定性，但必须确保导面与所预备的余留天然牙上的导面平行（图19-9b）。使用圆头金刚砂车针或6号或8号球钻可制备尺寸满足正性支托要求的支托窝。深度、宽度及形状应遵循第2章中讨论过的要求（图15-10）。

倒凹采用合适的倒凹尺进行测量。铸造固位体进入倒凹的适宜深度为0.25mm，弯制固位体进入倒凹的适宜深度为0.5mm。固位体进入倒凹的深度取决于固位体的类型。对于I型卡环固位体，倒凹应位于基牙的唇颊面中部（图15-11a），并在工作模型上观测评估，以检查是否存在干扰固位体设计的软组

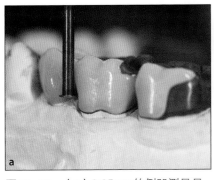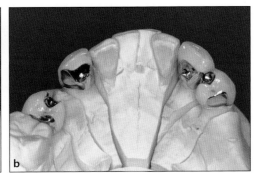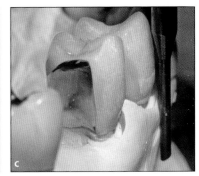

图15-12　（a）0.25mm的倒凹测量尺。（b）正性的舌隆突支托窝以及𬌗支托窝。（c）观测冠复位在模型上，确保软组织的外形不影响龈方固位体的设计。

图15-13　观测冠粘接。确保彻底清除多余的粘接剂。

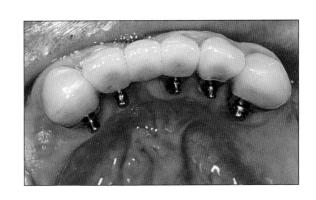

织倒凹。对于圈型固位体，倒凹位于近中或远中的轴面线角处（图15-11b）。

　　对于金属-烤瓷修复体，需要进行蜡型回切，以便为烤瓷留出足够的空间（图15-10）。支托窝、导面和与小连接体接触的区域应为金属表面。一旦蜡型完成，检查所有轮廓，然后进行铸造。

观测冠制作

　　观测冠的基底冠采用标准工艺铸造，烤瓷按常规方法制作。将基底冠复位于可卸代型上并重新固定在观测台上。以分析杆观测评估外形高点线和导面。倒凹的位置和深度用适宜的倒凹测量尺进行验证，并对支托窝进行评估以确保足够的深度（图15-12a和b）。对于预计放置龈方固位体的牙冠，建议复

位在模型上，确认其轮廓外形与周围软组织的外形相协调，不影响固位体设计（图15-12c）。

　　如果需要进行调磨以获得更理想的外形轮廓，可以使用钨钢磨头车针或绿砂石调磨金属表面，用红标或绿标金刚砂车针调磨烤瓷表面。调磨后的区域在粘接之前进行抛光和/或重新上釉。调磨观测冠的金属区域时须谨慎，避免穿孔。用测厚尺边调磨边测量，金属区域的厚度应不少于0.5mm。

　　观测冠进行试戴，检查冠边缘的密合度，咬合和邻接，最后进行粘固（图15-13）。

　　然后重新制取藻酸盐印模，灌注研究模型。进行观测分析，标出仍需调磨的基牙位置，并进行最佳治疗位姿的三点标记。根据需要进行口内基牙调磨，制取可摘局部义齿制作终印模，并灌注工作模型。最后以常规方式完成可摘局部义齿制作。

第16章

天然牙根和种植体支持的覆盖义齿

Overlay RPDs Using Retained Roots and Implants

Ting-Ling Chang | John Beumer III

天然牙根支持的覆盖义齿

覆盖可摘局部义齿是指覆盖一颗或多颗天然牙、牙根或牙种植体的可摘局部义齿。使用天然牙列或保留牙根进行覆盖可摘局部义齿修复的优点如下：

- 为可摘局部义齿提供更多的牙支持。对于缺牙区，相比仅依靠黏膜支持的义齿，天然牙齿、牙根能更好地提供支持力（图16-1）。
- 对于一些因为牙周组织受损而即将拔除的牙齿，覆盖义齿可以将其作为基牙，从而延长这些牙齿的使用寿命。通过降低这些牙齿的临床牙冠高度，改善冠根比，作为覆盖基牙改善了生物力学性能（图16-2和图16-3）。
- 能够更好地保留牙根周围的骨及黏膜组织。因为牙根的保存，使得其牙周骨组织得以良好地保留（图16-4）。将来当牙根无法保留需要拔除时，其周围保留充足的牙槽骨可以为种植体植入创造良好的条件。
- 改善美学效果。如果牙根能保留较长时间，可以在牙根上覆盖一个金帽，并安装附着体，可以替代在美学区域使用常规卡环固位体，从而改善美观。

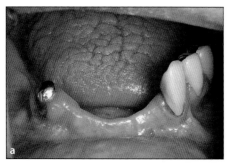
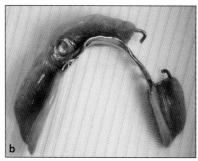
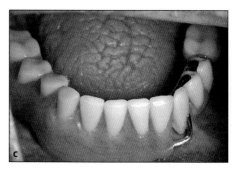

图16-1 （a）右侧下颌尖牙已行根管治疗，制作金属钉盖帽覆盖。（b）覆盖可摘局部义齿，义齿基托内覆盖金属钉盖帽区域为可摘义齿支架的金属部分。（c）可摘局部义齿就位，该病例已追踪随访7年。

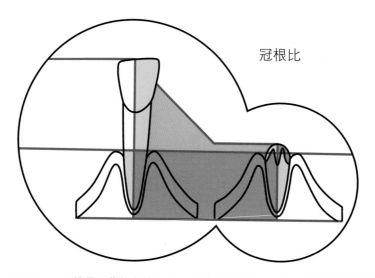

冠根比

图16-2 牙槽骨吸收较多的牙齿，通过改善冠根比，作为覆盖义齿基牙。

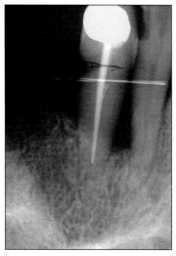

图16-3 该前磨牙因不良的冠根比，不适宜作为可摘义齿基牙。但却是覆盖义齿基牙的良好选择。

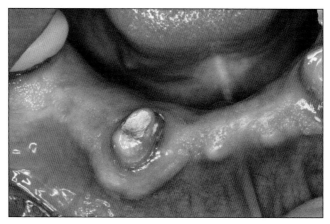

图16-4 因牙根的保留，其周围的牙槽骨和牙龈组织得以良好保存。

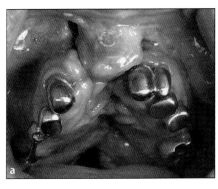
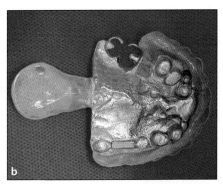
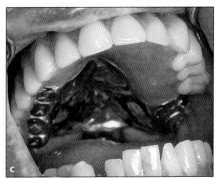

图16-5 （a）该患者双侧唇腭裂未得到完全修复。其前磨牙和前牙已在25年前进行金属帽覆盖，位于右侧上颌后牙区的种植体可为义齿提供较好的固位与支持。该患者欲行覆盖可摘局部义齿重新制作。（b）覆盖义齿修复体。可以看到所有基牙均被铸造基托覆盖，且铸造基托延伸覆盖了邻近基牙的黏膜组织。（c和d）义齿戴入口内。

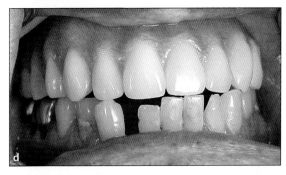

图16-6 基牙直接被丙烯酸树脂基托覆盖。牙石以及潜藏在基托内的微生物导致的念珠菌感染及组织增生。基牙周围的牙龈组织必须由金属覆盖。

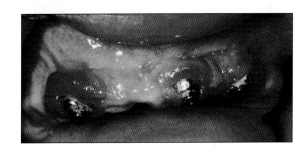

发展历史

覆盖义齿最早是在20世纪30年代应用于唇腭裂患者修复。这类体积较大、可摘戴的义齿用于修复患者的缺牙，改善水平向或垂直向生长缺陷，以及封闭软硬腭缺损（图16-5）。

通过对该类患者的长期随访，逐步发现了一些问题。如果覆盖义齿的基牙直接与义齿基托的丙烯酸树脂接触，龋坏的发生率非常高。很多的基牙会在修复后1年内就无法继续保留了，特别是当患者睡觉时也佩戴该义齿，这个问题更加严重。另外，基牙周围的牙龈会发生炎症和增生（图16-6）。这些现象是由附着和渗透在多孔丙烯酸树脂基托上的微生物（菌斑和真菌）引起的。

根据这些经验，医生开始使用金合金帽或者可摘义齿的金属铸件覆盖这些基牙。同时，将可摘义齿的金属支架延伸，更多的覆盖基牙附近的黏膜。此外，医嘱患者在每天刷牙后和戴假牙前在该类基牙或牙根处滴一滴氟化物。同时，要医嘱患者在睡觉时不能佩戴义齿。

临床应用

使用天然牙作为覆盖基牙，最简便的方法是将这些牙齿进行根管治疗，然后用银汞充填。牙冠要部分磨除，并预备成圆屋顶状，同时必须要高于牙龈2mm以上（图16-7a）。当覆盖基牙是邻近游离端的牙齿时，要重塑覆盖基牙的形态，以确保义齿能

169

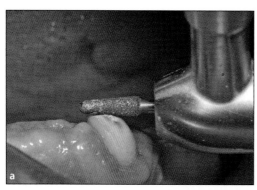 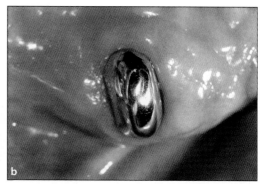

图16-7 （a）根管治疗后，牙根重塑成圆屋顶状，高于牙龈2mm以上。根管口以银汞充填。牙根的保留使得其周围的牙槽骨得以良好保存。（b）金帽的边缘位于龈下，以更好地预防龋坏（由加利福尼亚州洛杉矶的R. Duell博士供图）。

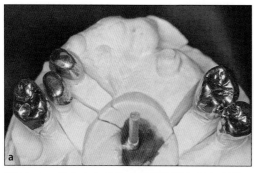 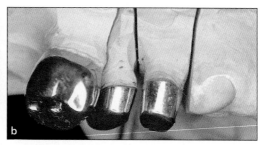

图16-8 （a和b）铸造金帽的外形必须与覆盖可摘义齿的就位道保持一致，因此，需要通过观测仪进行观测分析、调整。粘固在模型上的金属柱指示了最佳模型位姿的就位道方向。

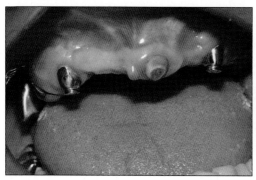 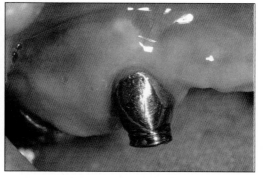

图16-9 4个保留的牙根为覆盖义齿提供固位与支持。2颗尖牙牙根覆盖金帽的同时安装了附着体（参见图14-11中完成的病例图片；由加利福尼亚州洛杉矶的R. Duell博士供图）。

图16-10 金属帽的唇颊面内收，为排列义齿人工牙提供足够的空间；金属帽内已安装附着体。

围绕旋转轴自由地旋转。覆盖基牙的保留一方面增加了义齿的支持，另一方面能够保持牙槽嵴的宽度（图16-4）。一些医生喜欢在覆盖基牙上制作一个金帽，并通过桩将其粘固在牙根内，以降低龋坏的发生率（图16-7b）。当多颗基牙均制作金帽时，应使用观测仪，以使这些金帽的形态与确定的天然牙列的导面相协调，获得共同就位道，便于义齿就位（图16-8和图16-9）。特别是这些金帽的唇颊面，要非常认真地设计塑形，以确保易于排列义齿人工牙（图16-10；另见图16-7）。

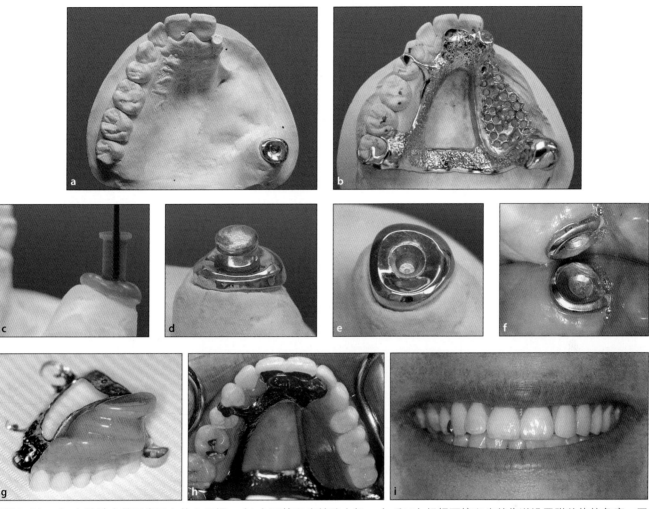

图16-11　（a）设计在第三磨牙上的金属帽。（b）可摘义齿铸造支架。（c和d）根据可摘义齿就位道设置附着体的角度，同时与安装在中切牙联冠上的附着体就位道一致。（e和f）安装了附着体的金属钉盖帽。（g）完成的可摘义齿。（h和i）义齿戴入口内，可以看到设置在尖牙与第一前磨牙间的隙卡勾。

　　如果义齿需要更多的固位力，可以在金帽上设计附着体（图16-10）。此时，应保证附着体与剩余牙齿的导面保持一致，即与义齿的就位道保持一致。否则，附着体很容易被磨损导致固位力下降（图16-11）。

　　有多种附着体都能够根据情况选择使用，具体细节不在本书的讨论范围。但需要强调的是，当使用附着体为游离端可摘义齿增加固位时，必须保证

义齿可以围绕转动轴（支点线）自由旋转。

　　佩戴覆盖义齿的患者必须严格地进行复诊随访，至少每隔6个月左右随访一次，对患者的口腔卫生进行仔细检查。基牙牙根很容易发生龋坏，特别是在患者停止用氟时，其发生率更高。复诊的内容还包括检查附着体的磨损、疲劳和附着力丧失。附着体的配件根据需要定期更换。

种植体支持的覆盖义齿

大部分可摘义齿包含至少一个游离端缺牙区。义齿的游离端部分较为特殊，其支撑力有两个主要来源，一是来源于基牙及其牙周组织，另一来源是游离端基托下的黏膜组织。因此，在咀嚼功能运动中，义齿会移动或围绕支点线（旋转轴）旋转，而引起患者不适。此外，游离端可摘局部义齿会同时承受垂直向力、水平向及扭转力，这会加速损坏基牙，并对游离端缺牙区的黏膜造成损伤。但种植体的应用，使覆盖可摘义齿更加稳定，且能提供更好的支持力和固位力。

种植体常用于以下覆盖可摘义齿中：

- 游离端义齿，植入种植体以提供除剩余天然牙列外的支持、固位和稳定。
- 种植体的位置、分布不理想，不适合行固定修复。
- 关键位点种植体失败，需要采用可摘义齿修复。
- 关键位点天然基牙拔除，植入种植体以替代该关键位点天然牙。
- 当天然基牙无法提供充足的支持、固位和稳定时，种植体作为补充。

在覆盖可摘义齿的远中游离端提供支持和固位

近年来，这种方式主要是应用于游离端的牙列缺损患者。对大部分患者来说，种植体支持的固定义齿往往是第一选择，但是在下颌后牙区，常因为下牙槽神经以上缺乏足够的骨量，无法植入长度、数量充足的种植体以达到种植固定修复目的（图1-3）。因此，很多医生便选择在游离端植入1颗种植体为覆盖可摘义齿提供类似天然牙列的支持和固位。

很多学者建议在游离端植入单颗种植体，但选择的种植体长度各不相同。近年来，很多医生报道了使用6mm的短植体作为覆盖可摘义齿基牙的成功案例。一些医生主要使用种植体为义齿提供支持，在种植体上安装愈合基台，义齿游离端基托组织面与基台顶端紧密接触。另一些医生则使用种植体并结合各种附着体来增加覆盖可摘义齿的稳定和固位（图16-12）。无论种植体的作用是为了增加支持、稳定和固位中的一个或者全部，覆盖可摘义齿都必须设计正性支托、导面和邻面板。直接或间接固位体也需遵照常规设计。尽管随访时间相对较短，基于种植体的覆盖可摘义齿的种植体脱落率和相关并发症发生率较低。主要的并发症仍然是种植体周围炎、基台松动、附着体磨损以及偶发的种植体脱落。尽管咀嚼功能的改善很难被记录下来，但由于更舒适，固位和稳定性更好，大部分患者更倾向于选择种植体辅助的覆盖可摘义齿。

覆盖可摘义齿中的种植体存留率非常高。Grossmann等报道了一项回顾性研究，该研究包括单侧游离端和双侧游离端牙列缺损患者共35名，均制作了种植体辅助或种植体固位的覆盖可摘义齿。其中最多的情况是10例单侧下颌游离端，其次是8例双侧下颌游离端。共植入67颗种植体，使用愈合基台提供支持或者弹性附着体提供固位。平均随访时间35.4个月，总存留率达97.1%。其他一些临床医生也报道了相似的结果。

种植体的长度、直径和植入位点

理论上，磨牙区植入种植体提供了最理想的生物力学分布，使游离端变成几乎类似天然牙存在的非游离端。但是，常常在下颌神经管上方或上颌窦下方没有充足的骨量来植入种植体。上颌窦提升费用较高，并且对于计划采用可摘义齿修复的患者来说，似乎有些不值得。同时下颌骨的垂直骨增量效果存在较大的不确定性。因此，常常在前磨牙区或颏孔前方植入种植体。Bortolini等的研究表明，大多数种植体被植入第一前磨牙或者尖牙区（图16-

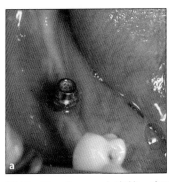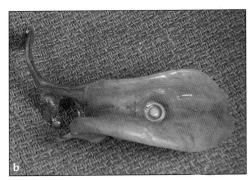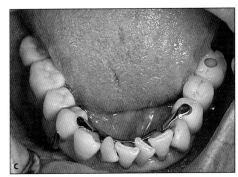

图16-12　（a~c）在第一磨牙位点植入1颗种植体，为可摘义齿提供固位与稳定，并辅助提供支持。所选择的缓冲型（弹性）附着体允许义齿有0.4mm的垂直向缓冲。义齿的游离端基托伸展至磨牙后垫和颊棚区为义齿提供支持。设置在前磨牙上的支托、与尖牙紧密贴合的舌板为义齿提供辅助稳定作用。

图16-13　在第一前磨牙位点植入种植体的效果远不如在磨牙区植入种植体。

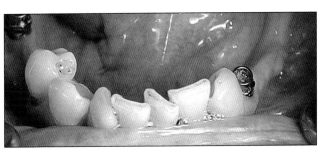

13）。在绝大多数文献中，种植体的长度从6mm到13mm不等。植入在前磨牙或尖牙区的种植体与植入在磨牙区相比，获得的力学效果要差一些，但在尖牙缺失，或者剩余牙列牙周状况较差时也可以获得很好的效果。

修复流程

　　笔者赞成在这类患者特别是当种植体植入在前磨牙区时使用弹性附着体。此外，下颌义齿延伸至磨牙后垫和颊棚区，可以增强义齿的支持力、减少义齿的移动、延长附着体的使用寿命。可摘义齿支架必须设计正性支托、导面和邻面板，以更好地提供义齿的支持和稳定。覆盖义齿必须连接牙弓两侧的基牙，以便为种植体提供跨弓稳定（图16-12）。在大多数情况下，笔者更喜欢用直接固位体来增加义齿的固位力。

　　一些医生使用种植体只是为了提供支持。他们将愈合基台装到种植体上，并与覆盖义齿相接。笔者不赞成这种方法，原因有很多。首先，这些愈合基台在使用过程中容易磨损、出现凹陷和松动。其

次，如果下颌种植体成为主要的后部支持，而不利用磨牙后垫和颊棚区等其他非常有效的后牙区支持结构，一旦种植体的长度较短，且仅仅只有孤立的愈合基台作支持，理论上种植体过载的可能性要大于弹性附着体加无牙颌牙槽嵴（图16-12和图16-13）共同支持的形式。

骨结合有问题或生物力学不利的种植体进行可摘局部义齿修复

　　尽管治疗计划是预期通过种植体支持的固定义齿修复缺失牙齿，但有时在患者进行修复治疗之前，种植体周围发生了明显的骨吸收，使得种植体不再适合用作固定义齿的基牙；另外一些患者，关键牙位种植失败，或者由于植入位点不理想、植体长度不足等会造成固定义齿生物力学方面存在问题；还有些患者，种植体顶部与对颌牙列的颌间距离过大，会使种植体支持的固定修复冠根比失调；线性排列的种植体承受侧向力的能力也比较差；如果医生不能确定种植体是否能承受功能状态时复杂

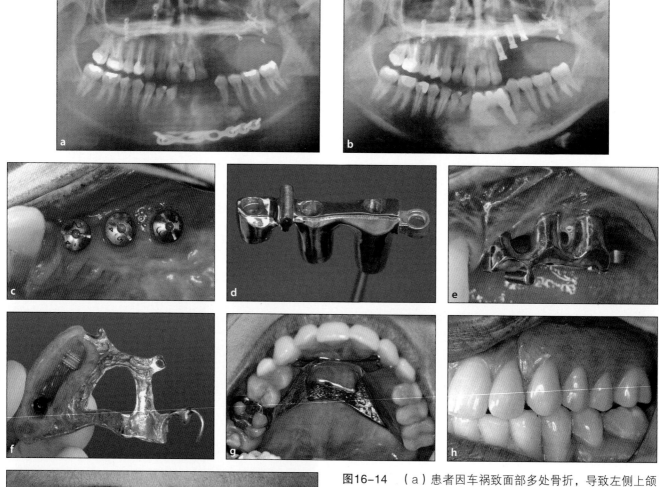

图16-14 （a）患者因车祸致面部多处骨折，导致左侧上颌部分牙齿缺失和牙槽嵴丧失。（b和c）在上颌窦底提升、植骨术后，植入3颗种植体。位置稍偏腭侧。（d和e）种植体连接杆，远中游离端处设计了弹性附着体，杆卡结构与义齿支点线（转动轴）平行。（f）覆盖可摘义齿。（g和h）义齿就位，前牙区设置了正性支托。（i）附着体为缺损侧修复体提供固位，同时满足了美学要求。

的咬合力时，采用覆盖可摘义齿修复可能是一种更为谨慎的做法，有助于种植体的长期稳定。覆盖可摘义齿可利用设计在牙弓对侧剩余基牙上的支托、邻面板和小连接体增强跨弓稳定，从而更好地传导分散侧向力（图16-14f和g）。在天然牙上放置支托获得更多的支持。需要使用直接固位体增加固位，但在某些情况下，比如修复体涉及美学区时，要减少固位体数量甚至完全不用直接固位体。

图16-14展示的病例很好地应用了这个方法。患者因外伤导致面部多处骨折，左侧上颌牙列缺损及部分牙槽骨缺失。待余留牙槽骨吸收、上下颌骨骨折愈合后，进行了上颌窦提升加骨移植术，为在左侧上颌植入种植体创造条件。下颌缺牙区通过种植固定义齿进行常规修复。因上颌牙槽骨丧失，种植体顶部与对颌牙列距离过大（图16-14b和c）。

主要问题分析

有几个主要因素使得覆盖可摘义齿更适合该患者。如果设计为种植体支持的固定义齿，则会造成非常不利的生物力学问题，导致种植体过载、种植体周围的骨吸收，以及种植体的脱落。以下是造成生物力学问题的主要因素：

- 不良的冠根比。这继发于牙齿脱落和牙槽骨骨折。尽管上颌窦底提升术是成功的，但植骨重建牙槽嵴是不可能的。

- 欠佳的植入位置和角度。由于骨质不足，种植体偏腭侧植入，且向颊侧倾斜。如行种植固定义齿修复，则咬合力一定不会沿种植体长轴传递。

- 种植体主要植入在植的骨上。种植体主要植入在不良骨质中，笔者认为其数量也不足以设计固定义齿修复缺牙。因此，笔者倾向于设计覆盖可摘义齿，利用铸造支架与对侧牙弓的基牙连接，获得跨弓稳定。

- 颊侧悬臂。在上颌窦提升术出现之前，笔者用种植固定义齿修复了几名患者的后牙缺失。由于上颌骨后部的解剖结构，种植体常常过度向颊侧倾斜。在这类颊侧倾斜植入的种植体中，失败率较高。

- 种植体线形排列和修复体需恢复牙弓弧度间的矛盾。跨弓稳定不能由线性结构获得，而是由曲线结构获得。如果种植体虽为线性排列，但其他因素有利时（足够数量的、足够长度的种植体植入在充足骨量的理想位置上），也可以设计种植固定义齿，且效果可预期。然而，针对这位患者，笔者认为种植体不能很好地抵抗侧向力，且会造成种植体周围的骨吸收。

因此，该覆盖可摘义齿在前牙区设计正性支托，且通过跨弓稳定减少了种植体承受的侧向力。

关键位点种植体失败后覆盖可摘义齿修复

有时，植入在关键位点的种植体会失败。此时，可以给患者重新种植，但有些患者不愿意再进行一次手术，希望采用可摘义齿修复缺牙。在这种情况下，根据余留牙列及种植体的分布，种植体可用来提供稳定、支持或固位。

图16-15所示患者是一个很好的例证。最初的治疗计划是在两侧缺牙区分别植入3颗种植体。然后行固定义齿修复。然而，4颗种植体失败，每侧2颗。剩下2颗种植体骨结合良好，但比较偏向颊侧。

患者决定不再进行植骨和种植手术，而采用可摘义齿修复。设计如下：两颗中切牙联冠修复，均设置环形支托窝。联冠的两侧远中均设置弹性附着体。邻近缺牙区的磨牙设置近中支托。余留的每颗种植体上设置个性化基台，并沿义齿就位道方向在个性化基台上设置弹性附着体。

在覆盖义齿的支架设计中，种植体只用于提供固位和稳定，但不提供支持。支持是由设置在余留牙上的支托和全腭覆盖基托提供。种植体主要被用来提供固位，加上设置在中切牙联冠上弹性附着体提供的固位，能够确保义齿获得足够固位的同时，避免了在前牙区设置卡环而影响美观的问题。

替代关键的天然基牙

在某些情况下，牙弓一侧用于可摘义齿支持和固位的关键基牙会脱落。如果牙弓同侧的余留牙齿不适合用作可摘义齿基牙，可考虑在关键位点植入种植体。当作为游离端末端基牙的尖牙缺失，笔者经常使用该方法。当种植体邻近游离端缺牙区时，可作为可摘义齿基牙，设置支托和导面（图16-16），也可以在其上设置弹性附着体。

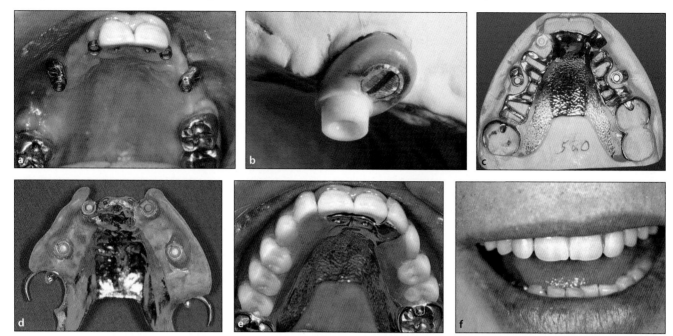

图16-15 （a）余留种植体位于前磨牙位点，两颗中切牙联冠修复，腭侧均设置了环形支托窝，远中均设置了弹性附着体。（b）弹性附着体塑料铸造部件连接在UCLA基台（个性化基台）上。（c）可摘义齿支架，附着体安装在种植体上，其就位道与可摘义齿就位道一致。（d）完成的可摘义齿。（e和f）义齿就位。

作为补充——当现有牙列不能为可摘局部义齿提供足够的支持、稳定和固位时

有些患者牙弓的一侧保留了健康的牙齿，但在另一侧没有合适的基牙。此时可以在该侧植入种植体来获取支持和固位。设置在剩余牙列上的支托必须非常有效，并且最大限度地利用解剖结构的主承力区（图16-17）。该方案性价比较高，患者易于接受；特别是当患者对原有的可摘义齿较为满意，希望新的可摘义齿效果更佳时。

种植体用于可摘义齿总结

种植体常用于为覆盖可摘义齿提供辅助的支

持、稳定和固位。患者的口腔情况千差万别，覆盖可摘义齿的设计也需相应地变化。但在大多数情况下，患者的满意度都会提高。且修复体的设计仍应遵循可摘义齿的设计原则，主要考虑因素如下：

- 殆支托必须是正性的，能沿着牙长轴传递咬合力。
- 大连接体必须是刚性的。
- 利用导面来增强稳定和对基牙的环抱作用。
- 固位力必须在牙周膜生理动度耐受范围之内。
- 最大可能地为通过基托覆盖的牙槽嵴提供支持。
- 游离端义齿的设计必须要允许咀嚼过程中修复体能够运动，而不对基牙或种植体施加损伤力。
- 设计时必须考虑要方便义齿清洁。

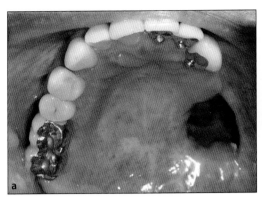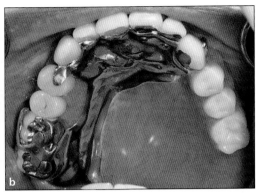

图16-16 （a）由于牙周骨丧失，邻近缺牙区的尖牙脱落。改尖牙位点植入种植体，行冠修复，并设置了环形支托和远中导面。对侧牙弓的磨牙缺失也行种植修复。（b）可摘义齿修复后。

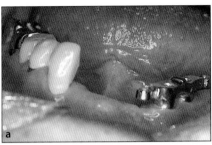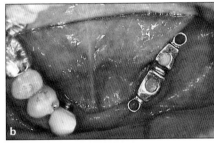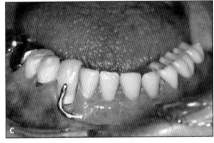

图16-17 （a和b）前磨牙区植入两颗种植体，并使用金属杆连接在一起，近中、远中两侧均设置弹性附着体，尖牙上设置环形支托。（c）覆盖可摘义齿就位。对颌为半口义齿修复，咬合设计为平衡𬌗。

第17章

RPI卡环组在颌骨缺损修复中的应用

Using the RPI System for Defects of the Maxilla and Mandible

Jay Jayanetti ｜ John Beumer III

在不损伤基牙及其支持组织的前提下，为颌骨缺损患者进行可摘局部义齿修复是很大的挑战。应严格遵循可摘局部义齿设计的基本原则：大连接体应具有良好的刚性，殆支托应沿牙长轴传导殆力，邻面板应起到稳定和环抱的作用，固位力应在牙周支持组织可承受的范围内，并从余留的软组织包括缺损处获得最大的支持和稳定。

修复上颌骨缺损的可摘局部义齿设计理念

上颌骨部分切除造成口鼻腔相通时，若不使用修复体有效阻塞缺损，患者说话时会表现出明显的鼻音、吞咽时食物和液体会从鼻腔流出。医生的首要目标是设计和制作有足够固位力的修复体，达到封闭缺损、恢复语音和吞咽功能的效果。

颌骨缺损使可摘局部义齿的设计变得更加复杂。最明显的影响是部分硬腭和相关牙齿的缺失造成支持力的大幅下降（图17-1）。颌骨缺损患者的余留牙弓弧度与普通患者相比曲度更小，甚至变为

线性分布，这就显著减弱了间接固位的效果，并丧失了对侧牙弓分散侧向力的作用，即丧失了跨弓稳定性。此外，修复体需伸入缺损腔内，产生更长的杠杆力臂。这些因素会使可摘局部义齿在患者因咀嚼、吞咽、下颌运动或面部表情肌肉收缩而发生翘起、下沉、摆动等不稳定现象时，基牙受力特别是侧向力增加。因此，在设计可摘局部义齿支架时必须充分考虑上述所有不利因素，否则会造成固位力不足、基牙承受过大的侧向扭力等，导致基牙过早脱落。

与常规患者一样，需要仔细对研究模型进行观测，分析倒凹位置、导面的位置和形态、确定就位道方向。通常必须使用复合就位道以充分利用缺损腔的倒凹，比如，若要利用缺损腔侧方和后方的倒凹，必须先将修复体伸入缺损腔，然后将其旋转就位于基牙。

推荐设置多个支托以提高修复体的稳定性和支持力。支托窝应该是圆形并经过充分抛光，以尽可能避免局部义齿发生旋转时支托对基牙造成的扭力。必要时可对选定的基牙进行全冠或部分冠修

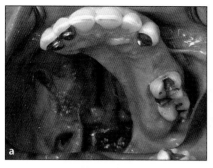
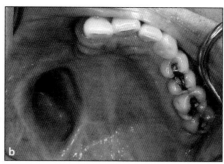
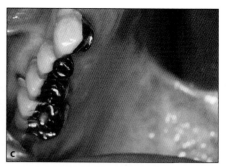

图17-1　硬腭缺损的种类较多。（a）可采用常规可摘局部义齿设计。（b和c）因为手术切除失去了跨弓稳定性，因此可摘局部义齿设计时需要考虑利用余留牙提供更多的卡抱力。

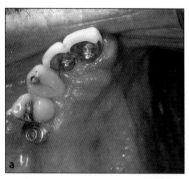
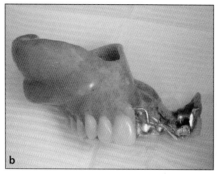
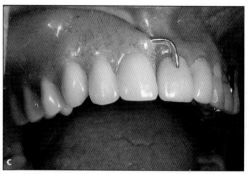

图17-2　（a）前牙支托应位于龈缘与牙体中1/3之间。（b和c）应在缺损腔邻近基牙上设置固位体，当义齿前牙受到咬切力时，固位体与基牙分离或以接触点为中心发生旋转。

复，以形成理想的固位形、导面、殆支托窝或舌隆突支托窝。当缺损延伸至中线或跨过中线时，需要在余留牙列做加强的环抱设计，以更广泛地分散侧向力。

采用"悬锁卡环"设计的可摘局部义齿可以将义齿牢固锁定在余留牙列上，但这种做法受到了一些临床医生的质疑，他们认为这种设计的固位效果虽好，但可能会使基牙承受过大的压力，造成基牙唇颊面的过度磨损，并且可能导致基牙过早脱落。

邻近缺损腔的基牙

需要特别关注与缺损腔相邻的牙齿。如欲使阻塞器获得足够的固位力，就必须在这些牙齿上设置有效的支托和固位体（图17-2），这些牙弓前部的固位体和支托可为修复体提供可靠的固位与稳定。如果不遵循这个理念，修复体容易发生旋转，从而

导致修复体后部脱位。

这类基牙与其他基牙相比，会承受更大的垂直向力和侧向力，也更容易脱落，这是由多种因素造成的。首先，这类基牙的邻近组织（通常为缺损区）无法提供良好的支持力；其次，较长的力臂会放大基牙承受的力量。因此在这类基牙上放置正性支托对其长期存留非常重要，邻近上颌骨缺损的前牙必须放置正性的舌隆突支托，以使咬合力能够沿着基牙长轴方向传递。如果邻近缺损腔的牙齿为切牙，则应考虑使用烤瓷联冠进行加强，使其发挥整体抗力作用，并预留舌隆突支托窝（图17-3）。如果缺损腔相邻牙齿为尖牙，则可以预备出舌隆突支托窝形态，也可以通过预留舌隆突支托窝的3/4冠或全冠对尖牙进行修复（图17-4）。粘接式舌隆突支托的使用具有应用前景，但目前尚没有长期的临床研究来评价其用于上颌骨缺损患者的使用寿命。

若缺损腔邻牙的牙槽骨已有丧失，就不适宜作

图17-3 （a和b）建议使用金属烤瓷联冠修复邻近缺损腔的切牙，这样可以延长基牙的使用寿命。

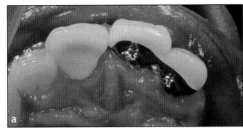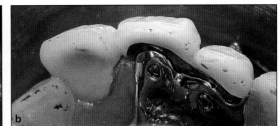

图17-4 这两例病例邻近缺损腔的为尖牙。（a）在牙体组织上磨出正性舌隆突支托窝；（b）利用烤瓷冠预留正性舌隆突支托窝。

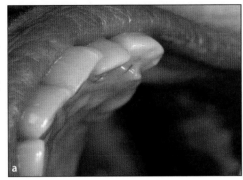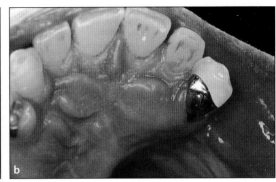

图17-5 受力点影响义齿的旋转轴。义齿受力点为#1时旋转轴为AB。根据缺损腔形态和余留牙分布，AB为基本旋转轴。义齿受力点为#2时旋转轴为CD，见于前牙咬切食物时。义齿受力点为#3时旋转轴为EF。

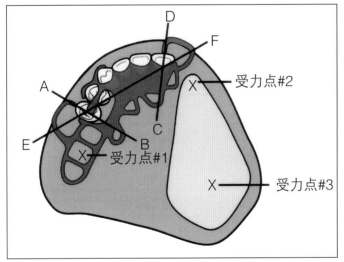

为局部义齿的基牙，这种情况下，必须使用其邻牙或其他邻近的牙齿作为基牙。通常可以对这些牙周受损的牙齿进行根管治疗，截冠后作为覆盖基牙，以保留牙根周围的牙槽骨和附着龈。有时也可以将其拔除并植入种植体。

支点线

对于上颌骨缺损的病例，局部义齿的支点线或旋转轴受到支托位置、缺损腔大小和形态、咀嚼力大小和受力位置等因素的影响。上颌骨部分切除后，患者在咀嚼过程中，支点线会随着缺损腔的大小和形态、食团的位置及咀嚼力的变化而发生动态变化。所以，除通过缺损腔邻牙支托的支点线外，仍存在其他多个旋转轴或支点线。图17-5显示的是肿瘤切除术后的颌骨缺损，并且非手术侧存在游离端缺牙区。当游离端（#1）受咬合力时，义齿将围绕旋转轴AB旋转。若缺损侧前牙区（#2）受力，义齿将围绕旋转轴CD旋转。当#3点受力时，义齿将围绕旋转轴EF旋转。因为一般要求该类患者仅用非缺损侧进行咀嚼，所

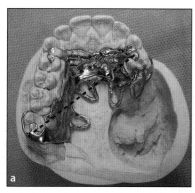
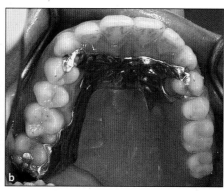
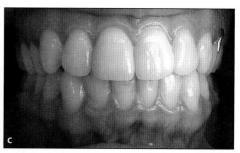

图17-6 （a～c）上颌骨部分切除，保留上颌前部颌骨的RPD设计。支点线（虚线所示）与无颌骨缺损的同类型牙列缺损相同。仅需设计两个固位体为修复体提供固位力。

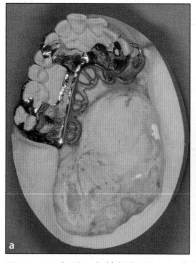
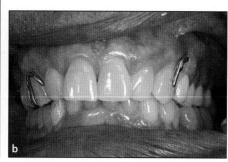
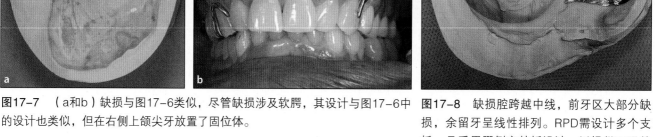

图17-7 （a和b）缺损与图17-6类似，尽管缺损涉及软腭，其设计与图17-6中的设计也类似，但在右侧上颌尖牙放置了固位体。

图17-8 缺损腔跨越中线，前牙区大部分缺损，余留牙呈线性排列。RPD需设计多个支托，且采用腭侧高基板设计，以提供更强的卡抱力。

以在设计局部义齿时重点考虑前牙（负载点#2）或非缺损侧后牙（负载点#1）受力时产生的旋转轴。

RPD设计

为上颌骨缺损患者设计RPD时，首先应考虑缺损腔和余留硬腭的情况。若保留了切牙和尖牙，则RPD的设计遵循常规原则即可（图17-6）。若可以综合利用缺损腔内部和周围的支持力、稳定性和固位力，局部义齿的固位、稳定和支持将得到增强，固位体与基牙之间的位置关系也容易维持稳定，义齿

在缺损腔内外几乎都不会发生移位。与不具备以上特征的患者相比（图17-8），这类患者需要较少的直接和间接固位体（图17-6）。即使缺损向后延伸至软腭，如果保留有前牙和尖牙，仍然可以按常规原则进行RPD设计。如图17-7患者，缺损腔邻近的尖牙可以为义齿提供跨弓稳定性，再辅以前牙区硬腭的支持力，则无需设计额外的卡抱结构，与图17-6患者唯一不同的设计是增加了右侧上颌尖牙的固位体。

对比这些设计与图17-8中患者的设计，当缺损腔跨越中线时余留牙为线性排列，几乎没有余留的硬腭提供支持力。当咬合力作用于缺损侧时，支点

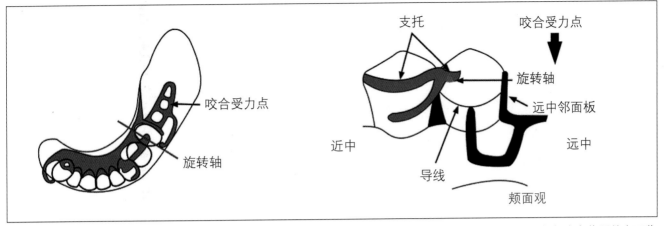

图17-9 下颌骨连续性丧失时采用的局部义齿设计。注意设计在颊面的稳定卡环。I型卡环位于倒凹区，但起稳定作用的卡环位于非倒凹区，与导线平齐或在导线以上。

线与余留牙排列一致。在此类缺损腔较大且余留牙列为线性排列的情况下，义齿更容易围绕支点线发生旋转。在可摘局部义齿修复时需设计较多的支托以提供支持力，并增加义齿的卡抱力，将侧向力尽可能分散于余留牙上（图17-8）。

上述表明，在缺损侧尽可能多地保留牙齿和前牙区牙槽骨具有非常重要的作用。这样能避免余留牙成为线性排列，改善支点线位置，提高间接固位的有效性。保留前牙区牙槽骨及牙齿，可以提供义齿所需的跨弓稳定性，也简化了可摘局部义齿的设计，使阻塞器修复体在行使功能时更像常规单侧游离端缺失的可摘局部义齿。

修复下颌骨缺损的可摘局部义齿设计理念

下颌骨连续性缺失同时伴非手术侧牙列游离端缺失

此类可摘局部义齿设计难度较大。当游离端受力时，旋转轴通过游离端近中基牙的支托。这与无颌骨缺损时相似，但不同的是旋转轴不通过对侧牙弓的支托（图17-9）。其原因是此类患者下颌骨连续性缺失，下颌骨不能再通过颞下颌关节进行双侧联动，所以只有非缺损侧下颌骨承受咀嚼力。而如果近中基牙上的固位体没有设置在固位倒凹内，义齿肯定不能获得有效的固位力。

下颌骨部分切除会影响下颌运动轨迹，就会影响可摘局部义齿的设计。从正面观，下颌边缘运动轨迹呈现一定程度的倾斜，而不再是垂直的（图17-10a）。此外，由于非缺损侧升颌肌群肌力增加，下颌骨在冠状面上会发生向缺损侧的旋转而导致缺损侧牙齿脱离咬合（图17-10b）。因此，支点线的位置不容易确定，从而使得预测义齿在行使功能期间可能的转动方式变得更加困难，导致义齿设计也更为困难。

如前所述，下颌骨部分切除后仅能单侧承担咬合力，因此局部义齿的旋转轴（支点线）与常规情况不同。在非缺损侧RPI卡环组可以正常行使功能。合理设置支托后，非缺损侧远中基牙上的固位体可以在游离端受力时与基牙分离。然而缺损侧情况不同，缺损侧的牙齿位于旋转轴前方，在游离端义齿受力时，设置在倒凹内的固位体不会与基牙脱离，因此，近缺隙基牙上的固位体必须有足够的弹性，以避免基牙受到过度的损伤性应力（图17-11）。

因舌板的稳定作用优于舌杆，所以此类患者可摘局部义齿尽量采用舌板设计。有时也可以在非缺损侧的固位体近中某一基牙上增设一个起稳定而非

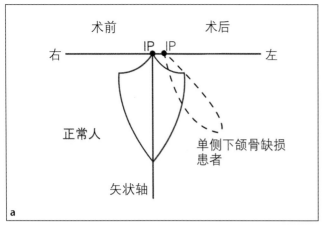

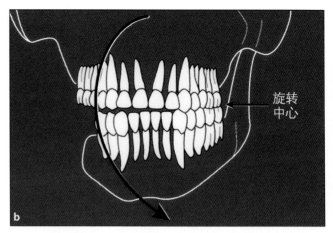

图17-10 （a）正面观，下颌骨部分切除后边缘运动轨迹发生变化，向一侧偏斜。（b）正面观，下颌骨在非缺损侧咬合接触时发生了旋转。非缺损侧升颌肌群的肌力代偿性增加，导致咬合力增加，缺损侧余留牙咬合丧失。

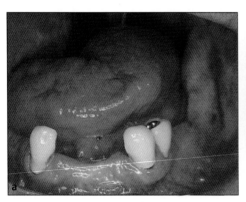

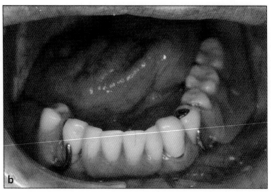

图17-11 （a）单侧下颌骨连续性丧失。依据导线观测进行余留牙冠修复，获得合适的就位道及支托窝。（b）下颌RPD修复后。缺损侧邻近基牙的固位体位于倒凹内。

固位作用的卡环（图17-9）。连续性缺失后，偏斜的下颌运动会增加侧向力，导致义齿在咀嚼运动中易向舌侧移动，而此类固位体可以提供一定的稳定卡抱作用，以对抗义齿的舌侧移动。

下颌骨连续性未丧失或已行手术重建连续性

前牙区缺损

此类缺损包括前牙区牙槽骨块状缺损和已行手术重建连续性后的前牙区复合缺损。该两类患者通常保留双侧后牙但有前部牙列缺损，需行前牙区成为游离端的可摘义齿修复（图17-12）。缺牙区的跨度取决于手术范围以及余留后牙的数量和位置。前牙区颌骨切除有时会造成后牙咬合的改变，但下颌运动通常是正常的。当采用手术重建前牙区颌骨连

续性时，可能会由于移植皮瓣吸收、塌陷、挛缩或下颌骨对位不准确而导致咬合异常。但是，当颌骨连续性重建后，咬合关系也随之固定。如有咬合异常，则只有通过调𬌗或冠修复进行调整。

该两类下颌前牙区骨缺损患者，通常会伴有前部缺牙区软组织外形异常和骨支持力不足。虽然缺损区的大小和长度各异，但对这些患者来说，RPD可以改善美观，为下唇和脸颊提供支撑，通常也可提高语音的清晰度和减少口水外流。当缺损较小、特别是保留尖牙的情况下，义齿修复也可有效恢复咀嚼功能。

而当缺损较大时（图17-13），RPD的主要作用是为患者提供唇部支撑，恢复美观。由于缺损跨度过大，且黏膜支持条件不佳，咀嚼效率无法得到良好的恢复。必要时，可考虑在缺损区植入种植体，以为RPD提供必要的支持力（图17-14）。

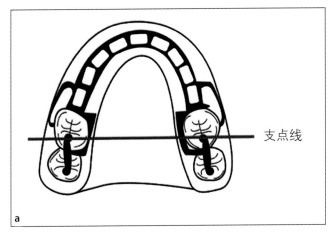

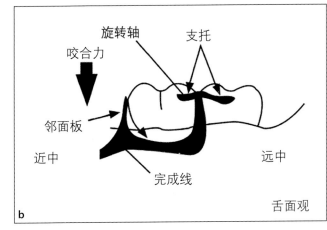

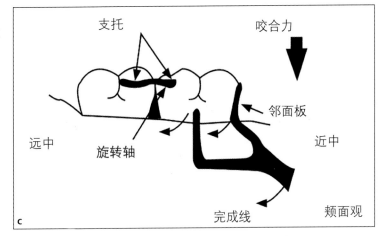

图17-12　（a）下颌骨前部缺损示意图，双侧后牙保留。（b和c）对这类缺损，在邻缺损基牙设置远中支托，基牙近中设置邻面板。需要合理设计固位体，使其在前牙区游离端义齿受到咬合力时与基牙分离。

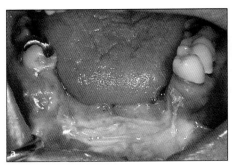

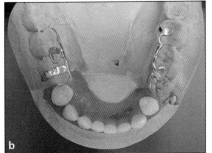

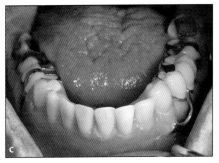

图17-13　（a）下颌骨前部缺损，由于口底肌群牵拉，导致双侧后部下颌骨向舌侧旋转。（b）在右侧下颌，RPD舌侧基板进入磨牙舌侧倒凹区，左侧仅在前磨牙颊侧倒凹区设置一个固位体。右侧第一磨牙的支托延伸至颊侧，作为舌侧基板的对抗臂。（c）RPD旋转就位。这是一类具有旋转就位道设计的RPD。

图17-14　（a和b）在缺损区植入种植体可以显著提高支持力，较好地恢复咀嚼功能（由内布拉斯加州奥马哈的J. Kelley博士供图）。

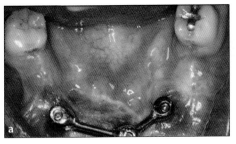

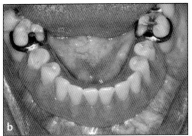

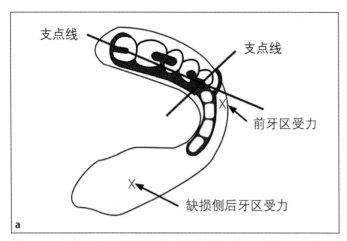
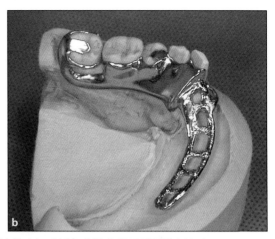

图17-15 （a和b）此类缺损缺乏跨弓稳定性，需设计更多的卡抱结构（如舌板）分散余留牙受到的侧向力。

设计局部义齿时，必须考虑前牙区游离端义齿可能发生的运动。图17-12所采用的是一种值得推荐的设计。设计时需注意旋转轴的位置。采用远中支托可以使固位体在义齿受力时与基牙分离。第二磨牙的近中长支托起到间接固位体的作用，可有效对抗前牙区义齿的翘起。试戴和生理性调整支架时，需特别注意调整邻面板和小连接体，使其在义齿受到咬合力时不妨碍支架绕旋转轴自由旋转。

利用热塑性蜡（边缘整塑蜡）结合修正印模制取前部缺损区印模，与弹性印模材料相比，热塑性蜡能更准确地记录可动黏膜的形态。义齿试戴时要注意美学、咬合和语音的改善，尤其要注意下唇形态的恢复。按常规程序进行义齿的加工、抛光、初戴和调整，并进行定期复查。

单侧缺损

仅余留单侧牙列的单侧下颌骨缺损较难修复，多数该类患者下颌骨切除范围较大，且进行了血管化游离皮瓣修复。此类患者可摘局部义齿较长的力臂和较差的支持组织导致义齿在行使功能时极易发生移位（图17-15）。大部分该类患者的患侧舌神经和下牙槽神经已经缺失，因此，即使通过骨移植重建了下颌骨的连续性，也因为不能感知和控制食团

而不能正常地使用患侧进行咀嚼。

为该类患者进行可摘局部义齿修复尤为困难。随着游离端受力点的变化，义齿支点线也处于动态变化中。同时，由于患侧感觉丧失，患者更习惯使用健侧牙列进行咀嚼。使用可摘局部义齿咬切食物时，可摘局部义齿的前牙区部分会下沉，而缺损区邻近基牙受力最大，所以需在这些基牙上设计正性支托。若邻缺损的基牙为尖牙，应设计舌隆突支托。若为前磨牙或磨牙，应设计远中支托。如图17-15所示，支点线贯穿最前部的支托。近中和远中邻面板在义齿行使功能时应能自由运动，而不对基牙产生扭力。所以，这就需要对支架进行生理性调整（见第12章）。设置于尖牙的固位体应位于倒凹内，并在前牙受力时能够与基牙分离。

当缺损区支持组织条件较差时，建议使用舌侧高基板提供更为可靠的卡抱力，以尽可能分散余留牙列受到的侧向力。可设计连续𬌗支托恢复𬌗平面或咬合接触。远中固位体建议使用环形卡环，因其能在水平方向上提供额外的卡抱力。基托应在不妨碍功能运动的前提下充分伸展。通过调𬌗，使修复体仅在正中𬌗时存在咬合接触，以避免前伸及侧方运动时咬合接触产生侧向力而导致可摘局部义齿不稳定。同时，指导患者使用健侧牙列进行咀嚼。

图17-16 （a）RPD设计中使用舌侧高基板和连续支托。第二磨牙和第三磨牙上的A型卡环设置在倒凹内，虽然在支点线对侧设置固位卡环是不符合力学要求的，但为使该类修复体获得更加有效的固位和稳定，仍需进行如此设计。（b）义齿就位后。

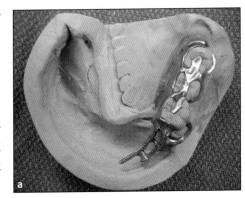
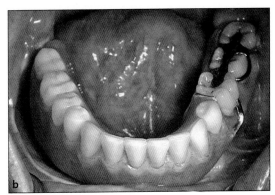

图17-15b和图17-16显示了两例可摘局部义齿设计。两者的固位体数目较少，但设计了多个支托、导面和邻面板，还设计了具有卡抱作用的舌侧基板。在邻近缺损区的基牙上设置I型卡环，当患者使用前牙区修复体咬切食物致修复体下沉时，卡环可以进一步深入倒凹而脱离基牙。后牙区固位体的卡环臂尖进入倒凹，但高于导线的部分应具有足够的刚性以提供良好的卡抱力。

如图17-16所示，患者一侧下颌骨切除后已采用腓骨瓣进行重建。覆盖于腓骨瓣上的表皮和皮下组织厚度约为1cm，且受压后易变形。舌体完整，但舌神经和舌下神经被切除。健侧下颌骨与上颌骨相对位置关系良好。前牙区修复体咬切食物使修复体前部受力下沉时，旋转轴通过第一磨牙的远中支托。随着咬合力点的变化，旋转轴的位置也会发生改变。由于患侧感觉神经丧失，患者更倾向于使用健侧牙列进行咀嚼。磨牙上两个固位体的卡环臂尖均位于倒凹内，且位于支点线对侧，这在理论上来说是错误的设计。但本书认为，在义齿前牙区受力下沉时，磨牙受到的潜在拔出力并不会对其造成显著性损伤。位于第一磨牙的I型卡环在前牙咬切食物时会进一步旋入倒凹，而与基牙脱离。在3颗磨牙的舌侧设计高基板，在第三磨牙远中和第一磨牙近中设计导面和邻面板，可以为义齿提供卡抱力并将余留牙连为一体，发挥协同作用，可提供更优良的抗力效果。支架试戴与调整时，根据咀嚼时最易出现的旋转轴，模拟支架可能出现的运动方式，据此仔细检查支架与基牙间的早接触区域并进行调整，直至支架在生理动度范围内，其组织面与基牙间不存在应力集中区，此时支架在咀嚼时的可能运动才不会对基牙产生侧向力。并利用支架对缺牙区软组织制取修正印模以获得最佳支持力。

第18章

治疗式义齿
Treatment Removable Partial Dentures

Daniela Orellana | Ting-Ling Chang

治疗式义齿是一种丙烯酸树脂临时义齿，用于在短期内修复一颗或多颗牙齿的缺失。治疗式义齿目的和用途各不相同。在大多数情况下，当需要拔除多颗牙齿或者拔除美学区牙齿的时候，患者需要一副临时的治疗式义齿，用以解决美学和近期内咀嚼功能的问题。

治疗式义齿的适应证

治疗式义齿可用于以下情况：

- 拔牙后立即修复缺牙，以恢复美观和功能，并在愈合过程中起到保护伤口的作用。

- 修复缺失的后牙，以恢复咬合关系。
- 作为一种临时修复体（相当于可摘义齿预排牙），用以指导观测冠的制作。
- 在需要重建咬合位垂直距离时，用以观测患者对新建垂直距离的适应情况。
- 评估患者对可摘局部义齿的可接受性（试验性义齿）。
- 用以观察健康情况欠佳基牙的预后。

治疗式义齿的设计应效仿最终义齿的设计。基牙修整应给予高度重视，以确保临时修复体和最终修复体之间的一致性（图18-1）。此外，治疗式RPD也必须设置支托。

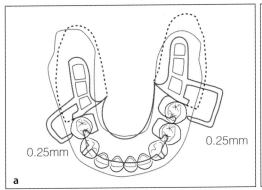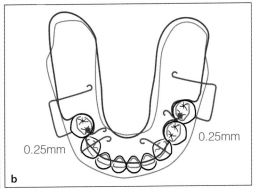

图18-1　（a）最终义齿设计。（b）治疗式义齿设计与最终义齿设计保持一致。

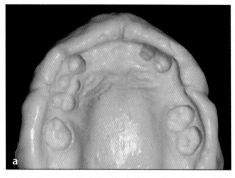
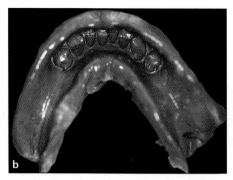
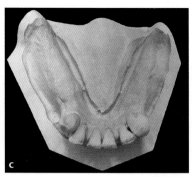

图18-2 （a）上颌藻酸盐印模。（b）下颌个别托盘聚硫硅橡胶印模。（c）工作模型。

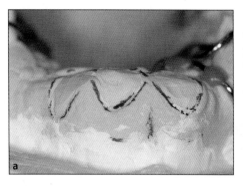
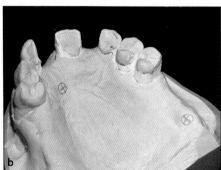

图18-3 （a）根据颊舌向牙龈轮廓在模型上将牙齿磨除。（b）用石膏填除不需要的倒凹，并确保平行。

治疗式义齿的制作步骤

1. 按设计进行口内牙齿预备，制备正性支托窝，平行的导面及适宜的固位倒凹。

2. 制取治疗式义齿的终印模。对于上颌或牙支持式治疗式义齿，可使用成品托盘和藻酸盐印模材料制取印模。但制作下颌游离端治疗式义齿时，应制作个别托盘、进行边缘整塑，并以硅橡胶类印模材料制作印模（图18-2a和b）。

3. 使用超硬石膏灌注工作模型。对模型进行观测分析，确定最佳位姿，并标记基牙和周围软组织的外形高点线（图18-2c）。

4. 用低速手机在模型上磨除计划拔除的牙齿。按照牙龈的颊舌向轮廓，将牙槽嵴顶修成圆拱形（如图18-3a）。

5. 填倒凹须遵循模型观测分析的结果进行。不需要的倒凹用石膏填除，设置固位体的倒凹不能被填除。

6. 模型放置在观测台上，并根据三点定位标记重现最佳位姿。用观测蜡刀去除多余的倒凹填充材料，并确保倒凹填充材料的平行性（图18-3）。

7. 使用直径0.9mm的锻丝制作支托。用三喙钳将钢丝折弯使其与支托窝相适应，且不造成咬合干扰（图18-4）。

8. 直径0.8mm的锻丝弯制固位体，其弹性更佳。使用弯丝钳或三喙钳在模型上弯制。为加强其在树脂基托内的牢固性，在末端弯制成环形，埋入树脂基托内（图18-4）。当制作治疗式义齿蜡型时，金属丝与牙齿表面应保持紧密接触，但当金属丝接近软组织时，金属丝应嵌入蜡中（蜡最终被基托树脂代替），以便于当软组织受压时调整基托。

9. I型卡环的弯制步骤如下（图18-5）：

   a. 使用0.8mm直径的锻丝，从直角开始，用双喙钳弯曲。

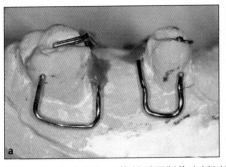 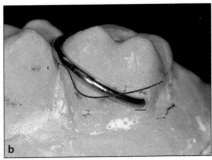 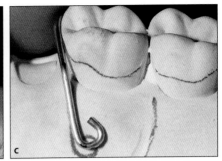

图18-4　（a）0.9mm锻丝适于制作支托以提供支持。用粘蜡将弯制好的锻丝粘固在模型上。（b）环形卡环进入倒凹0.25mm处。（c）弯制一个圆环，为卡环与丙烯酸树脂之间提供机械固位。

图18-5　（a和b）I型卡环弯制过程。

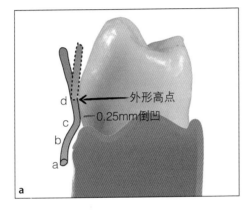 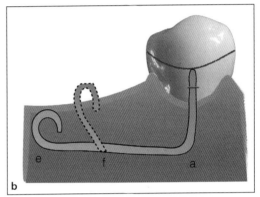

b. 如图所示，使锻丝与牙龈轮廓相匹配。

c. 如图所示，I型卡环末端进入倒凹0.25mm（图18-5）。

d. 在外形高点以上，沿牙齿轮廓折弯金属丝。将多余部分截除，抛光其末端。

e. 弯制用以增强与树脂基托机械结合的圆环，使其与牙槽嵴平行。

f. 将圆环放置在舌侧或腭侧，不干扰人工牙排列。

10. 用粘蜡或自凝树脂将弯制好的卡环固定在模型上（图18-6a）。

11. 排列人工牙。根据义齿支持的需要，上颌基板可以设计为U形的，也可以是全腭部覆盖的。对于下颌义齿，舌侧边缘稍短于口底，可以根据边缘整塑印模确定，或戴牙时通过边缘指示蜡检查调磨确定。同时，舌侧基托与余留天然牙列的舌面紧密贴合，并模拟牙龈轮廓外形，以使患者便于

适应（图18-6b和c）。

12. 由技工室完成义齿制作。

13. 检查完成的义齿，有无粗糙表面、锐边或过大的倒凹。

14. 义齿试戴，检查并用低速手机调改阻挡就位的区域。最常见的影响就位的部分是与余留天然牙邻面对应的义齿部位。

15. 可能阻挡就位的义齿组织面彻底吹干，以毛刷涂布一薄层压力指示剂（PIP），小心地就位义齿（图18-7）。取下义齿后，对压力指示剂被完全挤压消失的部位进行调磨。

16. 边缘指示蜡检查义齿基托边缘，边缘指示蜡被完全挤压消失的区域进行调磨。

17. 使用咬合纸检查咬合，并进行调磨。

18. 给患者一份详细的义齿使用说明，并安排复诊随访。

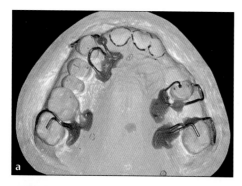

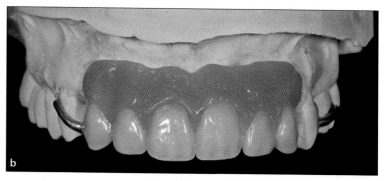

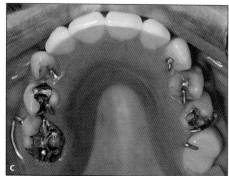

图18-6 （a）弯折锻丝并用粘蜡固定。（b）义齿基托上制作牙龈点彩。（c）完成的义齿，舌侧基托与天然牙舌侧紧密贴合（图b由加利福尼亚州洛杉矶的J.Jayanetti博士提供；图c由加利福尼亚州洛杉矶的T.Berg博士提供）。

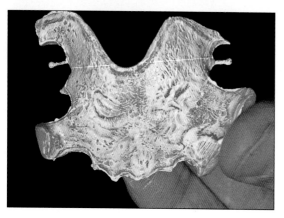

图18-7 压力指示剂（PIP）用于检查需要调磨的组织面（由加利福尼亚州洛杉矶的R.Duell博士供图）。

第19章

可摘局部义齿戴牙与维护

Insertion and Maintenance of RPDs

John Beumer III | Daniela Orellana | Ting-Ling Chang

可摘局部义齿戴牙时应达到以下目标：

- 义齿与同颌（上颌或下颌）的余留牙列、牙槽嵴及周围组织相协调。
- 义齿与对颌牙列咬合相协调。
- 详尽的戴牙注意事项。

最终义齿的误差来源主要包括以下方面：

- 制取终印模时，旧义齿对口腔黏膜组织的损伤尚未完全恢复。
- 终印模未能精确地复制出口腔解剖结构的细节。
- 工作模型变形或破损。
- 颌位关系记录与转移时，基托与牙槽嵴或模型不贴合。
- 颌位关系记录与转移时，咬合记录材料发生变形或尺寸变化。
- 错误的颌位关系记录。
- 患者颞下颌关节发生改变。
- 上𬌗架时产生误差。
- 丙烯酸树脂充胶过程或义齿打磨时产生形变。

在制作可摘义齿过程中，每一步都有出现误差

的可能性，需要医生从临时义齿到最终义齿设计及制作的每一个步骤都尽可能避免错误的发生，才能最终达到比较理想的修复效果。但是这绝不意味着每一步都不会产生错误，所以，需要医生进行一系列的检查、评估，及时纠正出现的错误，以降低制作完成的最终义齿的误差。

义齿与同颌余留牙列、牙槽嵴及周围组织相协调

目的是增强可摘义齿的组织适合性，从而使义齿获得来自余留牙列及牙槽嵴黏膜的最佳支持效果。义齿制作过程中的每一步均可能存在技术和操作上的不精准之处，比如印模制取和灌注石膏模型的误差、颌位关系记录与转移的误差或终义齿加工时的误差等。而在义齿试戴时，可以纠正因印模制取误差导致的义齿基托组织面与所覆盖软组织之间的不适合。这些差异在最终义齿试戴完成后均得以纠正，从而获得最佳的适合性和支持效果。

义齿组织面检查调改

在预约就诊戴牙之前，应对义齿进行仔细的肉

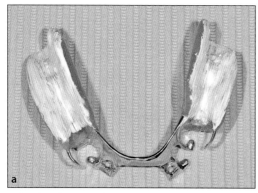
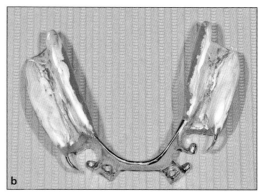
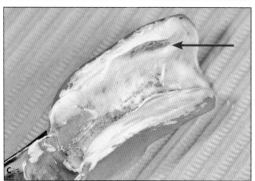

图19-1 压力指示剂用于检查义齿组织面的过度压迫区。（a）义齿组织面涂布一薄层压力指示剂。（b）可摘义齿戴入口内，手指按压游离端部分。（c）压力指示剂被挤压消失的区域（红色箭头所示），对应于下颌舌骨嵴，一般不希望该区域受压，否则易引起压痛（由俄亥俄州辛辛那提的R.福克纳博士供图）。

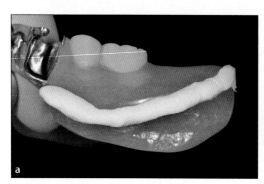
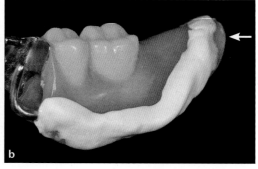

图19-2 边缘指示蜡用于检查义齿边缘的长度、厚度和轮廓。（a）义齿边缘干燥后，将边缘指示蜡加在义齿边缘。（b）义齿小心地戴入口内，嘱患者做边缘整塑动作。取出义齿，边缘指示蜡被挤压、基托暴露出的区域即为边缘过长区域。该病例可见咬肌附丽处的边缘指示蜡完全挤压移位，这是较为常见的义齿边缘过度伸展位置（箭头所示）（由俄亥俄州辛辛那提的R.福克纳博士供图）。

眼观察或触摸检查，检查是否有锐尖、粗糙或锐利的区域或制作不规范的地方。戴牙应向患者讲述整个的戴牙流程。

　　压力指示剂（PIP）用于检查义齿组织面过度压迫软组织的区域（图19-1）。具体用法如下：吹干义齿组织面，以软毛刷将压力指示剂按同一个方向涂布在义齿组织面，呈均匀条纹状。将义齿小心地戴入口内，手指按压就位，然后取出并检查是否有压迫区域，即压力指示剂消失、移位或不连续的区域，

调磨缓冲受压区域，干燥后，重新涂布压力指示剂并重复该过程，直到压力指示剂均匀分布在组织面。如压力指示剂完全没有被挤压，仍呈最初涂布时的条纹状，说明该区域义齿组织面与黏膜不贴合，必要时进行衬垫。

调改过长的义齿边缘

　　边缘指示蜡用于检查义齿边缘的过度伸展区域

（图19-2）。义齿边缘干燥后，将边缘指示蜡加在义齿边缘，并将义齿小心地戴入口内。指导患者摆动下颌、舌头，活动嘴唇和脸颊后，取出义齿。边缘指示蜡被挤压移位的区域即为义齿边缘过度伸展区域。仔细调磨这些区域。重复上述过程，直到消除所有的过度伸展区域。

上述义齿组织面、边缘的检查调磨可尽可能地确保义齿具有良好组织面适合性和协调的边缘伸展。

义齿与对颌牙列咬合相协调

咬合面的接触关系决定了义齿与对颌牙列咬合是否相协调。义齿𬌗面的检查与调磨需与患者牙槽嵴解剖形态、患者的下颌运动习惯相协调。当可摘义齿的对颌为半口义齿时，𬌗面的检查调磨则需更加仔细。有效且准确的咬合调整，可进行咬合记录，由技师根据咬合记录重新进行咬合调整。对于可摘义齿修复，需将最终义齿和剩余天然牙列复制并转移到𬌗架上。义齿在模型上仍需保持其在口内与剩余天然牙之间准确的相对位置关系。

临床上𬌗架及咬合调整的步骤如下：

1. 在义齿初戴或义齿–天然牙列模型灌注后，行正中关系（CR）记录。如在义齿初戴时行正中关系记录，应使用便于记录和存储的咬合记录材料。如果可摘义齿对颌为上颌腭顶全覆盖且带有后堤封闭区的义齿，记录正中关系前，须确保上颌义齿完全就位。做法是：戴入上、下颌义齿，在双侧前磨牙区域放置棉卷并嘱患者紧咬5分钟后，再行咬合记录（图19-3）。

2. 义齿就位，以藻酸盐制取义齿和剩余天然牙印模（仅咬合面）。

3. "拾取印模"：将印模连同义齿一起取出（图19-4a）。

4. 以粘蜡或其他适宜的材料填除义齿基托、固位体及金属支架上的倒凹（图19-4b）。

5. 将快速结固石膏或低熔金属注入印模，以灌注天然牙模型（图19-4c）。

6. 从印模内取出带有可摘义齿的模型。低熔金属（图19-5）因其凝固速度快且能复制出坚硬的𬌗面，从而灌注出一个坚硬、耐磨损的牙列模型而受到许多临床医生的青睐。

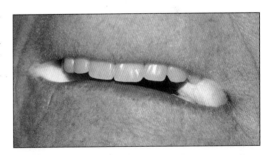

图19-3 可摘义齿对颌为上颌腭顶全覆盖且带有后堤封闭区的义齿，记录正中关系前，须确保上颌义齿完全就位。戴入上、下颌义齿，在双侧前磨牙区域放置棉卷并嘱患者紧咬5分钟后，再行咬合记录。

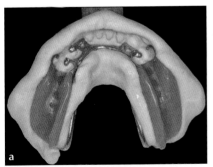
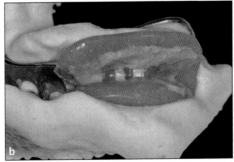
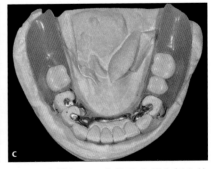

图19-4 （a）制取可摘义齿和剩余牙齿的印模。将可摘义齿连同印模一同取出。（b）填除义齿基托，固位体及金属支架上的倒凹。（c）以快速结固的石膏灌注印模（由俄亥俄州辛辛那提的R.福克纳博士供图）。

图19-5 （a和b）使用低熔金属制作临床上殆架模型。

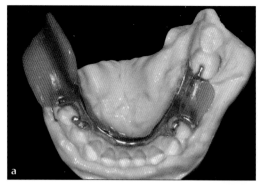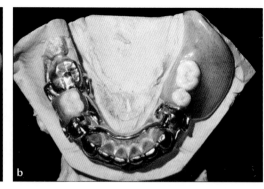

通过上述过程，用石膏或者金属复制了包括义齿和剩余天然牙的整个牙弓的咬合面。在义齿完全就位的前提下，快速、有效、可再复制地记录了正中关系。

针对可摘义齿，上殆架的石膏仅需稍微包过义齿基托边缘，并仅与模型底座接触。便于义齿连带天然牙列模型从殆架上取下，也便于义齿取下后易重新准确复位（图19-4和图19-5）。

面弓记录

如果可摘义齿的对颌是半口义齿，则需要在技工室制作好用于面弓转移与记录的石膏底座。如果没有面弓转移用的石膏底座，则需要进行新的面弓记录。利用面弓转移记录将上颌义齿和模型固定于殆架上（图19-6）。

上下颌位关系记录

如果戴牙前未进行颌位关系记录，则先进行颌位关系记录，并利用其将下颌模型固定于殆架上。笔者更倾向于戴牙时重新行颌位关系记录，并利用其进行临床上殆架。为保证颌位记录准确，需注意以下要点：

- 行颌位关系记录时，患者不得触碰义齿或对义齿基托施加较大的咬合压力。否则，人工牙的早接触点则会引起义齿移位或改变患者下颌的运动轨迹。
- 如前所述，如果可摘义齿对颌是上半口义齿，则行颌位关系记录前，上半口义齿必须完全就位（图19-3）。如果没有提前制取颌位咬合记录，戴牙时选择适宜的材料进行记录（图19-7）。笔者更喜欢使用边缘整塑蜡（图19-8）。

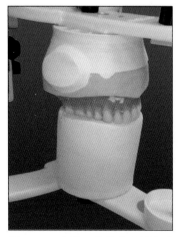

图19-6 在技工室为临床再上殆架制作的面弓转移石膏底座。

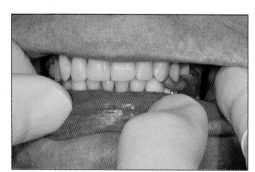

图19-7 正中颌位关系记录。

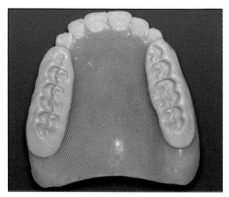

图19-8 笔者较为推荐以边缘整塑蜡做颌位关系记录。

- 石膏或低熔金属复制的剩余牙列以粘蜡与义齿固定在一起，并利用咬合记录一起固定在𬌗架上。
- 利用第二次咬合记录将义齿及模型固定在𬌗架上，以验证通过第一次颌位记录上𬌗架的准确性。如果两次记录不一致，则重新上架，直到完全一致。

制取咬合记录的材料多种多样，包括边缘整塑蜡、石膏、齿科蜡、咬合膏和硅橡胶咬合记录材料。理想的咬合记录材料应具备结固后硬化且不易变形的特点。同时材料还需具有最小的咬合阻力和快速凝固特点。

边缘整塑蜡比较适合这一用途（图19-8）。该材料可在水浴中迅速均匀软化，并牢固地贴附于义齿的咬合面。该材料硬化很快，易于修剪，留下的尖窝凹痕，硬化时不会变形。而且可以在水浴中迅速软化，以重新制取咬合记录。

前伸咬合

前伸颌位是下颌骨位于正中关系位前方4～6mm时的颌位关系。边缘整塑蜡较为适合记录该颌位关系（图19-8）。完成后，将颌位记录复位于𬌗架上的义齿和天然牙列上，相应地调整𬌗架，确定髁导斜度。

调𬌗

临床重新上𬌗架和调整咬合平衡的基本原则是通过调整上下颌的咬合面，以获得上下颌牙弓之间精确的、可重复的、经得起验证的相对关系。最终义齿的咬合关系直接影响到下颌骨运动的自由度、传递给天然牙和义齿基托覆盖组织的力。将石膏模型和义齿按照准确的颌位关系固定在𬌗架上后，易于进行咬合调整。因为𬌗架的运动精确且可重复，咬合的精细化调整可快速且精确地完成。口内直接

进行调磨却很难达到精确的调𬌗，尤其是如图19-9所示的游离端义齿。

平衡𬌗的基本规则

- 先调整正中咬合关系。上颌后牙舌尖与下颌后牙中央窝紧密接触。必要时，调整下颌后牙中央窝已达到紧密接触。
- 非正中咬合关系调整。确保在下颌能够协调、无阻挡地进行非正中（前伸、侧𬌗）咬合运动。当游离端义齿对颌为半口义齿时，采用平衡𬌗。当上下颌前牙为天然牙、后牙为游离端义齿时应使用前牙引导，游离端义齿仅在正中关系位时有咬合接触。

天然牙对颌为人工牙列

- 调磨与天然牙相对的义齿人工牙。
- 当需要调整天然牙时，在模型上圈出并标记需要调磨的区域，根据模型上的标记进行口内调磨与抛光。

完成调𬌗并抛光义齿

- 检查非正中咬合运动时，对颌是否能平滑、无阻碍地移动。并调磨消除阻碍区域。
- 检查并打磨所有表面，尽可能恢复咬合面解剖形态。
- 人工牙咬合面轻度抛光。
- 义齿基托边缘高度抛光。
- 高度抛光义齿基托伸展边缘。图19-10为完成的可摘义齿。

口内评估

调磨、抛光完成的义齿戴入口内，进行以下检查：

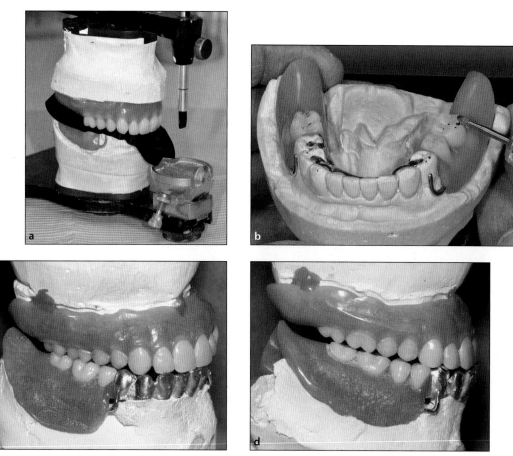

图19-9 （a）模型固定在𬌗架上，准备调整平衡𬌗。（b）平衡𬌗的调整需遵循特定的顺序：首先调整正中𬌗，然后调整非正中𬌗。（c）工作侧。（d）前伸颌位（图a和图b由俄亥俄州辛辛那提的R.福克纳博士提供）。

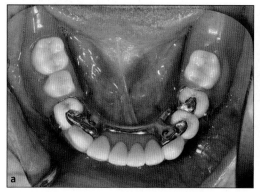

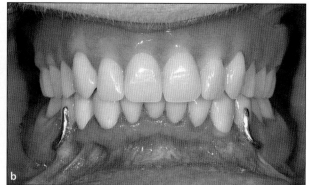

图19-10 （a和b）完成的可摘义齿。

- 义齿及余留牙列是否能同时、均匀地与对颌牙弓接触。

- 前牙为天然牙时，确保在侧𬌗和前伸运动中，前牙引导，后牙没有咬合干扰。

- 可摘局部义齿对颌为半口义齿时，是否达到平衡𬌗。

- 询问患者是否有压痛、是否有刺激舌头、脸颊或嘴唇的锐边等。根据需要进行调整。

图19-11　每次吃完正餐或零食必须清洁义齿。使用尖头毛刷清洁义齿基托区。义齿清洁剂可在机械清洁后使用。

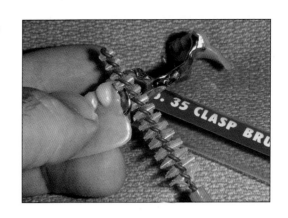

义齿使用、维护和医嘱

每次复诊都需与患者沟通并给予医嘱，且贯穿整个治疗过程。必要时，书写详细的病历，以便于患者在一定时间内可进行反复查看。如患者应充分了解并接受进行可摘义齿修复的预期效果，再如戴入义齿后会感觉口内比较满、有明显的异物感。必须反复强调保持剩余牙齿、组织和义齿清洁的重要性。明确的维护说明是必不可少的。尽管在一次的就诊中，很难做到让患者记住全面的医嘱，需多次反复强调。

何时对患者宣教指导

对患者的宣教、医嘱应贯穿于整个治疗周期。如果仅在某次复诊治疗（例如制取印模和颌位关系转移与记录）时进行宣教指导，患者基本记不住医生所说的话。因为患者的注意力集中在当时医生在做什么，而不是医生的宣教指导，尤其是当义齿或其他材料刚刚放进口内时。

为什么需要对患者宣教指导

相对于年长患者，年轻患者更不容易接受用人工材料制作的修复体来代替缺失的牙齿，特别是可摘义齿修复方式。如果义齿对覆盖的软组织或舌头表面产生刺激，患者很可能从口中取出义齿，将其搁置抽屉里不再使用，直到很长一段时间后他们再次有"假牙意识"时才会想起自己的义齿，通常是因为牙齿疼痛或不适。患者并不知道如何护理他们的可摘义齿。作为医生，有责任将指导患者维护义齿作为治疗的一部分。

可摘局部义齿戴牙和维护

义齿戴入

用手戴入并就位可摘义齿。千万不要让患者把义齿"咬"到位。这个动作可能会导致义齿弯曲或折裂，或对剩余的牙齿造成损害。可摘义齿具有确定的就位道。嘱患者对着镜子反复练习摘戴义齿。如果义齿不能平顺地戴入，甚至弯曲变形后才能戴入，则需调整就位方向，必要时检查并调磨阻挡就位的区域。

义齿取出

嘱患者在晚上睡觉前取出义齿并将其放于冷水中。为了避免义齿折弯或损伤余留牙列，嘱患者沿着与戴入时相同的方向取出义齿。

义齿清洁

- 每次进食或吃零食后清洁义齿和余留天然牙列（图19-11）。

- 在家和单位均备有牙刷，便于及时清洁。
- 清洁义齿时要小心。避免义齿掉落，可在装满水的盆里用毛巾擦洗。
- 小心地抓握义齿，避免挤压和弯曲弹性部件，例如固位体。
- 专为可摘义齿设计的义齿清洁片可用于日常清洁。

适应义齿

初戴义齿的异物感需要几天甚至几周的时间才能慢慢消除。另外，告知患者不要期望咀嚼效率立即提高。需要一定的时间和使用练习，才能使舌、面颊、口唇及口腔内的软组织、肌肉与义齿相互协调，进而使咀嚼效率得以提高。初戴义齿导致的发音困难、发音不清，需要患者大声朗读，并反复练习来逐步解决。

随访

戴牙24小时后需要进行复诊。以尽早消除义齿引起的口腔组织压迫、刺激或不适。压力指示剂用于识别义齿组织面上的过度压迫区域，而边缘指示蜡用于检查义齿边缘过度伸展的区域。初戴义齿时，如果预计到会有不适之处，可预约第二天进行复诊检查。常规情况下，第一次的复诊检查安排初戴义齿后的1周时间。以协助患者尽快度过适应期。

在天然牙齿对应的义齿组织面，建议每天涂布氟化亚锡凝胶。待义齿和剩余天然牙列彻底清洁后，在牙齿对应的义齿组织面，用棉签涂抹一薄层凝胶。并强烈要求定期随访复诊。基本每6个月左右进行定期随访检查。牙科医生有责任为其患者建立有效的随访体系。

给予患者的书面医嘱

图19-12详细描述了给予患者书面医嘱内容。

重衬

每6个月左右对可摘义齿进行一次检查和评估。确定义齿基托覆盖的牙槽骨及黏膜是否出现改变是重要的关注点。为确保检查评估的准确性，建议在复诊的前一天尽量少戴用义齿，以使义齿基托覆盖的支持组织恢复到自然形态。检查时，看涂布压力指示剂的基托组织面是否与黏膜均匀接触，以确定义齿对黏膜的适合性，并观察牙槽嵴是否有改变或吸收。

在义齿的游离端施加压力，观察时义齿产生的位移量，进一步评估牙槽嵴的变化。如按压义齿游离端时，间接固位体翘起并脱离支托窝，也间接证明义齿存在过大的动度。

另一种评估是否需要重衬的方法是在咬合面之间放置咬合纸或塑料条带，嘱患者咬合，如义齿人工牙咬合面无印记或印记远轻于天然牙列，或义齿咬不住塑料条带，则说明存在骨吸收或支持组织改变，则需要进行义齿重衬。

重衬步骤

重衬步骤基本上类似于游离端修正印模的制取：

1. 嘱患者在重衬就诊前24小时摘下义齿，或待口内组织恢复健康后，再复诊重衬。
2. 磨除义齿基托组织面足够多的丙烯酸树脂，使义齿基托组织面和黏膜之间至少有1mm的空隙。
3. 用边缘整塑蜡进行义齿基托边缘整塑。
4. 去除义齿基托组织面所有的边缘整塑蜡。
5. 用适宜的印模材料做闭口印模。
6. 用丙烯酸树脂重衬可摘义齿。
7. 按照同样的戴牙步骤戴入新的义齿。
8. 新义齿戴入后的医嘱和随访同前。

义齿是为了替代缺失的牙齿，保持口腔健康，恢复上下颌支持，改善咀嚼效率，促进美观。如果要保持口腔健康，需关注以下有关内容，以帮助您戴用和维护新义齿。这是您的责任。

学会使用义齿

- 请耐心戴用7~10天，才能逐步适应新义齿，异物感逐步消失。
- 如果某些词语发音困难，应反复大声朗读，逐步恢复正确的发音。
- 不要期望立即轻松有效地咀嚼。需要一定的时间，先学会使用新义齿。先练习吃较软的食物，且量要少，必要时切成小块。学习如何有效地使用义齿是治疗的一部分，所以在适应期内要慢慢地吃饭。

戴入和取出义齿

- 用手指戴入或取出义齿，切勿将其"咬"到位。
- 有确定的就位道和取出路径。如果义齿不容易戴入或取出，请确保就位道和取出路径是否正确。切勿强行就位或取出。

清洁义齿

- 口腔和义齿必须一直保持清洁，否则可能会损坏您的天然牙和/或牙龈。
- 每顿饭和零食后都要清洁义齿和天然牙。漱口，并冲洗义齿上的食物残渣。
- 在家中和单位准备牙刷，使用洗洁精或牙膏清洁。
- 义齿要润湿，并在盛满水的盆上或毛巾上擦洗，避免滑落在地上。义齿脱落或取出义齿时，发现金属部件弯曲，请及时预约复诊，不要自己调整。
- 每天按时清洁义齿和刷牙，在接触剩余牙齿的义齿部位涂抹氟化物凝胶。

夜间护理

晚上睡觉时不要戴义齿。口腔和身体的其他部分一样，也需要休息。义齿取出后一定要放在冷水里，以防止树脂部分干燥和变形。在浸泡义齿的水中放入义齿清洁剂，对义齿的清洁效果更佳。养成对着镜子检查口腔的习惯，便于及时发现龋齿和组织损伤。仔细检查脸颊、舌头和牙龈，查看是否有食物残渣堆积在牙齿和牙龈周围，尤其是龈缘和牙齿舌面。清洁口腔，预防龋齿发生，预防牙石和色素沉着，特别是在龈缘部位。检查余留牙是否过度松动。

重要提醒

初戴义齿24小时后，及时复诊一次。如有牙齿疼痛或黏膜受刺激，请尽快复诊。没有义齿是永久性的，因其均会磨损、余留的天然牙可能会龋坏，牙龈可能会改变或退缩，就像原有的天然牙一样。定期复诊和治疗是非常必要的。基本每6个月左右需要复诊，进行检查和预防治疗。另外，如遇到以下问题，请预约进行复诊：

- 牙齿或牙龈疼痛或刺激。
- 牙齿龋坏。
- 义齿动度过大。
- 义齿或天然牙上出现结石或色素沉着。

不合适的义齿会导致口内情况变差，如快速明显的骨吸收和组织损伤。所以，有问题时请及时预约进行复诊检查和治疗。

图19-12 可摘义齿戴用医嘱。

第20章

临床诊疗程序

Clinical Appointment Sequence

Ting-Ling Chang | Daniela Orellana

第一次就诊

对于预期行可摘义齿修复的牙列缺损患者，第一次就诊时制取初印模，灌注诊断模型。并将其转移固定在𬌗架上，进行综合治疗计划的制订。

器械准备

- 口镜。
- X射线片。
- 调整成品托盘边缘的软蜡条。
- 4cm×4cm纱布方块。
- 探针。
- 托盘。
- 藻酸盐印模材料。
- 所需表格。

临床程序

1. 采集病史，进行必要的检查，以明确诊断；并进行病历记录。
2. 制取诊断印模前，用橡皮抛光杯、抛光膏对余留牙齿进行清洁，以提高印模的准确性。

3. 以面弓记录上颌相对于颞下颌关节的关系。

4. 正中颌位关系记录。

5. 将颌位关系转移至𬌗架，便于治疗计划的分析与设计。

6. 必要的X线检查。

诊断程序

1. 分析获得的所有信息：临床信息、病史、诊断模型和X线片。

2. 制订治疗方案。在纸上和诊断模型上标记治疗方案。如有必要，在患者第二次就诊之前，与上级医生讨论治疗方案。

3. 如有必要，请相关的专科医生进行会诊。

第二次就诊

本次就诊的目的是医患双方商讨并确定最终治疗方案。

物品准备

- X线检查。
- 已上好𬌗架的诊断模型。
- 治疗方案。
- 病史记录和必要的体检结果。

临床程序

1. 借助诊断模型，向患者展示并解释口腔情况及存在的问题。

2. 参考相关专科医生的会诊意见、诊疗方案，并进行相应记录。

3. 确定并记录最终治疗方案。

4. 根据治疗方案，为患者列出详细的治疗步骤。

5. 在开始修复治疗之前，在诊断模型上画出最终的可摘局部义齿（RPD）设计图。通过设计图能直观了解并向患者展示修复体的大小和形状。

当诊断和治疗计划确定后，给患者出具书面病历。详细解释并确保告知患者相关费用。有时，患者更希望获得书面的治疗计划和费用情况。根据需要，治疗计划中应包括外科、牙周和修复诊疗的相关信息。

第三次就诊

本次就诊的目的是完成修复前的口腔预备，并制取工作模型。所有必要的手术和牙周治疗均需在这次就诊前完成。

器械准备

- 金刚砂车针。
- 抛光橡皮轮。
- 抛光膏。
- 藻酸盐印模材料和成品托盘。
- 6号和8号球钻。
- 砂纸盘。
- 橡皮碗（调拌印模材料用）。
- 4cm×4cm纱布方块。

临床程序

1. 参考诊断模型标示的相互平行的导面，用金刚砂车针预备平行的导面，然后用砂纸盘和抛光橡胶轮抛光。
2. 根据需要及诊断模型标示，对其他牙齿进行调磨。后牙支托的预备用6号或8号球钻或金刚砂车针。不能产生锐边，所有预备体必须圆润光滑，确保支托最薄处至少具备1mm的空间。
3. 检查前牙支托窝，如支托窝在嵌体或冠修复体内，须确保支托窝是正性的、圆润无锐角的。必要时重新调磨形态并抛光。支托设计在天然前牙上时，按要求在牙齿表面上预备支托窝。
4. 取终印模前，仔细进行口腔清洁。然后以藻酸盐印模材料和成品托盘制取两副印模。
5. 真空调拌超硬石膏，即刻灌注模型。
6. 制作咬合印记以验证工作模型的准确性。将咬合印记材料放置在牙弓形态的基板上。就位于口内记录所有咬合面和切缘形态。

技工室程序

1. 仔细检查模型，以确定是否有气泡等缺陷。选择较好的一副作为工作模型。
2. 在模型上画出义齿设计图。
3. 根据最佳治疗位置（角度），对模型进行三点复位标记。
4. 填写技工单，并复制。
5. 将两副模型、咬合印记和记工单一起送至技工中心。

第四次就诊

本次就诊的基本工作包括：

- 试戴支架，并进行生理动度调整；• 如有必要，制取修正印模并灌注模型；
- 必要时，重新进行颌位关系记录与转移，重新上殆架。

器械准备

- 胭脂膏；• 毛刷；• 殆架；• 氯仿；• 面弓；• 钨钢磨头。

如需制取修正印模，还需准备以下物品：

- 基托蜡；• 托盘树脂（可用自凝树脂或光敏树脂片代替）；
- 边缘整塑蜡棒；• 聚硫印模材料（也可用聚醚、无牙颌印模硅橡胶代替）；• 水浴箱。

临床程序

1. 以小毛刷蘸氯仿，再蘸取胭脂膏（胭脂膏被氯仿溶解成糊剂状态），均匀涂抹在支架邻面板和支托组织面，气枪吹干。将支架戴入口内，检查支托是否能顺利就位。如果支托未就位或支架有翘动，检查涂抹的胭脂膏是否有被挤压消失、支架暴露的区域。如有，以高速涡轮机进行调磨。
2. 游离端缺失时，在邻面板和小连接体组织面涂布胭脂膏，按压支架游离端，使支架在口内运动。胭脂膏被挤压消失、支架暴露的区域即为在后期完成的可摘义齿生理运动时，支架对基牙产生过大侧向力的区域，逐步调磨，直至支架能自由运动而不对基牙造成过大侧向力。
3. 游离端缺失、需要制取修正印模时，按照要求进行操作。
4. 针对预行牙支持式义齿修复病例，请按如下操作进行：
   a. 面弓记录上颌与颞下颌关节相对位置关系。
   b. 利用面弓记录将上颌模型固定在殆架上。
   c. 在确定的治疗位置制取颌位关系记录。
   d. 将下颌模型固定在殆架上。
   e. 利用咬合印记的办法验证模型及颌位记录的准确性。
   f. 做前身颌位记录，并据其调整殆架的水平髁导斜度。
   g. 选择人工牙。
5. 技工中心完成牙支持式义齿制作。
6. 对于游离端缺失病例，参照下面的第五次就诊内容及步骤进行。

第五次就诊

　　本次就诊的目的是获取上下颌的相对位置关系、转移至𬌗架，并连同患者的口内信息一并送至技工室。具体详见第12章和第13章。本次就诊只针对游离端缺失患者。

器械准备

- 面弓。
- 咬合记录材料，如边缘整塑蜡棒或咬合记录硅橡胶。
- 𬌗架。

临床程序

1. 通过修正印模替换原工作模型的游离端缺牙区。在修正模型上，用树脂基材料制作颌位记录。
2. 使用面弓记录将上颌模型固定在𬌗架上。
3. 重新测量并记录垂直距离。
4. 调整蜡堤，使其与对颌牙列或蜡堤留出间隙（1~2mm即可），以便注射咬合记录硅橡胶进行咬合关系记录。
5. 在确定的治疗位置记录颌位关系。
6. 利用颌位记录，将下颌模型固定在𬌗架上。
7. 用第二次咬合记录验证𬌗架上咬合关系是否准确。
8. 记录前伸颌位关系。
9. 根据前伸颌位记录，调整𬌗架上髁导斜度值。
　　当涉及前牙或有美学方面的考虑时，则需另外复诊一次。

技工室程序

1. 检查𬌗架上的咬合关系。
2. 排牙。
3. 制作完成修复体。

第六次就诊

当美学区缺牙或涉及游离端缺牙时，需要试戴蜡型。

器械准备

- 可摘义齿支架、排好人工牙的蜡型。
- 咬合记录硅橡胶或边缘整塑蜡棒。

程序

1. 口内试戴义齿蜡型，验证颌位关系记录的准确性，必要时重新上𬌗架。
2. 获取前伸颌位记录，并据此调整𬌗架的髁导斜度。
3. 检查美学和发音情况，至患者满意。
4. 预约戴牙，及戴牙后24小时、1周复诊。

第七次就诊

戴牙时需要做好如下检查与调整工作：

- 铸造支架与余留牙是否贴合。
- 义齿基托与缺牙区组织是否贴合。
- 必要时，行临床上𬌗架程序，验证并调整咬合。

物品准备

- 压力指示剂；• 印模托盘；• 咬合记录硅橡胶或边缘整塑蜡棒；
- 咬合纸；• 𬌗架；• 面弓；• 磨头；• 边缘指示蜡；• 藻酸盐印模材料。

程序

1. 临床上𬌗架及咬合调整（见第19章）。
2. 给患者一份义齿使用及维护说明（见第19章）。
3. 预约戴牙后24小时和1周的复诊。

词汇表

Glossary

3D打印（3D printing） "增材制造"的俗称，是一种通过逐层堆积的方式来构造物体的技术。3D打印可以生产由一种或多种材料制作的物体，而且不受倒凹以及复杂性的限制。

3D渲染（3D rendering） 在计算机上自动将3D线框模型转换成二维（2D）图像，使其具有3D逼真效果的计算机图形处理过程。

3D扫描仪（3D scanner） 一种分析并收集现实世界中物体形状和其他属性（例如颜色或纹理）的数据的设备。

基牙（Abutment） 为义齿提供固位作用的牙齿或种植体。

丙烯酸树脂（Acrylic resin） 由丙烯酸酯或甲基丙烯酸甲酯聚合而成的一组热塑性树脂。

增材制造（Additive manufacturing，AM） 美国材料测试协会（ASTM）将其定义为"根据模型3D数据逐层地增加材料以制造物体的过程，这与传统机械加工等减法制造方法相反"。

Aker卡环（Akers clasp） 见圆环形卡环。

修正模型［Altered cast (corrected cast, modified cast)］ 部分修正后的用以制作义齿基托的最终模型。

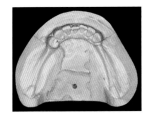

修正模型印模（Altered cast impression） 在初印模后，单独制取的缺牙区组织印模，常用个别托盘或在金属支架上制作个别托盘来制取。

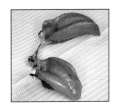

合金（Alloy） 两种或多种金属或准金属在熔融状态下互溶的混合物。

前导（前牙保护𬌗或尖牙保护𬌗）［Anterior guidance (anterior protected articulation or canine protected articulation)］ 一种相互保护的咬合形式，指上下颌前牙具备一定的覆𬌗、覆盖关系，使下颌前伸和侧方运动时，后牙分离。

前后腭杆（Anteroposterior palatal strap） 一种由前腭杆和后腭杆组成的大连接体形式。

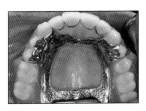

牙弓型（Arch form） 从牙列𬌗面观察时，牙弓的几何形状，如方圆形、尖圆形、卵圆形。

解剖式𬌗架（Arcon𬌗架）（Arcon articulator） 一类将髁导设置在上颌体、髁球设置在下颌体的𬌗架。

咬合（Articulation） 上下颌牙齿在行使咀嚼功能时的接触关系。

𬌗架（Articulator） 一种模拟上下颌与颞下颌关节相互关系的机械装置。将上下颌模型固定在𬌗架上，可部分或完全模拟下颌运动。

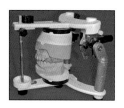

轴（Axis） 一个物体或结构可以绕其旋转的直线。

旋转轴（支点线）[Axis of rotation (fulcrum line)] 一条连接游离端可摘局部义齿𬌗支托的假想线，义齿在咀嚼力的作用下可绕其旋转。

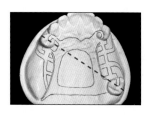

封闭线（Bead line） 大连接体覆盖区域边缘、为防止食物嵌塞而刻在模型上浅而细的一条凹槽。

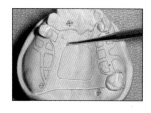

双侧平衡𬌗（Bilateral balanced articulation） 在正中𬌗及下颌做前伸、侧方运动等非正中𬌗运动时，上下颌相关牙齿都能同时接触。

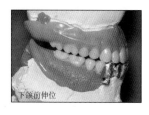 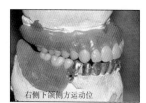

下颌前伸位　　　　　　右侧下颌侧方运动位

生物力学（Biomechanics） 力学原理在生物体中的应用。

填倒凹（Blockout） ①消除模型上不需要的倒凹。②用蜡或其他类似的临时材料充填倒凹，以便保留这部分制作义齿需要的倒凹；充填倒凹时可能还需要对模型进行其他与义齿加工相关的表面修整。

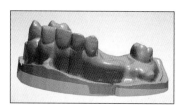

边缘整塑（Border molding） ①通过患者自主或医生手动辅助邻近托盘边缘的软组织功能运动，对托盘边缘的印膜材料进行塑形；②通过患者自主或医生手动辅助软组织功能运动对托盘边缘的印膜材料进行塑形，以确定修复体的边缘伸展。

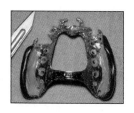

对抗（Bracing） 对咀嚼力水平向分力的抵抗。

对抗结构（Bracing component） 可摘局部义齿上对抗咀嚼力水平向分力的所有部件。

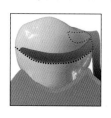

颊棚区（Buccal shelf） 一个主承托区，由皮质骨组成，从下颌骨后部剩余牙槽嵴底部延伸至外斜嵴。

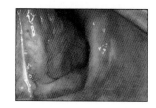

计算机辅助设计与制造牙科学（CAD/CAM dentistry） 使用计算机技术设计和生产不同类型的牙科修复体，包括牙冠、贴面、嵌体和高嵌体、固定修复体、种植修复体和正畸矫治器。

　　计算机辅助设计（CAD） 使用计算机程序创建实体对象的2D或3D图形表示。CAD软件可能专用于特定用途。

计算机辅助制造（CAM） 在工件的制造过程中，使用计算机软件控制机床和相关机械，其主要目的是加快生产过程，并提高加工精度。在某些情况下，它仅使用所需数量的原材料（从而最大限度地减少了浪费），同时降低了能耗。

正中关系（Centric Relation，CR） 独立于牙齿咬合接触状态的上下颌位置关系，在这一位置，髁突位于前-上位，正对关节结节后斜面；这个位置上，下颌只能做单纯的转动；这个不受限的生理性上下颌位置关系可以作为患者开闭口、前伸和侧向运动的起点；在临床上，它是可重复的参考位。

舌隆突支托（Cingulum rest） 与基牙或冠修复体舌隆突处预备或预留的支托窝紧密接触的可摘局部义齿部件。

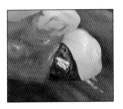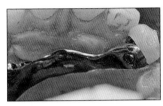

圆形卡环（Circumferential clasp） 包绕牙齿超过180°（包括对抗臂）的固位体，通常整个卡环均接触牙齿，且至少有一个末端位于倒凹内。

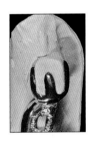

卡环组（Clasp assembly） 是可摘局部义齿的直接固位体，部分包绕或与基牙接触，同时起稳定作用，由固位臂、对抗臂和𬌗支托、舌隆突支托或切支托及小连接体组成。

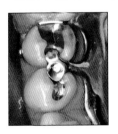

全腭板（Complete palatal plate） 覆盖全部硬腭的基板。

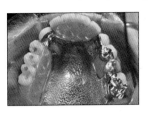

髁导（Condylar guidance） 位于𬌗架后部的一种机械装置，控制着𬌗架可动部件的运动方式。

髁导斜度（Condylar guide inclination） 髁道与参考平面的夹角转移到𬌗架上的角度。

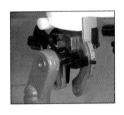

牙冠成形术（𬌗面重塑）[Coronoplasty（occlusal reshaping）] 通过改变牙齿或修复体咬合面形态，从而改变咬合形式的方法。

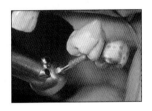

跨牙弓稳定（Cross-arch stabilization） 利用缺牙区牙弓对侧的天然牙，通过固定义齿或者可摘义齿设计抵抗移动和旋转，辅助义齿稳定。

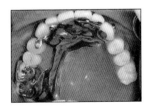

齿冠延长术（Crown lengthening） 用来延长龈上牙冠长度，以满足修复或美学需要的一种牙周外科手术。

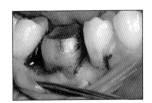

冠根比（Crown-root ratio） 位于牙槽骨外与牙槽骨内牙齿部分长度的比例，常通过放射片进行测量。

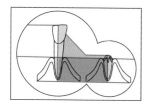

尖窝交错的咬合形式（Cusp-fossa articulation scheme） 最大牙尖交错位时上下颌牙齿尖窝相对的一种咬合排列。

牙尖对边缘嵴的咬合形式（Cusp-marginal ridge articulation scheme） 最大牙尖交错位时的一种咬合排列，下颌第二前磨牙的颊尖和下颌磨牙的近颊尖与对颌牙列𬌗外展隙相对。

个别托盘（Custom tray） 在初模型上制作的个性化托盘，用来制取终印模。

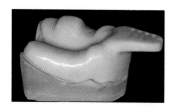

最终修复体（Definitive prosthesis） 设计制作的用于长期使用的义齿或颌面修复体。

义齿基托（Denture base） 可摘局部义齿主要组成部分之一，它覆盖在支持组织上，同时为人工牙排列提供附着。

基托翼板（Denture flange） 从人工牙颈部延伸至义齿边缘的义齿基托部分。

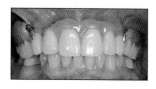

诊断模型（Diagnostic cast） 用于研究并制订治疗计划的口内或面部模型。

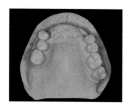

诊断蜡型（Diagnostic wax-up） 在诊断模型上由技师用蜡恢复牙齿或牙列形态，用于辅助确定临床诊疗方案，以期获得理想的美学和功能效果。

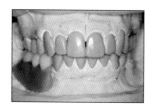

数字化扫描技术（Digital scan） ①捕获的可在显示器（2D）或全息图（3D）上查看的几何对象的栅格图像（位图）的计算机数字格式；②针对牙科学，是指直接扫描患者口内解剖结构，或者间接扫描模型以获取患者的数字化模型。

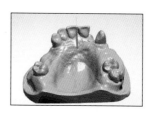

数字化雕刻技术（Digital sculpting） 像现实世界中操作由黏土或其他物质组成的物体一样，使用软件中推、拉、平滑、抓取、挤压或其他工具来操纵数字对象。在应用程序中创建3D模型时，包括操作顶点和边缘以获得所需的外观，尽管这是可行的，但很难获得需要的精细细节，特别是在生物模型中，数字化雕刻通过允许用户以与传统雕刻几乎相同的方式创建3D网格来解决这个问题。通过交互方式推出和拉出的模型区域，无需选择边缘或顶点即可创建出纹理、凹坑和清晰过渡（例如釉牙骨质界）等细节。

数字化工作流程（Digital workflow） 将物理或模拟结构转换为数字化格式，使用CAD软件对其进行处理的工作流程。通常，数字化过程在步骤上类似于传统过程，但实际上是在计算机上完成的，直到通过自动切削或3D打印方法对设计进行制造为止。

直接固位体（Direct retainer） 可摘局部义齿抵抗修复体𬌗向脱位的部分，常为卡环组或精密附着体。

耳弓（Earbow） 一种面弓，指向外耳道并记录上颌牙弓与外耳道和水平参考平面的关系，用于将上颌模型转移到𬌗架上。它通过平均解剖尺寸，根据外耳道位置确定下颌骨铰链轴的位置。

包绕性（Encirclement） 卡环的一种特性，可防止基牙在义齿行使功能时脱离卡环组。卡环组必须连续（圆形卡环）或间断（杆卡）包绕基牙180°以上，如为间断包绕，则必须至少与基牙3个不同的区域接触。

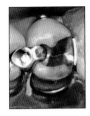

延伸𬌗支托（Extended occlusal rest） 局部义齿的刚性延伸，设置在预备好的后牙𬌗支托窝内，其长度超过基牙近远中宽度的一半。

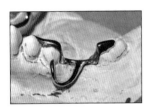

游离端可摘局部义齿（Extension-base RPD） 一类支持和固位由位于义齿基托前方天然牙提供的可摘局部义齿，其基托受到的𬌗力部分由缺牙区牙槽嵴承担。

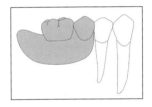

𬌗叉（Facebow fork） 面弓的组成部件，用以将蜡𬌗堤或天然牙与面弓相连接。

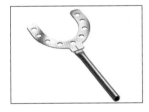

完成线（Finish line） ①修复材料与预备的和未经预备的牙齿结构的边缘交界线；②不同材料预期的交界线。

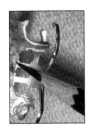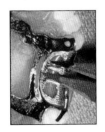

支架（Framework） 由金属或金属和陶瓷材料组合制成，具有多种形式，为牙科修复体提供刚度。支架可以整体制成或由零部件组成，常通过天然牙或种植体为修复体提供固位和支持。

冠状面旋转（Frontal plane rotation） 下颌骨连续性缺失的患者，因手术侧咀嚼肌缺乏附丽点，导致在闭口时，下颌骨出现明显的旋转。正面观，在非手术侧上下颌牙齿刚刚接触时，手术侧的上下颌牙齿仍呈分离状态。

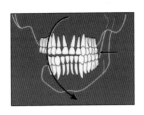

龈方缩窄（Gingival convergence） 牙齿倒凹区的斜面。

组牙功能（Group function） 下颌做侧方运动时，工作侧的上下颌牙齿多点接触的关系。同时接触的多颗牙齿形成一个组合，共同承担咬合力，以达到分散𬌗力的效果。

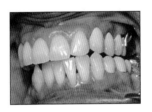

导面［Guide planes (guiding surfaces)］ 基牙上或固定修复体上的两个或多个垂直且相互平行的表面，用以限定可摘局部义齿、颌面赝复体、覆盖义齿的就位道。

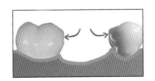

外形高点线（观测线）［Height of contour (survey line)］ 利用导线测绘仪在模型上标记的基牙外形最凸点的连线，与预设的义齿就位道相关。

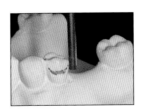

鼻音亢进（Hypernasal speech） 鼻腔作为非鼻音的共鸣腔而造成语音的改变，一般与腭咽闭合不全有关。

I型卡环固位体（I-bar retainer） 设置于基牙颊面倒凹区的固位卡环，外形类似大写字母"I"，垂直延伸至基牙轮廓外形高点。

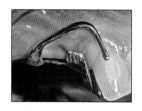

图像分辨率（Image resolution） 描述图像所包含细节的概括性术语，分辨率量化了线与线之间可以被明显分辨出来的最小距离。该术语适用于光栅数字图像、胶片图像和其他类型的图像。分辨率越高，图像细节就更清晰。图像分辨率可以通过多种方式进行测量。分辨率单位可以与物理尺寸（例如，每毫米的线条数，每英寸的线条数）、图片的整体尺寸（例如，每幅图片高度的线条数，也称为TVL）或角度相关联。

吸胀（Imbibition） 吸取或吸收的动作或过程。在牙科学领域，一个典型的例子就是藻酸盐印模材料在水中存放时会吸水而导致尺寸变化。

切支托（Incisal rest） 与基牙切端接触的可摘局部义齿刚性延伸部分。

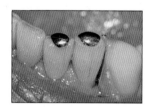

间接固位体（Indirect retainer） 设置在支点线对侧的可摘局部义齿的组成部件（例如支托），当远中游离端义齿由于绕支点线旋转而出现脱离口腔组织的趋势时，其能辅助直接固位体起到稳定义齿、防止义齿脱位的作用。

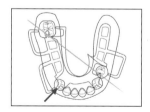

龈向固位体（Infrabulge retainer） 由龈方伸入倒凹区的可摘局部义齿固位卡环。

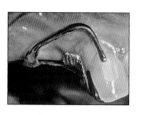

咬合记录（Interocclusal record） 上下颌牙齿或颌骨相对位置关系的记录。

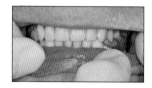

口内扫描（Intraoral scanning） 扫描口腔内组织并将其转化为数字格式文件（例如STL）的过程。

藻酸盐材料［Irreversible hydrocolloid (alginate)］ 一种由藻酸溶胶组成的水胶体，其物理状态因不可逆的化学反应形成不溶性藻酸钙而固化。常用作印模材料。

技工单［Laboratory work authorization (laboratory prescription)］ 由牙医提供给牙科技工室的书面订单，用以详细说明需要完成的工作。它是患者牙科记录的组成部分，说明了义齿的设计和所使用的材料。

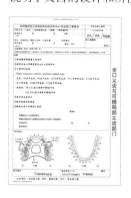

单侧连续性缺失缺损（Lateral discontinuity defect） 未修复的下颌骨体部或下颌骨升支缺损，余留下颌骨通过一侧髁突行使功能。

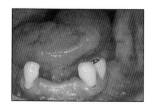

侧方运动（Laterotrusion） 髁突在水平面向工作侧的移动。该术语可以与描述髁突在其他平面上运动的术语结合使用。

舌杆（Lingual bar） 位于下颌牙弓舌侧的大连接体，用以连接下颌可摘局部义齿左右两侧的两个或多个组成部分。

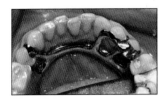

舌板（Lingual plate） 位于下颌牙弓舌侧，覆盖牙龈组织，并与天然牙舌面紧密接触的大连接体，用以连接下颌可摘局部义齿左右两侧的两个或多个组成部分。

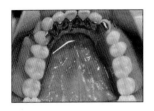

舌向集中𬌗（Lingualized occlusion） 在正中𬌗及下颌处于工作和非工作位置时，仅上颌牙列舌尖与下颌牙列𬌗面接触的𬌗型。

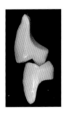

大连接体（Major connector） 可摘局部义齿的组成部分，将牙弓两侧义齿的各部分连接在一起。

下颌偏斜（Mandibular deviation） 下颌骨缺损、连续性缺失后，仅余留一侧的髁突行使功能，非缺损侧下颌骨向缺损侧偏斜。

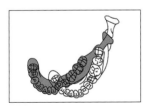

工作模型（Master cast） 用以制作牙科修复体或颌面赝复体的牙齿表面、剩余牙槽嵴和牙弓其他部分或面部结构的复制品。

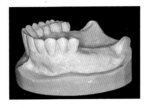

颌位关系（Maxillomandibular relationship） 任一下颌相对于上颌的空间位置关系。

最大牙尖交错位（Maximal intercuspal position，MIP） 上下颌牙列最广泛、最紧密接触的位置，不依赖髁突的位置而存在。

金属烤瓷修复体（Metal-ceramic restoration） 以金属做基底冠，外面烧结饰瓷的人工牙冠、部分或全口固定修复体。

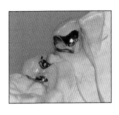

小连接体（Minor connector） 可摘局部义齿中将大连接体或基托与其他部件（如卡环组、间接固位体、𬌗支托、舌隆突支托等）连接在一起的部分。

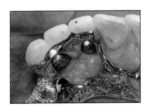

模型扫描（Model scanning） 获取牙科模型的3D图像并转换为数字文件格式（例如STL）的过程。数字文件可以存储，以备将来参考，也可以在CAD软件中用于设计和制作义齿。

最佳位姿（Most advantageous position，MAP） 模型在导线观测仪上摆放的某一位置（或角度），在该角度时，牙齿和相关组织与义齿就位道最协调。

膜龈联合（Mucogingival junction） 牙龈与牙槽嵴黏膜的交界区域。

黏膜（Mucosa） 由上皮、基底膜和固有层组成的一种膜状结构。

相互保护牙（Mutually protected articulation） 一种咬合形式，在最大牙尖交错位时，后牙可防止前牙过度接触，在所有下颌前伸及侧方运动中，前牙接触而使后牙脱离。

非解剖式𬌗架（Non-arcon articulator） 一类髁球位于上颌体的𬌗架，可用来模拟左右两侧髁突的3D运动。

阻塞器（Obturator prosthesis） 用于修复因先天或后天因素导致的硬腭及邻近的牙槽骨和软组织缺损的颌面修复体。

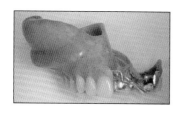

咬合分析（Occlusal analysis） 通过固定在𬌗架上的模型进行系统的咬合关系检查。

咬合不和谐（Occlusal disharmony） 相对牙齿咬合面的接触与其他牙齿间的接触或颅–下颌复合体的解剖结构和生理结构不协调的现象。

咬合平衡调整（Occlusal equilibration） 通过调磨牙齿来改善咬合关系，以达到均匀分散𬌗力、实现牙齿同时均匀接触或协调尖窝关系的目的。

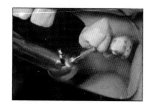

咬合指数（Occlusal index） 印模复合材料氧化锌丁香酚指示糊剂，可捕获剩余牙齿的尖端和位置，以验证模型的准确性。

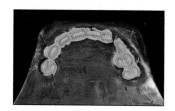

咬合指示（Occlusal interference） 利用咬合记录材料复制剩余牙齿及牙尖的位置，以验证工作模型或耐火模型的准确性。𬌗干扰：①任何影响其余牙齿实现稳定而协调的咬合接触的牙齿接触关系；②任何不理想的咬合接触。

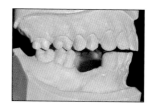

𬌗平面（Occlusal plane） ①由前牙切缘、后牙𬌗面共同构成的一个平均值平面，通常它并不是一个平面，而是代表这些曲面曲率平均值的平面；②用以指导人工牙排列的蜡𬌗堤平面；③用以辅助排列人工牙的平的或有一定曲度的模板（简称排牙板）。

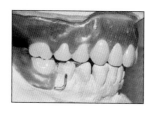

𬌗支托（Occlusal rest） 与牙齿𬌗面预备的或修复体𬌗面预留的支托窝紧密接触的可摘局部义齿刚性延伸部分。

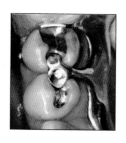

垂直距离（Occlusal vertical dimension，OVD） 最大牙尖交错位时两个解剖标志点或标记点（常用鼻尖点和颏前点）之间的距离。

覆盖义齿［Overlay prosthesis (overdenture or overlay denture)］ 覆盖一个或多个余留天然牙的牙根或种植体的可摘义齿；覆盖余留天然牙的牙根或种植体，并由其提供部分支持力的可摘义齿。

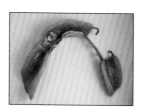

宽腭杆［Palatal strap (single strap)］ 上颌可摘局部义齿的一种大连接体，前后宽度至少10mm，直行或斜行横跨上腭，常位于第二前磨牙和第一磨牙之间的区域。

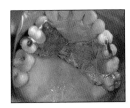

部分覆盖冠［Partial-veneer crown (partial-coverage crown)］ 一个非规范的术语，指部分覆盖基牙的冠修复体，或冠修复体部分被饰面覆盖。

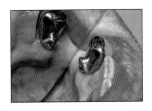

就位道［Path of insertion (path of placement)］ 使义齿就位于余留牙槽嵴、基牙、种植体基台或附着体上的特定方向。

生理性调整（Physiologic adjustment） 调整游离端义齿的邻面板与小连接体，防止其对基牙产生侧向力或其他的非轴向力，确保修复体能围绕支点线自由旋转。

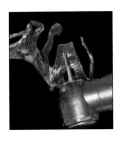

拾取印模（Pick-up impression） 取模时将义齿、支架、基底冠或附着体就位，连同印模一起取出并灌注模型，以获取其与牙弓的位置关系。

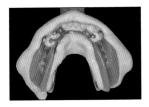

聚硫橡胶（Polysulfide） 一种聚硫聚合物弹性印模材料，在氧化剂（如过氧化铅）作用下交联而固化。

加成型硅橡胶（Polyvinyl siloxane） 一种有机硅聚合物的加成反应型硅橡胶弹性印模材料，其末端具有乙烯基，在被铂或钯盐催化剂活化时，可与硅烷交联。

修复前外科手术（Pre-prosthetic surgery） 为便于义齿修复或为了提高义齿修复的效果和预后，而在修复治疗前进行的外科手术治疗。

主承托区和副承托区［Primary and secondary support areas (primary and secondary stress-bearing areas)］ ①在口腔行使功能的过程中，对抗咬合压力、张力的口腔组织表面；②能为义齿提供支持的口腔区域。

　　上颌的主承托区主要包括硬腭和上颌结节，副承托区主要是剩余牙槽嵴。下颌的主承托区主要包括颊棚区、后牙区牙槽嵴和磨牙后垫，副承托区主要包括前牙区牙槽嵴和牙槽嵴侧方斜面区域。

修复体（Prosthesis） 人工材料制成的可替代部分解剖结构以修复缺损、恢复功能及美观的假体。

下颌前伸位（Protrusion） 不伴有侧向偏斜的、下颌位于正中关系位前方的位置。

邻面板（Proximal plate） 与基牙邻面接触的金属板。

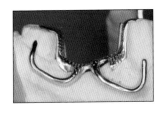

快速原型（Rapid prototyping，RP） 描述多种增材制造方法的通用术语。广义上，快速原型可以指代任何自动化的、可重复的、基于CAD过程的快速生产物理实体的过程。

对抗作用（Reciprocation） 当卡环固位臂经过基牙外形高点时，会对基牙产生侧向力，该侧向力能被卡环对抗臂、邻面板、小连接体及舌侧高基板等对抗抵消。

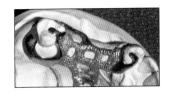

颌位关系记录基板（Record base） 承载殆堤材料的临时基托，用于制取颌位关系记录。

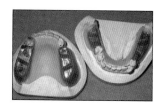

缓冲（Relief） ①减轻或消除义齿组织面、冠或基底冠下特定区域的不良压力；②为托盘容纳印模材料留出空间；③在代型表面涂布间隙涂料，使代型尺寸变大，为后期修复体粘固时粘接剂留出间隙，并消除组织面接触过紧的区域。

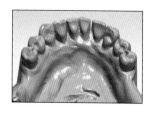

重衬（Reline） 在可摘义齿基托组织面添加一层新的基托材料，使其与牙槽嵴紧密贴合。

余留牙槽嵴 [Residual ridge (alveolar ridge)] 牙齿缺失后剩余的牙槽骨及其表面的黏膜组织。

弹性附着体（Resilient attachment） 一类附着体，用于为牙、黏膜或种植体支持式可摘义齿提供一定的可动度，从而适应咀嚼压力下因黏膜组织受压变形而导致的修复体位置变化，以避免对基牙施加过度的压力。

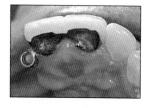

牙槽骨吸收 [Resorption (alveolar resorption)] 牙槽骨生理或病理性损失的过程。

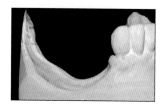

殆支托（Rest） 与天然牙或修复体的咬合面、切端、舌面紧密接触的可摘义齿部件，用以传递咬合力。常常需要提前在基牙上预备或在修复体上余留对应的结构。

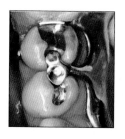

固位（Retention） 可摘局部义齿抵抗从基牙或覆盖的承托组织上脱位的能力。

固位支点线（Retentive fulcrum line） ①连接靠近缺牙区基牙上卡环固位臂尖的一条假想连线；②连接基牙上卡环固位臂尖的一条假想连线，当义齿脱位时，可绕其旋转。

磨牙后垫 [Retromolar pad (area)] 由角化黏膜覆盖的结缔组织区，位于义齿承托区的远端，属于义齿主承托区，常为梨形。

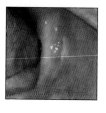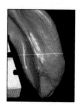

旋转就位的可摘局部义齿（双就位道可摘局部义齿）[Rotational path RPD (dual path RPD)] 是指具备曲线就位道或双就位道的可摘局部义齿，允许支架的一个或多个刚性组件进入倒凹区域。

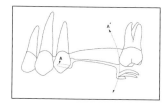

RPI 由I型卡环、远中邻面板、近中殆支托组成的卡环组。

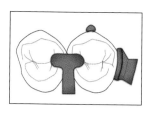

皱襞（Rugae） 位于硬腭前1/3的不规则纤维结缔组织嵴。

选择性激光烧结（Selective Laser Sintering，SLS） 一种增材制造技术，使用大功率激光器（例如二氧化碳激光器）将小颗粒树脂、金属（直接金属激光烧结）、陶瓷或玻璃粉末熔合成所需的3D形状。

稳定（Stability） 抵抗义齿水平向移动。

标准三角语言（Standard triangulation language，STL） 一种文件格式，由3D Systems软件公司创立，原本用于立体光刻计算机辅助设计软件的文件格式。许多软件支持这种格式，它被广泛用于快速原型和计算机辅助制造。STL文件仅描述3D物体的表面几何形状，而不表示颜色、纹理或其他常见的3D模型属性。

点彩（Stipple） 模仿牙龈点彩，在义齿上刻出多个小而尖的凹痕，共同产生均匀或柔和渐变的阴影。

成品托盘（Stock tray） 金属或塑料预制的印模托盘，包括多种尺寸，主要用于制取初印模。

减法制造（Subtractive manufacturing，SM） 传统的机械加工是一种减法制造形式，在这种材料加工过程中，会使用电动机床，如锯、车床、铣床和钻床，它们与切削工具一起使用，物理地去除材料以实现所需的几何形状。

过萌（Supereruption） 单颗或多颗牙齿及其支撑结构的移动，从而导致与正常的咬合平面不连续。

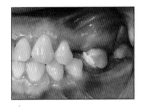

支持（Support） 承托义齿的区域；义齿下方的承托组织抵抗垂直向的咬合力。

殆向固位体（Suprabulge retainer） 由殆方伸入倒凹区的可摘局部义齿固位卡环。

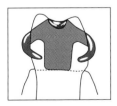

观测冠（Surveyed crown） 可作为可摘局部义齿基牙的冠修复体，具备理想的外形突度、倒凹、导面及支托窝。

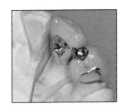

导线观测（Surveying） 分析和比较与制作义齿相关的口腔组织轮廓的外形高点。

导线测绘仪（Surveyor） 用于确定义齿就位道，并描绘该就位道方向基牙外形高点的仪器。

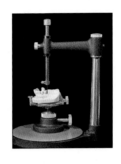

脱水收缩（Syneresis） 水从物体（例如凝胶或印模材料）中分离而造成物体尺寸的改变。

组织调整（Tissue conditioning） 口腔修复学的一种处理方法，通常是使用弹性树脂重衬全口义齿、可摘局部义齿或颌面修复体，使患者的软组织在短期内恢复正常。

基牙预备导板（Tooth preparation guide） 参照修复体预定的就位道制作，用以帮助临床医生调磨基牙外形的导板。

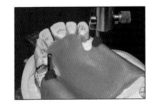

牙支持［Tooth-borne (tooth-supported)］ 描述修复体完全依靠天然牙提供支持的一个术语。

扭力/施加扭力（Torque） 一种扭转或旋转力/产生扭转力的运动。

治疗位置（Treatment position） 用以制作修复体的上下颌位置关系，可以是正中关系位，也可以是最大牙尖交错位。

诊断性可摘局部义齿（Treatment RPD）　一种临时可摘局部义齿，旨在短期内提高患者的美观、组织稳定性或功能，之后被最终修复体取代。该类修复体也常用于辅助判断特定治疗计划的治疗效果或确定最终修复体的形式和功能。

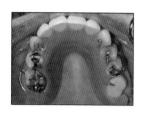

三点定位（Tripoding）　在模型上垂直于导线测绘仪测量杆的同一平面上标记3个点，用以辅助模型在导线测绘仪上再次就位于之前确定的方向。

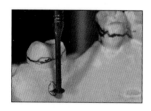

倒凹（Undercut）　在就位道方向上，位于物体外形高点线以下的表面区域。

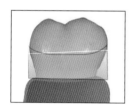

U型腭杆（前腭杆）［U-shaped palatal strap (anterior palatal strap)］　一类部分覆盖上腭前部区域的上颌大连接体。

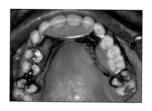

锻丝弯制卡环（Wrought wire clasp）　可摘局部义齿或颌面赝复体的一类固位体，以钢丝弯制而成，可以由𬌗方或龈方进入倒凹区，以对抗臂或高基板提供对抗。相比于铸造卡环，其具有较好的弹性，易于调整。

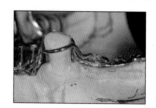

图文编辑

刘 菲 刘 娜 康 鹤 肖 艳 王静雅 纪凤薇 刘玉卿 张 浩 曹 勇 杨 洋

This is a translation edition of Kratochvil's Fundamentals of Removable Partial Dentures, 1st Edition
by Ting-Ling Chang, Daniela Orellana, John Beumer III
© 2019 Quintessence Publishing Co, Inc

©2023，辽宁科学技术出版社。
著作权合同登记号：06-2021第193号。

图书在版编目（CIP）数据

可摘局部义齿原理与技术 / （美）张挺琳（Ting-Ling Chang），（美）丹妮拉·奥雷利亚纳（Daniela Orellana），（美）约翰·比莫三世（John Beumer Ⅲ）主编；白石柱主译.—沈阳：辽宁科学技术出版社，2023.1
ISBN 978-7-5591-2696-2

Ⅰ.①可… Ⅱ.①张… ②丹… ③约… ④白… Ⅲ.①义齿学 Ⅳ.①R783.6

中国版本图书馆CIP数据核字（2022）第151912号

出版发行：辽宁科学技术出版社
　　　　　（地址：沈阳市和平区十一纬路25号　邮编：110003）
印 刷 者：凸版艺彩（东莞）印刷有限公司
经 销 者：各地新华书店
幅面尺寸：210mm×285mm
印　　张：14.5
插　　页：4
字　　数：300千字
出版时间：2023年1月第1版
印刷时间：2023年1月第1次印刷
策划编辑：陈　刚
责任编辑：杨晓宇　张丹婷
封面设计：袁　舒
版式设计：袁　舒
责任校对：李　霞

书　　号：ISBN 978-7-5591-2696-2
定　　价：198.00元

投稿热线：024-23280336
邮购热线：024-23280336
E-mail:cyclonechen@126.com
http://www.lnkj.com.cn